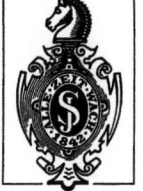

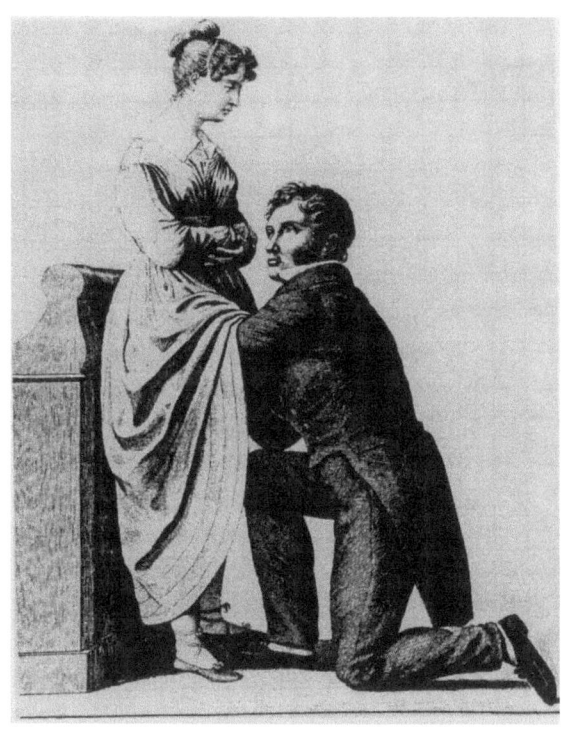

„*Wo man nichts sieht, ist Fühlen keine Schande.*"
(Volksweisheit)

„*Wo man nichts tastet, ist Schallen keine Schande.*"
(Gynäkologenweisheit)

Volker Duda

Ultraschallfibel Gynäkologie und Geburtshilfe

Mit 227 Abbildungen in 417 Einzeldarstellungen und 18 ausführlichen Tabellen

Springer-Verlag
Berlin Heidelberg New York
London Paris Tokyo
Hong Kong Barcelona
Budapest

OA Dr. med. Volker Duda
Ultraschall und Mammadiagnostik
Zentrum für Frauenheilkunde und Geburtshilfe
Pilgrimstein 3
35037 Marburg, Deutschland

ISBN-13:978-3-642-77990-9   e-ISBN-13:978-3-642-77989-3
DOI: 10.1007/978-3-642-77989-3

Die Deutsche Bibliothek — CIP-Einheitsaufnahme
Duda, Volker:
Ultraschallfibel Gynäkologie und Geburtshilfe: mit 18
ausführlichen Tabellen/Volker Duda. [Ill.: Christiane
Bodentien]. – Berlin; Heidelberg; New York; London; Paris;
Tokyo; Hong Kong; Barcelona; Budapest; Springer, 1994
   ISBN-13:978-3-642-77990-9

Dieses Werk ist urheberrechtlich geschützt. Die dadurch begründeten Rechte, insbesondere die der Übersetzung, des Nachdrucks, des Vortrags, der Entnahme von Abbildungen und Tabellen, der Funksendung, der Mikroverfilmung oder der Vervielfältigung auf anderen Wegen und der Speicherung in Datenverarbeitungsanlagen, bleiben, auch bei nur auszugsweiser Verwertung, vorbehalten. Eine Vervielfältigung dieses Werkes oder von Teilen dieses Werkes ist auch im Einzelfall nur in den Grenzen der gesetzlichen Bestimmungen des Urheberrechtsgesetzes der Bundesrepublik Deutschland vom 9. September 1965 in der jeweils gültigen Fassung zulässig. Sie ist grundsätzlich vergütungspflichtig. Zuwiderhandlungen unterliegen den Strafbestimmungen des Urheberrechtsgesetzes.

© Springer-Verlag Berlin Heidelberg 1994
Softcover reprint of the hardcover 1st edition 1994

Die Wiedergabe von Gebrauchsnamen, Handelsnamen, Warenbezeichnungen usw. in diesem Werk berechtigt auch ohne besondere Kennzeichnung nicht zu der Annahme, daß solche Namen im Sinne der Warenzeichen- und Markenschutz-Gesetzgebung als frei zu betrachten wären und daher von jedermann benutzt werden dürften.

Produkthaftung: Für Angaben über Dosierungsanweisungen und Applikationsformen kann vom Verlag keine Gewähr übernommen werden. Derartige Angaben müssen vom jeweiligen Anwender im Einzelfall anhand anderer Literaturstellen auf ihre Richtigkeit überprüft werden.

Gesamtherstellung: Konrad Triltsch, Graphischer Betrieb, Würzburg
Einbandgestaltung: Design + Production, Heidelberg
Illustrationen: Christiane Bodentien, Neckargemünd
SPIN: 10057619   21/3130-5 4 3 2 1 0 – Gedruckt auf säurefreiem Papier

Vorwort

Die faszinierenden Einblicke in den menschlichen Körper, die mit Hilfe der Sonographie möglich sind, haben zu einer rasanten Verbreitung dieser Untersuchungsmethode in vielen Bereichen der Medizin geführt. Einen ganz besonderen Reiz auf dem Gebiet der gynäkologisch-geburtshilflichen Ultraschalldiagnostik hat dabei seit jeher die pränatale Sonographie. Wie bei allen neu etablierten Methoden besteht die erste Generation von Anwendern aus besonders engagierten Autodidakten, die ihre Erfahrungen persönlich an ihre Schüler und über entsprechende Publikationen natürlich auch an ein breiteres Publikum weitergeben. Die Phase der Tradierung persönlicher Erfahrungen wird nach der Erarbeitung allgemein anerkannter Erkenntnisse dann allmählich abgelöst durch das System einer standardisierten allgemein gültigen Lehre bzw. Unterrichtung neuer Anwender. Dieses Stadium hat die Sonographie auf dem Gebiet der Frauenheilkunde erreicht. Dennoch mangelt es an einfachen Arbeitsanleitungen für den Anfänger, obwohl spezialisierte Literatur reichlich vorhanden ist. Dies liegt sicherlich auch an den in letzter Zeit in kurzen Abständen verfügbar gewordenen technischen Neuerungen (Vaginalultraschall, Dopplersonographie, Farbdopplersonographie, 3-D-Sonographie).

Ich bin dem Springer-Verlag daher zu großem Dank verpflichtet für die Möglichkeit, eine Ultraschall-Arbeitsanleitung vor allem für Einsteiger, aber durchaus auch für fortgeschrittenere Untersucher auf dem Gebiet der gynäkologisch-geburtshilflichen Sonographie zu verfassen. Aus den Erfahrungen meiner täglichen Arbeit in der Klinik und meiner Tätigkeit auf den Gebieten der studentischen Lehre, der Betreuung von Doktoranden und der Durchführung von Ultraschall-Fortbildungsveranstaltungen entstand so eine Arbeitsanleitung, die verstanden werden soll als „Ultraschall-Rezeptbuch" für alle grundlegenden Fragestellungen der gynäkologischen, geburtshilflichen und senologischen Sonographie. Der Aufbau des Buches ist hauptsächlich an den klinischen Fragestellungen orientiert und weniger an irgendwelchen Krankheitslehren etc. Um dabei für spezifische Fragestellungen einen problemlosen Zugang des Inhaltes zu realisieren, wurde der Erstellung des Sachverzeichnisses besondere Sorgfalt gewidmet.

Mein ganz besonderer, persönlicher Dank gebührt meiner Frau Iris und meinem Sohn Lutz, ohne deren Unterstützung und vor allem Verständnis für meine Arbeit dieses Werk nicht hätte entstehen können!

Marburg, im Frühjahr 1994   Volker Duda

Inhaltsverzeichnis

1	Gynäkologie	
1.1	Einführung in die gynäkologischen Ultraschalluntersuchungstechniken und Sonoanatomie der weiblichen Genitalorgane	1
1.1.1	Die Wahl der Untersuchungsmethode	1
1.1.2	Der abdominale Zugangsweg	1
1.1.3	Der vaginale Zugangsweg	5
1.1.4	Perinealer Zugangsweg, Introitussonographie, rektaler Zugangsweg, Hysterosonographie	10
1.1.5	Die Sonoanatomie der weiblichen Genitalorgane	10
1.2	Die gynäkologische Ultraschalluntersuchung als Routine und Screeningmethode	16
1.2.1	Der Routineultraschall in der gynäkologischen Diagnostik	16
1.2.2	Das sonographische Ovarial- und Endometriumscreening	16
1.3	Der gynäkologische Ultraschall zur Abklärung konkreter Befunde oder Beschwerden	21
1.3.1	Diffuse oder chronische Unterbauchbeschwerden	21
1.3.2	Der „akute Unterbauch" aus gynäkologischer Sicht	24
1.3.3	Der „Unterbauchtumor" gynäkologischer Ätiologie	25
1.3.4	Unphysiologische vaginale Blutungen	42
1.3.5	Beschwerden im Bereich des Urogenitalsystems	46
1.4	Der gynäkologische Ultraschall als Vorbereitung, Steuerung oder Nachkontrolle von konservativen Therapiemaßnahmen oder operativen Eingriffen	48
1.4.1	Ultraschall zur Überwachung spontan oder medikamentös bedingter Befundänderungen	48
1.4.2	Ultraschall bei operativen Eingriffen am Uterus	51
1.4.3	Ultraschall bei operativen Eingriffen an den Adnexen	56
2	**Geburtshilfe**	
2.1	Einführung in die geburtshilflichen Ultraschalluntersuchungen	59
2.2	Das sonographische Erscheinungsbild der Frühschwangerschaft (Sitz, Entwicklung, Vitalität)	62
2.3	Die gestörte Frühschwangerschaft (Abortdiagnostik, IUP, Uterus- und Ovarialtumoren in der Gravidität)	69
2.4	Dokumentationsaufgaben in der geburtshilflichen Sonographie	75

2.5	Sonographische Suche bzw. Abklärung von fetalen Entwicklungsstörungen oder Erkrankungen	78
2.5.1	Wirbelsäule und Schädel	79
2.5.2	Thorax einschließlich Herz	89
2.5.3	Abdomen	94
2.5.4	Extremitäten	101
2.6	Sonobiometrie, Wachstumsdynamik, Dopplersonographie; Ultraschallbetreuung spezieller Risikoschwangerschaften; Fruchtwasser-, Plazenta-, Zervixsonographie	104
2.6.1	Sonobiometrie und Wachstumsdynamik	104
2.6.2	Gestörte Wachstumsdynamik und Dopplersonographie	111
2.6.3	Fruchtwasser, Plazenta, Zervix	131
2.7	Vom Ultraschallbefund zur Diagnose	138
2.8	Uterussonographie post partum	143

Anhang A

1	Grenzen der ärztlichen Behandlungspflicht bei schwerstgeschädigten Neugeborenen	147
	Empfehlung der Deutschen Gesellschaft für Medizinrecht (DGMR), 1986 („Einbecker Empfehlungen")	
2	Stellungnahme des Vorstandes der Bundesvereinigung Lebenshilfe für geistig Behinderte e.V., 1991	149
3	Einbecker Empfehlungen – Revidierte Fassung 1992	153

3 Mamma

3.1	Einführung in die Technik der Mammasonographie	155
3.2	Die Sonoanatomie der Mamma	158
3.3	Die Sonopathologie der Mamma	158
3.3.1	Zysten und andere liquide Formationen	159
3.3.2	Solide Raumforderungen	162

Anhang B

1	Richtlinien über den Inhalt der Weiterbildung in Gebieten, Teilgebieten und Bereichen	168
2	Sonographierichtlinien vom 7.12.1985	171
3	Qualifikationsvoraussetzungen der kassenärztlichen Bundesvereinigung gemäß § 135 Abs. 2 SGB V zur Durchführung von Untersuchungen in der Ultraschalldiagnostik (Ultraschall-Vereinbarung) vom 10.2.1993	172
4	Gebührenrecht für Frauenärztinnen und Frauenärzte mit den Streichungen und Änderungen vom 31.3. – 1.4.1992	184
	Kassenärztliche Bundesvereinigung. Beschlüsse und Feststellungen der Arbeitsgemeinschaft Ärzte/Ersatzkassen aus der 172. Sitzung vom 31.3. – 1.4.1992	

| 5 | Berufsverband der Frauenärzte e.V. . . . . 188 |

Pauschalisierung der Sonographie in der Mutterschaftsvorsorge.
Rundschreiben vom 16. 9. 1992

| **4** | **Quellennachweis** . . . . 191 |

| **5** | **Sachverzeichnis** . . . . 193 |

1 Gynäkologie

1.1 Einführung in die gynäkologischen Ultraschalluntersuchungstechniken und Sonoanatomie der weiblichen Genitalorgane

1.1.1 Die Wahl der Untersuchungsmethode

Am Anfang einer jeden gynäkologischen Ultraschalluntersuchung steht natürlich die persönliche Kontaktaufnahme mit der Patientin. Es ist eine umfassende Orientierung bei der gewünschten Untersuchung nur möglich, wenn das aktuelle Beschwerdebild, der klinische Untersuchungsbefund und die Vorgeschichte bekannt sind. Der Ultraschalldiagnostiker muß sich über die Indikation für die einzelne Untersuchung im klaren sein. Sollte diese nicht von ihm selbst stammen, ist u. U. eine Nachfrage noch vor Untersuchungsbeginn erforderlich, um unnötige Mißverständnisse zu vermeiden. Nur in speziellen Fällen oder bei Kontrolluntersuchungen sollte man auf eine vorgeschaltete klinische Untersuchung der Patientin verzichten, bevor man sie mit der Technik der Ultraschalluntersuchung konfrontiert. Wünschenswert ist in diesem Zusammenhang natürlich auch, daß die Patientin darüber informiert wird, was untersucht werden soll und mit welcher Methode. Da die meisten Patientinnen weder mit der Methode vertraut sind, noch auf den erstellten Sonogrammen etwas Eindeutiges erkennen können, sind in der Regel ein paar erklärende Worte von unschätzbarem Wert für die Compliance bei der Untersuchung und für die Herstellung eines vertrauensvollen Arzt-Patientinnen-Verhältnisses. Die Entscheidung für eine der zur Verfügung stehenden Untersuchungsmethoden richtet sich nach dem Grund der Untersuchung und dem zu erwartenden Befund. Auch diese Entscheidung sollte der Patientin gegenüber kurz begründet werden.

1.1.2 Der abdominale Zugangsweg

Die abdominale Sonographie war noch bis vor wenigen Jahren die Methode der Wahl bei gynäkologischen Fragestellungen. Daß sie mittlerweile immer mehr in den Hintergrund getreten ist, liegt an der Verfügbarkeit hochauflösender Vaginalsonden, die in vielen Fällen eine weitaus bessere und schnellere Befunderhebung ermöglichen. Leider ist durch diese Entwicklung die abdominale gynäkologische Sonographie z. T. soweit in Vergessenheit geraten, daß die ihr verbliebenen Einsatzbereiche nicht mehr entsprechend genutzt werden. Die mangelnde praktische Erfahrung durch die rückläufigen Indikationen für diesen Zugangsweg und die Etablierung der Vaginalsonographie als die neue Methode der Wahl sollten aber nicht zu einer völligen Verdrängung der abdominalen Technik führen! Gerade bei onkologischen Fragestellungen ist nicht nur die immer bessere Detailauflösung von Wert, sondern auch eine umfassende Information über die Beziehung der Genitalorgane zu den angrenzenden Organsystemen.

Die unabdingbare Voraussetzung für die abdominale gynäkologische Sonographie ist die prall gefüllte Harnblase der Patientin. Die Harnblase drängt die Darmschlingen nach kranial und breitet die Genitalorgane sozusagen an den Beckenwänden aus. Uterus, Adnexabgänge und Ovarien lassen sich so relativ gut reproduzierbar in einer im Gegensatz zur Vaginalsonographie eher „statischen" Form darstellen. Der bei den meisten Frauen antevertiert und anteflektiert liegende Uterus wird allerdings aus dieser Position in eine Streckstellung verlagert. Diese Tatsache ist ultraschalltechnisch von Vorteil, da der größte Teil der Grenzflächen des Uterus, d. h. die Vorder- und die Hinterwand sowie das Kavum, jetzt senkrecht zur Schallausbreitungsrichtung lie-

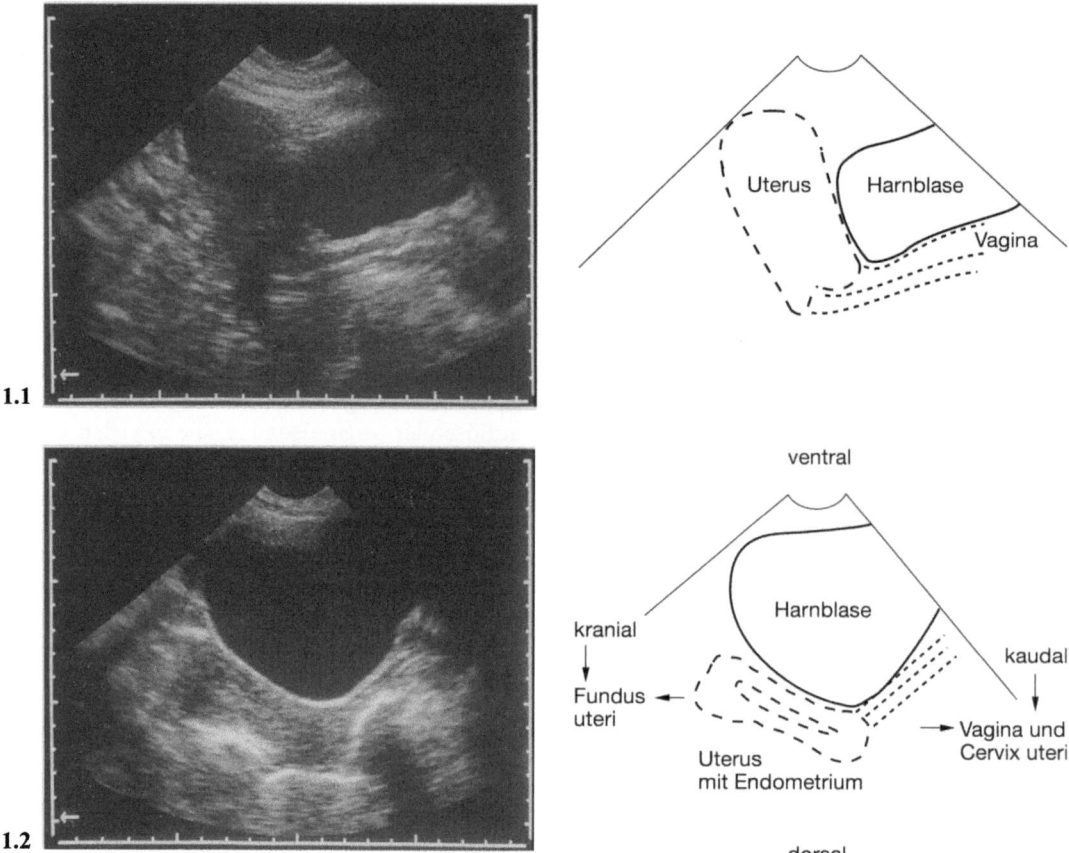

Abb. 1.1. Abdominale Technik: unzureichende Blasenfüllung, der Uterus steht in der Ausbreitungsrichtung der Ultraschallwellen und ist kaum beurteilbar

Abb. 1.2. Abdominale Technik: ausreichende Blasenfüllung, der Uterus steht senkrecht zur Ausbreitungsrichtung der Ultraschallwellen und ist wesentlich detaillierter zu beurteilen

gen und so am wenigsten unerwünschte Nebeneffekte erzeugen (Abb. 1.1 und 1.2). Der Vergleich mit dem erhobenen Palpationsbefund wird dadurch allerdings oft erschwert. Zur Füllung der Harnblase ist ein Volumen notwendig, das erheblich über dem normalerweise von den Patientinnen tolerierten Volumen liegt. Der erste Harndrang wird durchschnittlich bei 150–250 ml Blasenfüllung angegeben, das maximale Fassungsvermögen mit 250–600 ml. Die benötigte Trinkmenge für ein kurz- bis mittelfristig zu erreichendes Harnblasenvolumen, das eine abdominale gynäkologische Ultraschalluntersuchung erlaubt, liegt bei 1–1,5 l! Viele – gerade ältere Patientinnen – sind aber weder in der Lage, eine solche Trinkmenge zu bewältigen, noch ein entsprechendes Füllungsvolumen ihrer Harnblase zu tolerieren. Inkontinenzprobleme führen darüber hinaus auch immer wieder dazu, daß das angestrebte Volumen nicht erreicht werden kann. Bei einem Teil der Fälle kann ein solches Problem über eine retrograde Blasenfüllung nach Katheterisierung gelöst werden. Diese Schwierigkeiten sowie der immer wieder durch die entsprechend langwierigen Vorbereitungen entstehende Zeitdruck bei Untersucher und Patientin führen dazu, daß bei einem Teil der Untersuchungen von vorneherein suboptimale Untersuchungsbedingungen akzeptiert werden!

Der abdominale Zugangsweg

Die abdominale gynäkologische Ultraschalluntersuchung beginnt in Rückenlage der Patientin mit der Überprüfung der Harnblasenfüllung. Ist diese ausreichend, wird der Uterus im sagittalen Längsschnitt aufgesucht. Dabei sollte dieser insgesamt gut abgegrenzt erscheinen und die Vagina als 3 parallele echodichte Linien sowie das Cavum uteri in ganzer Länge zur Abbildung kommen (Abb. 1.2). Bei einer entsprechenden anatomischen Normvariante im Sinne einer Dextro- oder Sinistroposition muß die sagittale Ausrichtung am Körper der Patientin zugunsten einer kompletten Erfassung des Uterus verlassen und wie beschrieben der Uterus im organbezogenen Längsschnitt dargestellt werden. Um den Fundus uteri oder die Zervix bzw. den Douglas-Raum besser einsehen zu können, ist ein Abkippen des knapp oberhalb des Mons pubis aufgesetzten Schallkopfes nach kranial bzw. kaudal von Vorteil. Nach dieser Form der Uterusdarstellung wird der Schallkopf zunächst nach rechts und links lateral verschoben, um auch seine seitlichen Partien sowie die Adnexabgänge beurteilen zu können. In Richtung der Adnexabgänge sich weiter nach lateral orientierend, trifft man in der Regel auf die Ovarien in Nähe der großen Beckengefäße A. iliaca interna und V. iliaca interna.

Noch weiter lateral stellen sich die Beckenwandmuskulatur und die entsprechenden knöchernen Strukturen dar. Während die Identifizierung des Uterus normalerweise überhaupt keine Probleme macht, kann sich dies bei den Ovarien schon eher als problematisch erweisen. Eine eindeutige Identifizierung ergibt sich durch die Darstellung der ovariellen Blutversorgung über die A. ovarica und V. ovarica. Auf diese Weise gelingt allerdings nur die „Identifizierung" eines bereits dargestellten Ovars. Häufiger tritt jedoch das Problem auf, daß erst gar keine entsprechende Struktur abgegrenzt werden kann.

In solchen Fällen kann es hilfreich sein, die Fensterwirkung der gefüllten Harnblase dahingehend zu nutzen, daß das rechte Ovar eher von links lateral und umgekehrt anvisiert wird. Nicht selten aber gewinnt man erst dann einen besseren Eindruck, wenn man die Patientin im weiteren Verlauf der Untersuchung in der 2. Ebene schallt. Dazu wird – wieder ausgehend vom Uteruslängsschnitt – der Schallkopf um 90° gedreht, so daß jetzt Körper- bzw. Uterusquerschnitte entstehen. Besonderes Augenmerk wird in dieser Untersuchungsebene am Uterus erneut auf die Kontur und die lateralen Partien gelegt, wobei das gesamte Organ durch kraniales und kaudales Verschieben oder Abkippen des Schallkopfes aus seiner Grundstellung abgefahren wird. Anschließend orientiert man sich wiederum von den Adnexabgängen aus nach rechts und links lateral, um die Ovarien darzustellen

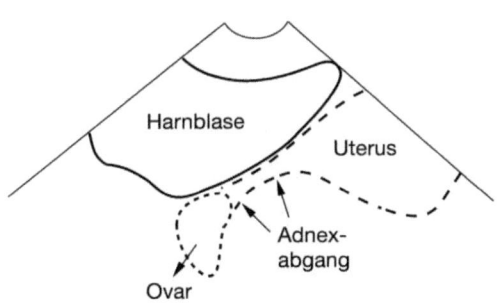

Abb. 1.3. Abdominale Technik: die Verfolgung des Adnexabgangs am Uterus führt zur Auffindung des Ovars

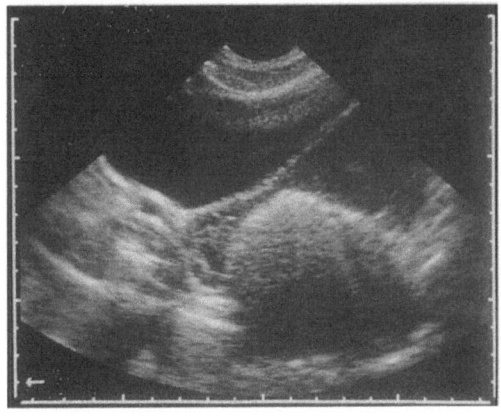

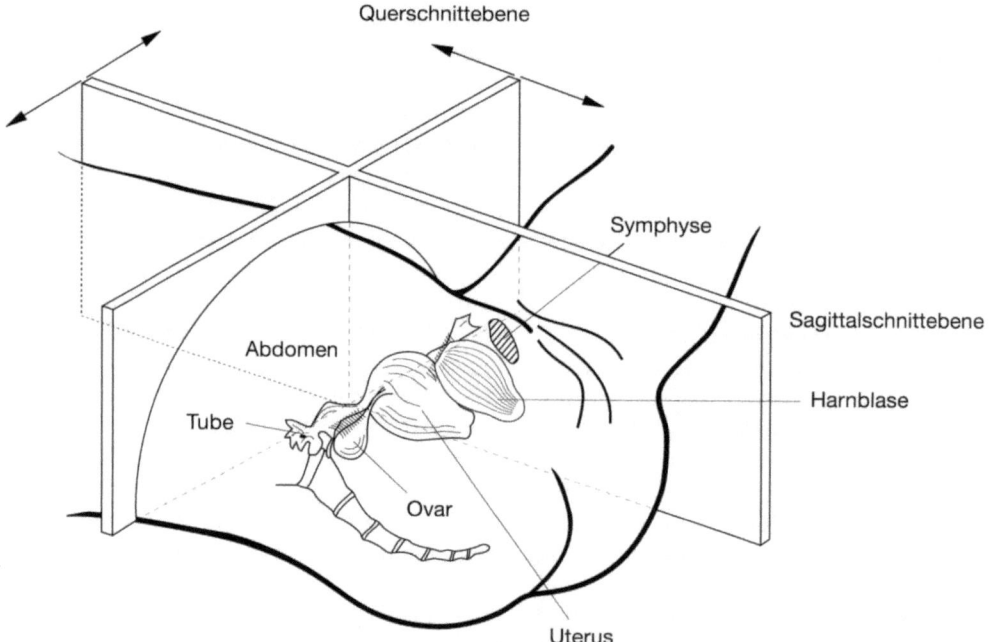

Abb. 1.4. Skizzenhafte Darstellung der Untersuchungsebenen bei der abdominalen gynäkologischen Ultraschalluntersuchung

(Abb. 1.3). Auch in dieser Schallebene kann das Anvisieren der Ovarien von der entgegengesetzten Unterbauchseite der Patientin einen Vorteil für die Darstellbarkeit bieten.

Den Abschluß der Untersuchung bildet die Beurteilung des retrouterinen Gebiets bzw. der Abgrenzbarkeit des Uterus gegenüber dem Darm sowie die Durchmusterung der Blasenwand.

Sinn und Zweck der gynäkologischen Ultraschalluntersuchung ist generell die Durchmusterung von Uterus und Ovarien in 2 senkrecht aufeinanderstehenden Raumebenen (Abb. 1.4). Die Einstellung zentraler Organanschnitte erfüllt allenfalls die Anforderungen der Dokumentation, nicht aber die der Untersuchung selbst! Zur Dokumentation genügt bei einem Normalbefund die Darstellung des Uterus im sagittalen Längsschnitt und die Darstellung der Ovarien möglichst für jedes Ovar in 2 Raumebenen.

Die abdominale gynäkologische Untersuchung erfolgt mit relativ niedrigfrequenten Sektorschallköpfen (z. B. 3,5 MHz). Linear- bzw. Konvexschallköpfe können im Einzelfall auch eingesetzt werden, sind allerdings nicht als generelle Alternative anzusehen!

Die Bildorientierung erfolgt standardisiert durch Abbildung des Schalleintritts am oberen Bildrand. In Längsschnitt- bzw. sagittaler Richtung zeigt der rechte Bildrand nach kaudal, der linke Bildrand nach kranial. Im Querschnitt zeigt das rechte Ovar zum linken, das linke Ovar zum rechten Bildrand.

Da die gefüllte Harnblase meist die obere Bildausschnitthälfte einnimmt und durch ihre Echofreiheit auch den Beobachter nicht ablenkt, kann die Aufmerksamkeit auf die untere Bildhälfte konzentriert werden.

Die Indikation zur abdominalen gynäkologischen Sonographie ergibt sich bei vaginalsonographisch nicht nach kranial abgrenzbaren Prozessen, bei Tastbefunden ohne vaginalsonographisches Korrelat und bei speziell die Beziehung zwischen Genitalorganen und Harnblase betreffenden Fragestellungen. Darüber hinaus wird der abdominale Zugang auch bei Kindern bzw. einem Teil der Virgines und Patientinnen mit senilatrophischer Vagina sowie nach Kolpokleisis gewählt.

Abdominale gynäkologische Sonographie

Voraussetzungen:
- Sektorschallkopf (z. B. 3,5 MHz),
- starke Harnblasenfüllung.

Indikationen:
- Vaginaler Zugang unmöglich (Kleinkind, Virgo intacta, senilatrophische Vagina, Kolpokleisis),
- Vaginalsonographie nicht ausreichend (Tumorausdehnung überschreitet Tiefenauflösungskraft, von vaginal kein Korrelat zu Vorbefunden zu erheben),
- spezielle Fragestellungen die Vagina oder die Blasenwand betreffend.

Vorteile:
- Nicht invasiv,
- bessere Übersicht.

Nachteile:
- Vorbereitung der Patientin unumgänglich (Blasenfüllung),
- Untersuchung unter Zeit- bzw. Blasendruck,
- optimale Untersuchungsbedingungen nicht immer erreichbar (fehlendes Blasenfassungsvermögen, Inkontinenz, Zeitdruck).

1.1.3 Der vaginale Zugangsweg

Die Vaginalsonographie bietet gegenüber der abdominalen Technik den großen Vorteil, daß durch die geringere Entfernung zum Untersuchungsobjekt höhere Schallfrequenzen (z. B. zwischen 5 und 7,5 MHz) eingesetzt werden können. Diese haben wiederum eine wesentlich bessere Detailauflösung zur Folge. Die geringere Tiefenauflösung zeigt sich bei den meisten Untersuchungen im kleinen Becken nicht als Nachteil. Ein weiterer Vorteil des vaginalen Vorgehens ist darin zu sehen, daß die vorbereitende Blasenfüllung entfällt. Die so vorhandene unvermittelte Einsatzbereitschaft verführt nicht selten dazu, daß die zu untersuchenden Patientinnen ebenso unvermittelt mit dieser speziellen Untersuchungstechnik konfrontiert werden. Obwohl für den Gynäkologen der vaginale Zugangsweg vertraut ist, empfindet ein Großteil der Patientinnen die digitale vaginale Untersuchung psychisch weniger belastend als das Einführen eines technischen Untersuchungsinstruments in die Scheide. Um diese potentielle innere Spannung bei den Patientinnen abzubauen, können ein paar erklärende Worte zum Vorgehen und den damit verbundenen Vorteilen für die Diagnostik sehr hilfreich sein. Zeigt sich die Patientin auch danach noch sehr ängstlich und verspannt, bietet es sich an, sie zu bitten, sich die Vaginalsonde selbst in die Vagina einzuführen. Diese aktive Beteiligung an der Untersuchung baut zum einen die Angst ab, der Untersucher könne zu unvorsichtig vorgehen, und senkt die Verspannung im Beckenbodenbereich erheblich. Auf diese Weise ist sogar die Vaginalsonographie bei einem Teil der Virgines problemlos möglich!

Die Untersuchung selbst wird in Rückenlage der Patientin je nach den örtlichen Gegebenheiten entweder auf dem gynäkologischen Untersuchungsstuhl oder einer Liege durchgeführt. In direkter Kombination mit der gynäkologischen Tastuntersuchung bietet sich natürlich die Vaginalsonographie auf dem Untersuchungsstuhl an. Die Durchführung der Vaginalsonographie auf einer Untersuchungsliege ist aber ebenso gut möglich und weist der anderen Vorgehensweise gegenüber keine Nachteile auf. Um eine entspannte Atmosphäre bei der Sonographie zu schaffen, sollte vielleicht sogar eher die Untersuchungsliege vorgezogen werden, da viele Frauen ihre „Präsentation" auf dem Untersuchungsstuhl als unangenehm empfinden. Die zusätzliche Durchführung einer Sonographie auf dem Untersuchungsstuhl verstärkt dieses Unbehagen noch. Vor der Untersuchung wird die Spitze des Vaginaltransducers mit Ultraschallgel beschichtet und dann ein Einmalkondom über den Schallkopf gestreift. Zur Erleichterung des Einführens in die Vagina kann das Kondom mit etwas warmem Wasser oder nochmals mit etwas Gel befeuchtet werden. Da in seltenen Fällen Allergien auf Ultraschallgel auftreten, ist hier dem Wasser sicher der Vorzug zu geben! Während die Labien der Patientin mit der einen (behandschuhten) Hand leicht gespreizt werden, führt die andere – ähnlich wie bei der digitalen Untersuchung – den Schallkopf mit leichtem Druck auf den Damm vorsichtig und langsam in die Vagina ein. Dabei wird die Patientin aufgefordert, etwaige Mißempfindungen dem Untersucher sofort mitzuteilen. Während der Schallkopf langsam vorgeschoben wird, verfolgt der Untersucher diesen Vorgang auf dem Monitor. Dadurch kann ein zu weites Vorschieben vermieden werden.

Durch das Fehlen der Harnblasenfüllung treffen die Ultraschallwellen auch bei der Vaginalsonographie bei einem antevertiert und anteflektiert liegenden Uterus senkrecht auf die Längsachse des Organs. Vergleichbar zur Situation beim abdominalen Vorgehen zeigt sich also die Uterusvorderwand schallkopfnah und die Hinterwand schallkopffern. Da der Uterus jetzt nicht durch die Harnblasenfüllung fixiert ist, kann er je nach Mobilität und Ankopplungsdruck des Schallkopfes von diesem bewegt werden. Gerade bei retrovertiert und retroflektiert liegenden Uteri kann man durch Druck auf das vordere Scheidengewölbe einen solchen Uterus gelegentlich sogar antevertieren! Zur besseren Korrelation mit dem Tastbefund ist daher zunächst eine Beurteilung des Uterus mit nur mäßigem Ankopplungsdruck angebracht. Stellt sich der Uterus bei der Vaginalsonographie nicht sofort dar, wird in den meisten Fällen mit zu hohem Ankopplungsdruck gearbeitet. Das Zurückziehen des Transducers mit gleichzeitigem Abkippen der Schallkopfspitze nach dorsal bringt dann häufig die in diesen Fällen meistens retrovertiert/-flektiert liegenden Uteri ins Bild. Ungünstiger als beim abdominalen Vorgehen zeigen sich von vaginal her betrachtet gestreckt oder retroflektiert liegende Uteri (Abb. 1.5). Da hier die Längsachse in Richtung der Schallwellenausbreitung verläuft, treten erheblich viele Streuechos auf. Oft läßt sich ein solcher Uterus nur unter wechselndem Ankopplungsdruck durch seine Verschieblichkeit gegenüber den Darmschlingen abgrenzen. Eventuell auftretende Probleme der Bewegungsfreiheit des Transducers bei Untersuchungen auf einer Liege lassen sich beheben, wenn der Patientin ein Kissen unter das Gesäß geschoben wird oder man sie auffordert, ihre Fäuste unter das Gesäß zu schieben.

Die Fixierung der Genitalorgane durch die gefüllte Harnblase hatte dem abdominalen Vorgehen einen eher „statischen" Charakter verliehen. Da dies beim Vaginalultraschall nicht gegeben ist, bieten sich „dynamische" Effekte bei der Untersuchung geradezu an. Die Möglichkeit zur Ausnutzung eines wechselnden Ankopplungsdrucks wurde bereits er-

Abb. 1.5. Vaginale Technik: bei retrovertiert/-flektiert liegendem Uterus schlechte Beurteilbarkeit, da der Uterus in der Ausbreitungsrichtung der Ultraschallwellen liegt

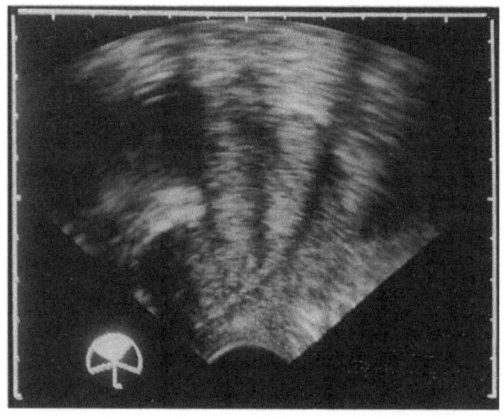
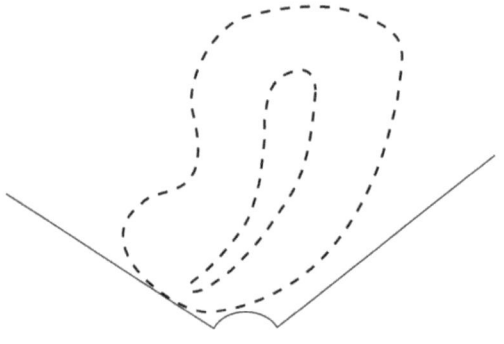

Der vaginale Zugangsweg

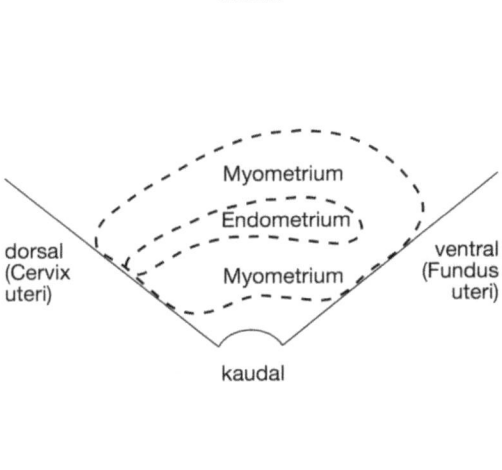

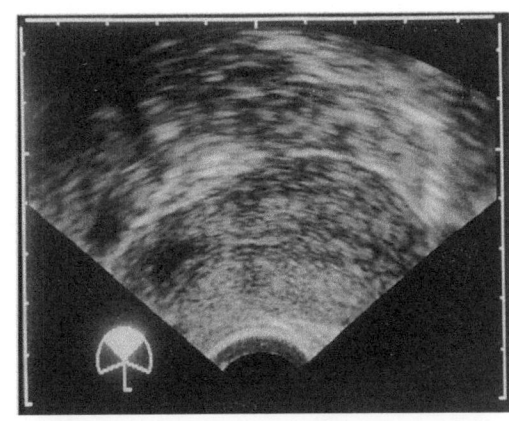

1.6

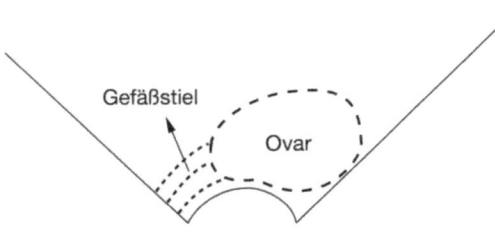

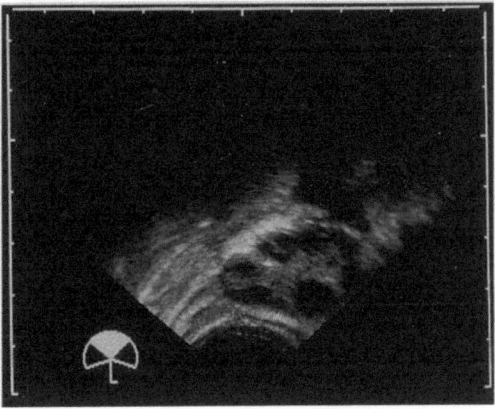

1.7

Abb. 1.6. Vaginale Technik: gut beurteilbar, da der Uterus senkrecht zur Ausbreitungsrichtung der Ultraschallwellen liegt

Abb. 1.7. Vaginale Technik: Ovar mit zuführendem Gefäßstiel (A. ovarica und V. ovarica)

wähnt. Darüber hinaus kann aber bei der Vaginalsonographie auch noch simultan von abdominal her palpiert werden, um bestimmte Strukturen in ihrer Verschieblichkeit oder Komprimierbarkeit zu testen. Dabei soll an dieser Stelle nicht übergangen werden, daß auch bei der abdominalen Sonographie eine gleichzeitige digitale Untersuchung von vaginal oder rektal her in Einzelfällen hilfreich sein kann!

An den Vaginalschallköpfen befinden sich Orientierungshilfen, die auch nach der Applikation ständig die Überprüfung der Schnittbildebene erlauben, ohne daß man sich am Monitorbild orientieren müßte. Es wird zu Beginn der Untersuchung genauso wie bei der abdominalen Vorgehensweise zunächst der Uterus in sagittaler Schnittrichtung in bezug auf die Patientin bzw. in Längsschnittrichtung in bezug auf das Organ dargestellt (Abb. 1.6). Da nun aber aus dieser Position keine Parallelverschiebungen möglich sind, wird der Schallkopf nach rechts und links lateral abgekippt, was zu tangentialen Randanschnitten führt. In Richtung auf die Beckenwände zeigen sich dann erwartungsgemäß wieder die Adnexe in Nachbarschaft der A. iliaca interna und V. iliaca interna. Die Identifizierung der Ovarien durch ihre Gefäßversorgung gelingt von vaginal her durch die bessere Detailauflösung naturgemäß noch besser als von abdominal (Abb. 1.7). Die laterale Begrenzung des Blickfelds wird bei der Vaginal-

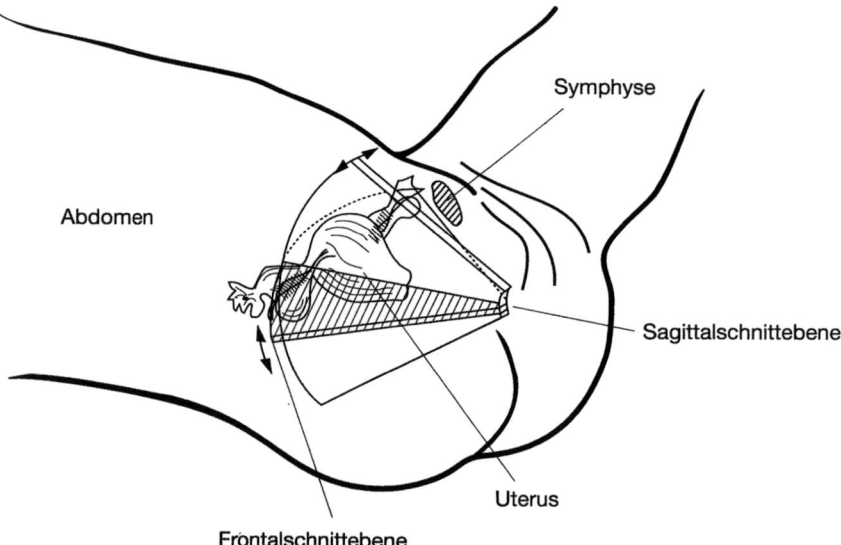

Abb. 1.8. Skizzenhafte Darstellung der Untersuchungsebenen bei der vaginalen gynäkologischen Ultraschalluntersuchung

sonographie von der Beckenwandmuskulatur gebildet. Die anschließende Drehung des Vaginalschallkopfes in seiner Längsachse um 90° führt organbezogen am Uterus wiederum zu Querschnitten. In bezug auf die Patientin entstehen allerdings jetzt sog. Frontalschnitte (Abb. 1.8). Es wird also hier in einer von abdominal gesehen nicht nachvollziehbaren Ebene geschallt. Ebenso können von vaginal keine körperbezogenen Querschnitte erstellt werden! Die weitere Vorgehensweise bei der Untersuchung bleibt allerdings vergleichbar. Auch jetzt wird durch Abkippen der Schallkopfspitze nach lateral über den Adnexabgang am Uterus versucht, das jeweilige Ovar aufzufinden. Die größere Mobilität der Ovarien sowie die nicht nach kranial gedrängten Darmschlingen erfordern dabei oft etwas mehr Geduld. Die bessere Nahauflösung macht allerdings wiederum das Identifizieren der Ovarien wesentlich leichter. Auch die Hochlagerung des Gesäßes kann in solchen Fällen oft die Auffindung der Ovarien in der Frontalschnittebene erleichtern. Läßt sich ein Ovar trotz intensiver Suche nicht abbilden, sollte zunächst das kontralaterale Ovar gesucht werden. Hat man dieses gefunden, lohnt es sich auf jeden Fall, mit der Information über dessen Sonomorphologie nochmals nach dem ersten zu suchen.

Die Vaginalsonographie erfolgt – wie bereits erwähnt – mit relativ hochfrequenten (z. B. 5–7,5 MHz) Sektorschallköpfen. Während die Auflösungskraft eines 3,5-MHz-Schallkopfes bis in ca. 15 cm Tiefe reicht, dringt ein 5-MHz-Transducer nur bis in eine Tiefe von etwa 10 cm ein und einer mit 7,5 MHz schließlich nur noch bis in ca. 7 cm Tiefe.

Faustregel: $\text{Eindringtiefe} = \frac{40}{\text{MHz}} \text{ cm}$

Die Verwendung von Vaginalschallköpfen mit einer Frequenz unter 5 MHz erlaubt zwar das Eindringen in größere Tiefen, geht aber durch die unzureichende Detailauflösung mit einem erheblichen Informationsverlust einher. Für die überwiegende Anzahl der Fragestellungen wäre ein solcher Transducer zwar immer noch besser als die Alternative des abdominalen Zugangswegs, erlaubt aber nicht die von abdominal erreichbare Übersicht durch die eingeengte Bewegungsfreiheit von vaginal! Erfahrungsgemäß bietet eine Frequenz um 5–6 MHz die größten Vorteile bei

Der vaginale Zugangsweg

der Vaginalsonographie, da hier anscheinend der beste Kompromiß zwischen Tiefen- und Detailauflösung erreicht wird.

Im Gegensatz zu den von abdominal erstellten gynäkologischen Sonogrammen fehlt auf den von vaginal produzierten Sonogrammen die Harnblase als Bildbestandteil, an dem man sich orientieren kann. Der gesamte Bildausschnitt ist mit „Echoinformationen" ausgefüllt. Durch die zunehmende Unschärfe dieser Echos in größerer Tiefe sollte der Bildausschnitt so gewählt werden, daß diese Unschärfebereiche möglichst ausgeblendet werden. Darüber hinaus prägt sich mit der Zeit bei jedem Untersucher unweigerlich eine bestimmte Lesart der Sonogramme ein, die dann automatisch die Betrachtung der unschärferen Bildregionen ausspart. Dieses Phänomen läßt sich sehr deutlich demonstrieren, wenn man ein Sonogramm auf den Kopf stellt. Ein mit der üblichen Lesart vertrauter Untersucher kommt ebensowenig damit zurecht wie ein Mensch mit einer Umkehrbrille. Daß eine solche Betrachtungsweise aber erlernbar ist, sieht man an den Experimenten mit der Umkehrbrille ebenso wie an der Tatsache, daß nach einer weltweiten Umfrage von Bernaschek (1990) 59% der Untersucher, die an dieser Befragung teilgenommen haben, den Schalleinfall bei den Vaginalsonogrammen vom unteren Bildrand her und 41% vom oberen Bildrand her abbilden. Dabei sind regionale Unterschiede wohl durch gerätetechnische Vorgaben zu verzeichnen. Da bei der Frage der Abbildung von Vaginalsonogrammen medizinische Argumente keine Rolle spielen und die Untersuchungsrichtung von abdominal zu vaginal ja auch nur um 90° verändert wird, ist eine Veränderung des Schalleinfalls um 180° mit Standardisierungsbemühungen zu begründen. Eine entsprechende Empfehlung hat die Deutsche Gesellschaft für Gynäkologie und Geburtshilfe gegeben (Merz 1991). Danach soll bei jedem Vaginalsonogramm der Schalleinfall vom unteren Bildrand her wiedergegeben werden. Bei anteverti ert/-flektiert liegendem Uterus soll der Fundus zum rechten und die Zervix zum linken Bildrand hin zeigen. Für die Abbildung der Ovarien soll weiterhin das rechte Ovar am linken Bildrand erscheinen und das linke Ovar am rechten Bildrand. Diese methodenbezogene Standardisierung ist mit den meisten der heute zur Verfügung stehenden Ultraschallgeräten möglich. Bei Geräten, an denen häufig zwischen abdominal und vaginal gewechselt wird, muß allerdings peinlich genau auf die Seitenzuordnung geachtet werden, da sonst leicht fatale Verwechslungen zwischen links und rechts vorkommen! Der Vorteil dieser Abbildungsweise beim direkten Vergleich zwischen abdominal und vaginal erstellten Uteruslängsschnitten liegt darin, daß dann eines der Sonogramme lediglich um 180° gedreht werden muß.

Die Indikation zur Vaginalsonographie bei gynäkologischen Fragestellungen kann heute so weit gestellt werden, daß man schon eher nach den Kontraindikationen fragen könnte. Diese sind gegeben bei Kleinkindern, Patientinnen mit zu enger oder senilatrophischer Vagina sowie nach einer Kolpokleisis. Ebenso ist bei Patientinnen mit einem ausgeprägten Vulva- oder Vaginalkarzinom eine Vaginalsonographie häufig frustran. Keine Kontraindikation stellen vaginale Blutungen oder Zervixkarzinome dar, es muß lediglich sehr viel vorsichtiger untersucht werden! Nach entsprechender Aufklärung und bei behutsamem Vorgehen kann auch ein nicht zu geringer Teil von Virgines durchaus von vaginal her sonographiert werden.

Da die Vaginalsonographie methodenbedingt mit der vaginalen Tastuntersuchung vergleichbar ist, sollten hier durchaus ähnliche Rahmenbedingungen geschaffen werden. Nicht nur aus forensischen Gründen ist darauf zu achten, daß stets eine 3. Person im Untersuchungszimmer anwesend ist, die bei der Untersuchung durch einen Mann auf jeden Fall weiblich sein sollte. Verwandte oder andere Begleitpersonen der Patientin sind dafür allerdings nicht geeignet! Es bleibt jedem Untersucher selbst überlassen, diese Anwesenheit in seinen Unterlagen auch nachprüfbar zu dokumentieren! Im übrigen sollte der Untersuchungsraum während einer Vaginalsonographie in der Regel nicht von anderen

Personen betreten werden können, oder es müssen entsprechende Sichtschutzvorkehrungen getroffen werden. Die bisher bekannt gewordenen Anklagen wegen Vergewaltigung bei einer Vaginalsonographie wurden durchaus nicht nur unter sexuellen Aspekten geführt, sondern auch wegen unsachgemäßer Durchführung! Es ist daher ratsam, bei einer Patientin die Vaginalsonographie umgehend abzubrechen, wenn sie klar zum Ausdruck bringt, daß sie diese Untersuchung doch nicht wünscht oder sie ihr zu viel Schmerzen bereitet.

Vaginale gynäkologische Sonographie

Voraussetzungen:
- Sektorschallkopf (z. B. $\geq 5-7{,}5$ MHz).

Kontraindikationen:
- Vaginaler Zugang unmöglich (Kleinkind, Virgo intacta (keine absolute Kontraindikation!), zu enge oder senilatrophische Vagina, Kolpokleisis),
- ausgeprägtes Vulva- oder Vaginalkarzinom.

Vorteile:
- Keine Vorbereitungen notwendig,
- wesentlich bessere Detailauflösung,
- dynamische Effekte nutzbar (Komprimierbarkeit, Verschieblichkeit).

Nachteile:
- Semiinvasive Methode (Scham, Infektionsangst),
- geringere Übersicht bzw. Bewegungsfreiheit.

1.1.4 Perinealer Zugangsweg, Introitussonographie, rektaler Zugangsweg, Hysterosonographie

Neben den Formen der abdominalen und der vaginalen gynäkologischen Sonographie haben sich für spezielle Fragestellungen auch noch andere Vorgehensweisen als günstig erwiesen. Obwohl sie nicht unbedingt in der täglichen Routine eine wesentliche Rolle spielen, sollen sie dennoch erwähnt werden.

Die Vagina kann von abdominal nur z. T. (Abb. 1.1, 1.2) und mit den vaginalen Sektorschallköpfen mit frontaler Schallabstrahlung so gut wie gar nicht beurteilt werden. Es können aber kleine Linearschallköpfe zur Darstellung der Vaginalwand eingesetzt werden, wenn sie eine ausreichend hohe Frequenz mit der damit verbundenen guten Nahauflösung besitzen. Ihre Verwendung ist sehr limitiert, da sie nur selten Informationen liefern, die nicht durch Inspektion oder Palpation zu erhalten sind.

Der perineale Zugangsweg (Abb. 1.9) wird ähnlich wie die Introitussonographie häufig zur Beantwortung urodynamischer Fragestellungen benutzt. Durch die problemlose Darstellbarkeit der Urethra und der Harnblase aus dieser Richtung konnten die sonst hierfür eingesetzten röntgenologischen Untersuchungstechniken bereits vielfach ersetzt werden.

Die Ultraschalluntersuchung des weiblichen Genitale über den rektalen Zugangsweg und auch die Hysterosonographie bieten mitunter interessante Zusatzinformationen bei onkologischen Fragestellungen. Die klinische Relevanz dieser Informationen steht allerdings noch zur Diskussion. Daher haben diese Verfahren auch noch keine breitere Anwendung gefunden.

1.1.5. Die Sonoanatomie der weiblichen Genitalorgane

Die **Vagina** läßt sich sonographisch noch am besten von abdominal – dorsal der gefüllten Harnblase – als 3 parallel verlaufende lineare echodichte Strukturen nachweisen. Diese Linien werden durch die vordere und hintere Vaginalwand sowie das dazwischenliegende Lumen hervorgerufen (Abb. 1.1 und 1.2).

Verfolgt man das Vaginalecho nach kranial, stößt man auf den in den meisten Fällen (ca. 85%) antevertiert und anteflektiert liegenden **Uterus.** Das heißt, der Uterus ist in diesen

Die Sonoanatomie der weiblichen Genitalorgane

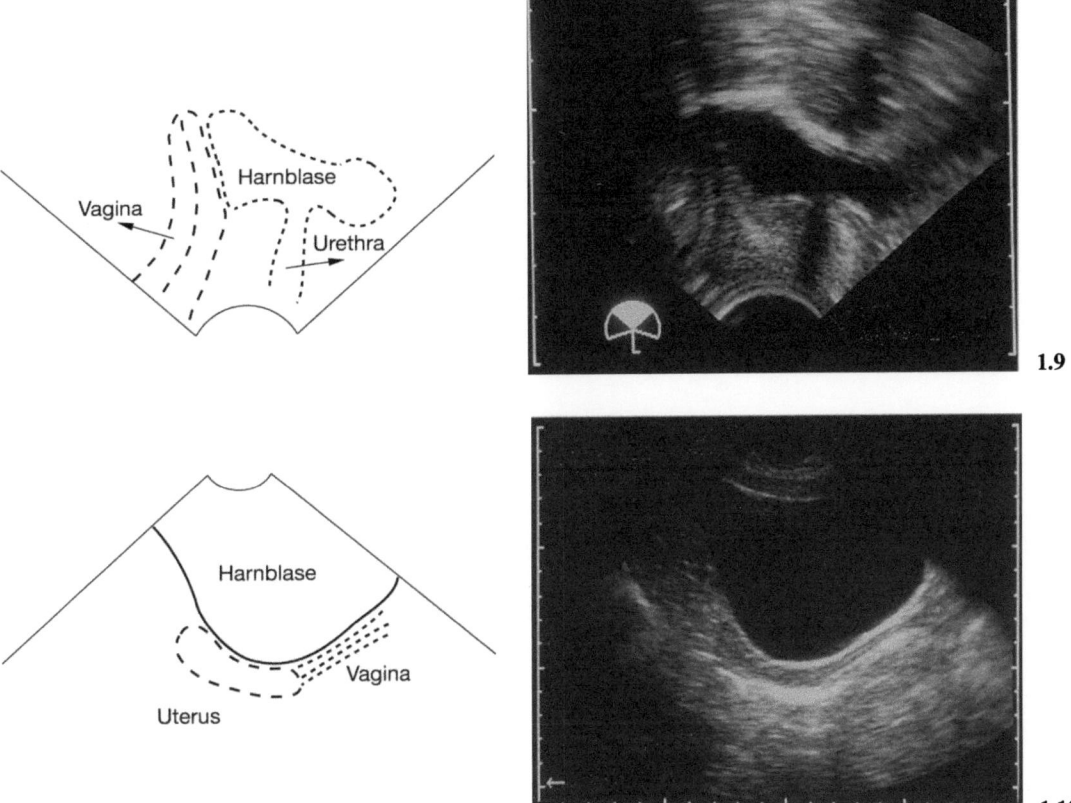

1.9

1.10

Abb. 1.9. Introitusscan: Vagina, Urethra, Harnblase

Abb. 1.10. Präpubertärer Uterus

Fällen von der Längsachse der Vagina her gesehen nach ventral abgeknickt und auch noch nach ventral-kaudal in sich gebogen. Diese im Isthmusbereich des Uterus angesiedelte Biegung dient bei der Vaginalsonographie häufig als Auflageregion für die Schallkopfspitze. Der Fundus uteri zeigt bei nicht gefüllter Harnblase und Anteversio/Anteflexio nach ventral, die Cervix uteri nach dorsal. Bei gefüllter Harnblase wird der Uterus aus dieser Stellung in eine Streckstellung verdrängt, die den Fundus nach kranial und die Zervix nach kaudal ausrichtet. Die Silhouette des Uterus ist in den meisten Fällen walzen- bis birnenförmig und glatt, wobei der Serosaüberzug im Gegensatz zum echoärmeren Myometrium eine hyperreflektive dünne Grenzschicht erzeugt. Meist ebenso gut kontrastiert sich dem Myometrium gegenüber zentral im Uterus das Kavumecho. Das Myometrium selbst erscheint als homogene Schicht eher hyporeflektiverer Echos, die nur in den lateralen Partien im Isthmusbereich den Eintritt der uterinen Gefäße als Strukturunterbrechung aufweist.

Die Größe des Uterus ist abhängig vom Alter bzw. Hormonstatus der Frau. Präpubertär zeigt er sich eher walzenförmig mit 3–5 cm Länge und 1,5–2 cm anterior-posteriorem Durchmesser (Abb. 1.10). Während der Pubertät verändert sich sowohl seine Größe als auch seine Gestalt. Bei der geschlechtsreifen Frau erreicht der Uterus eine Länge von durchschnittlich 6–8 cm und einen anterior-posterioren Durchmesser von 3–4 cm. Während präpubertär zwei Drittel der Uteruslänge

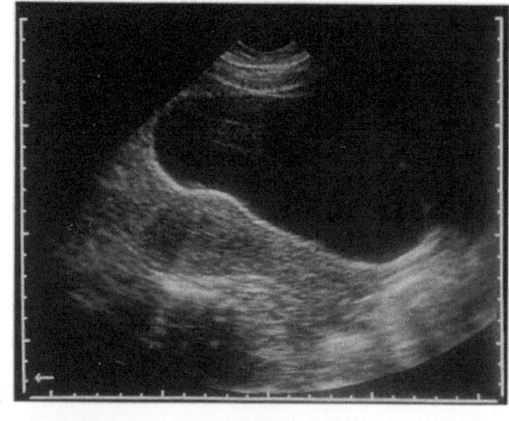

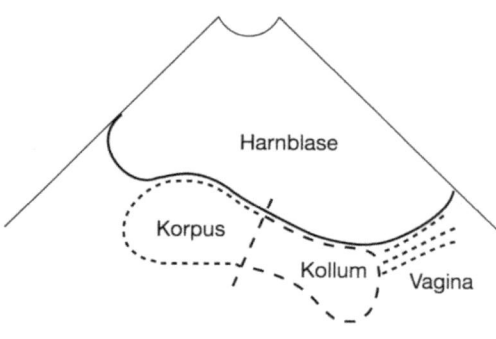

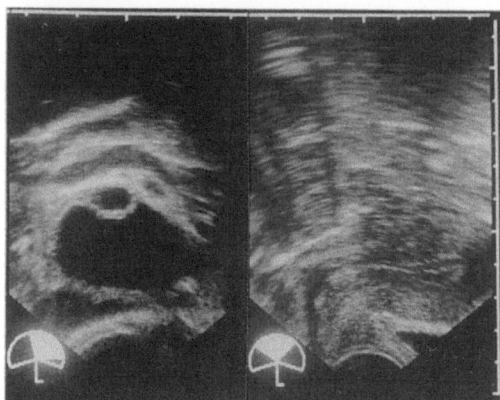

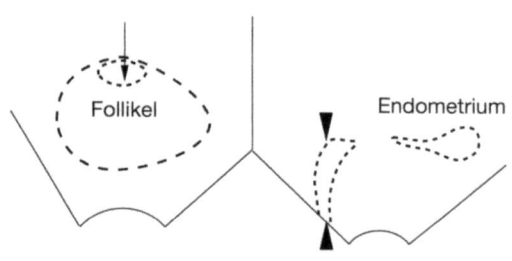

auf die Zervix entfallen, nimmt diese in der fertilen Phase nur noch ein Drittel ein. Lediglich bei Frauen mit einer Elongatio colli bleibt die Zervix persistierend überlang (Abb. 1.11). In der Postmenopause kann es dann wieder zu einer deutlichen Involution des Uterus kommen, wobei allerdings seine Grundgestalt gleich bleibt. Mit der zunehmenden Größe des Uterus während der Pubertät bildet sich auch die typische birnenförmige Gestalt mit der als Isthmus bezeichneten Uterustaille aus. Das Myometrium stellt sich als 1–2 cm dicke Muskelschicht dar.

Im Cavum uteri trifft man auf das sonomorphologische Korrelat des **Endometriums.** Da die endometriale Auskleidung des Kavums zentral meist kaum ein Lumen erkennen läßt, ist die so entstehende Grenzfläche sonographisch allenfalls als schmale hyperreflektive Linie erkennbar. Die starke hormonelle

Abb. 1.11. „Elongatio colli" bei einer geschlechtsreifen Frau

Abb. 1.12. *Links:* Follikel mit Cumulus oophorus (→). *Rechts:* proliferatives Endometrium und zystisch gespreizter Zervikalkanal (**I**) durch Verflüssigung des Zervixmukus in der Zyklusmitte

Beeinflussung des Endometriums spiegelt sich auch in seiner Sonomorphologie wider. Ein schmaler, bisweilen nicht darstellbarer Saum bildet den Übergang vom hyporeflektiven Myo- zum eher hyperreflektiven Endometrium. In der östrogenbestimmten 1. Zyklusphase kommt es neben einer deutlichen Proliferation und somit einer Dickenzunahme über Wassereinlagerungen im Endometrium auch zu einem eher hyporeflektiven Grundmuster mit akzentuiert hyperreflektiven Grenzschichten (Abb. 1.12). Postovulatorisch führt dann der progesteronbestimmte Wasserent-

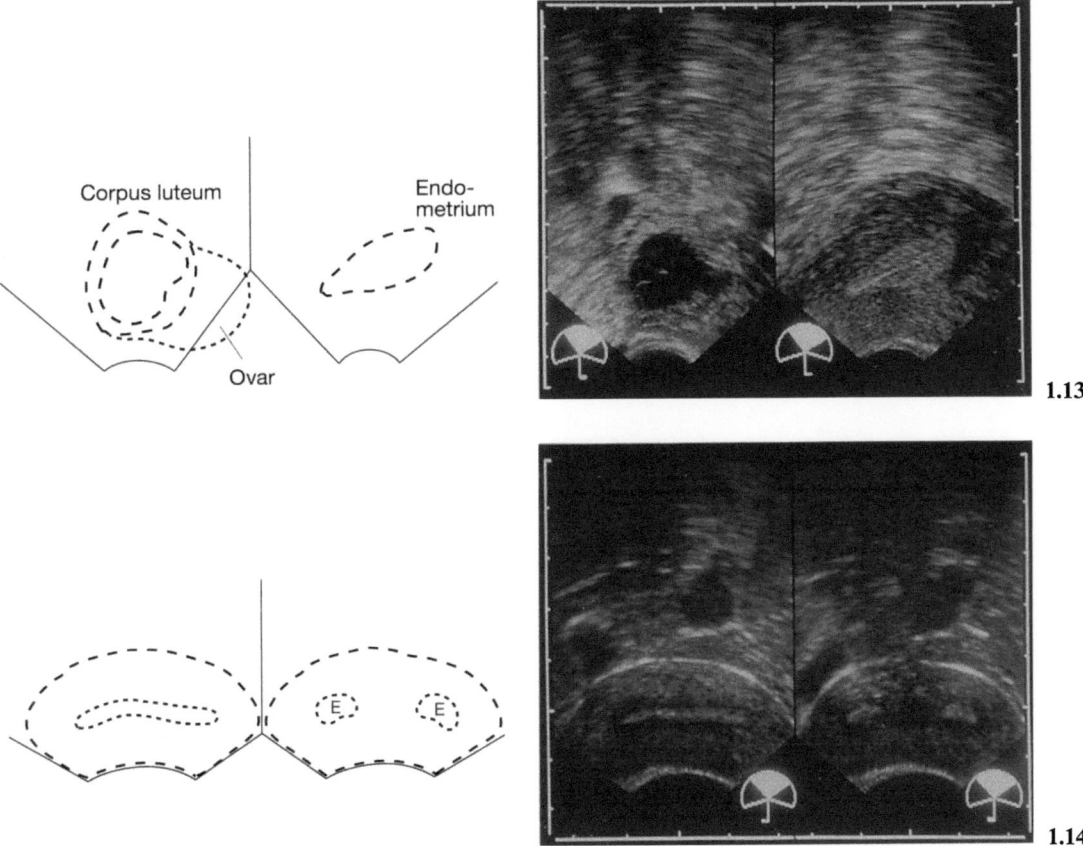

Abb. 1.13. *Links:* Corpus luteum, *rechts:* sekretorisches Endometrium

Abb. 1.14. Fallen überdurchschnittlich breite Uterusquerschnitte im Fundusbereich auf, kann dies als Hinweis auf einen Uterus arcuatus gewertet werden. Teilt sich aber das Endometrium in 2 getrennte Querschnitte, muß von einem Uterus bicornis ausgegangen werden. *Links:* breiter Uterusquerschnitt, *rechts:* noch etwas weiter funduswärts Aufteilung in 2 getrennte Endometriumquerschnitte (*E*)

zug aus dem Endometrium in der Sekretionsphase zu einem eher homogen-hyperreflektiven Endometriumbild (Abb. 1.13). Nach der Menstruationsblutung erscheint dann nur noch ein schmales hyperreflektives Kavumwandecho. Postmenopausal zeigt sich das Endometriumecho bei Fehlen einer hormonellen Stimulation als maximal 8–10 mm dickes hyperreflektives Band, wobei die einzelnen Schleimhautlagen oft nicht mehr voneinander getrennt werden können. Hormonelle Stimulationen – auch und gerade iatrogener Art – können aber jederzeit wieder zu sonomorphologischen Auffälligkeiten auch am postmenopausalen Endometrium führen (s. Abb. 1.92).

Verfolgt man die Silhouette des Uterus im Querschnitt, findet sich bilateral der Zervix als sonomorphologisches Korrelat der **Parametrien** eine spitzzipfelige Ausziehung in Richtung der Beckenwände. Im Fundusbereich zeigt sich eine ähnliche bilaterale Ausziehung im Bereich der **Adnexabgänge** (Abb. 1.3), wobei meist nicht zwischen Lig. rotundum und Tube differenziert werden kann. In ähnlicher Weise wie der Uterus zeigt auch das Endometrium im Querschnitt eine

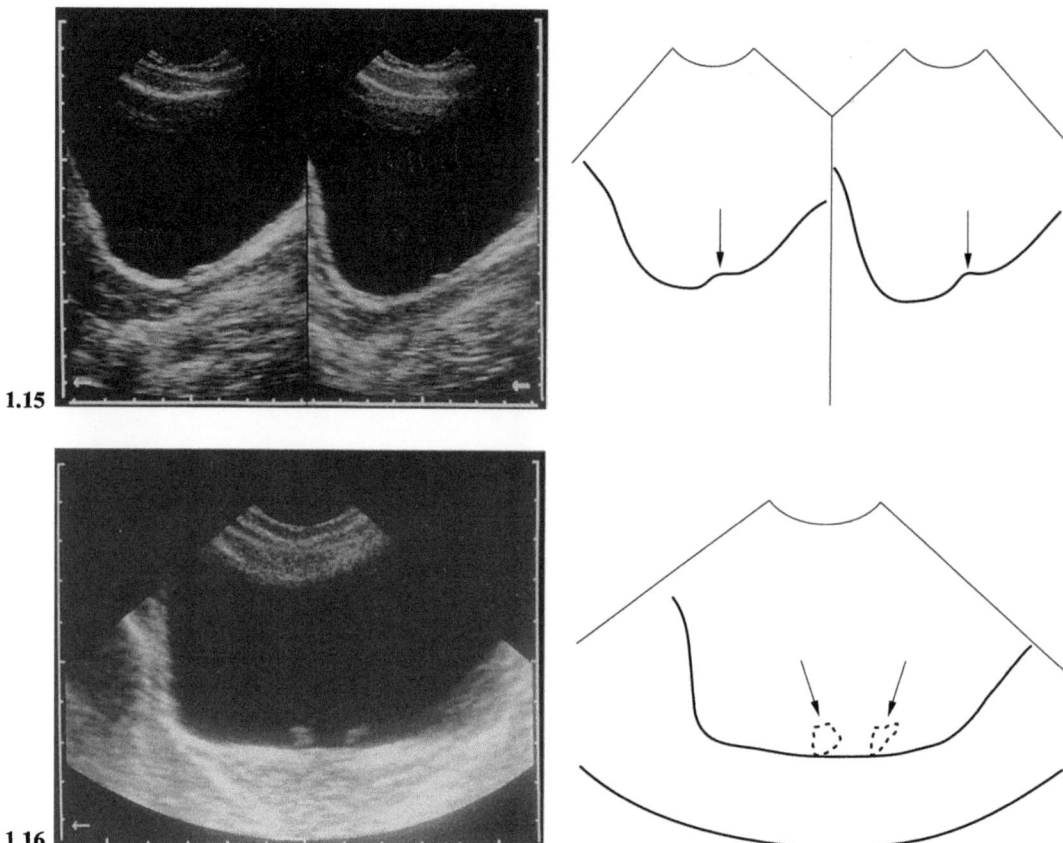

spitzzipfelige Ausziehung funduswärts in Richtung auf die **Tubenwinkel**. Gelegentlich auftretende Doppelbildungen des Uterus finden ihr echographisches Pendant auch am ehesten in Organquerschnitten (Abb. 1.14).

Ventral von Vagina und Uterus zeigt sich je nach Füllungszustand die **Harnblase** mit ihrer stark hyperreflektiven Wand. Bei einer Sonographie von perineal her oder vom Introitus aus (Abb. 1.9) stellen sich Harnblase und **Urethra** in typischer Kleeblattform dar. Auch die Einmündung der **Ureteren** in die Harnblase läßt sich sonographisch nachweisen (Abb. 1.15). Dabei führt während der Entleerung von Urin in die Harnblase die an der Uretermündung entstehende Verwirbelung zum sog. Jet-Phänomen (Abb. 1.16). Dorsal des Uterus bzw. der Zervix liegt als tiefster Punkt der freien Bauchhöhle der **Douglas-**

Abb. 1.15. Uretereinmündungen beidseits (→) im Längsschnitt

Abb. 1.16. Bilaterales „Jet-Phänomen" (→) im Querschnitt durch die Harnblase bei Urineinstrom über beide Ureteren

Raum. Hier findet sich nicht selten auch ohne erkennbare pathologische Veränderungen etwas freie Flüssigkeit.

Im Dreieck zwischen Harnblasenhinterwand, Uterusseitenwand und dem Verlauf der A. iliaca interna und V. iliaca interna finden sich in den meisten Fällen die **Ovarien**. Sie haben eine ovaläre oder mandelförmige Kontur und können anhand des sie versorgenden Blutgefäßstiels (A. ovarica, V. ovarica) identifiziert werden. Auch das Ultraschallerscheinungsbild der Ovarien ist stark abhängig vom Hormonstatus der Patientin. Lassen sich in

Die Sonoanatomie der weiblichen Genitalorgane

der fertilen Phase immer wieder kleine Follikel als Normalbefund nachweisen, so überwiegt präpubertär und postmenopausal der eher solide Eindruck. Von der Grundstruktur erscheinen die Ovarien im Vergleich mit ihrer Umgebung meist leicht hyporeflektiv. Die Größe der Ovarien schwankt gerade in der Phase der Geschlechtsreife durch die physiologische Erscheinung von Follikeln und Corpora lutea erheblich. Dennoch läßt sich als Anhaltspunkt das Volumen eines Ovars präpubertär mit 0,3–0,5 cm^3, in der Reproduktionsphase mit 4–7 cm^3 und postmenopausal mit 3–4 cm^3 angeben (errechnet über die 3 Durchmesser nach der Formel: a · b · c · 0,523). Die Follikel zeigen sich als echofreie Bläschen mit einem Wachstum von bis zu 2 mm im mittleren Durchmesser pro Tag. Sie können einen Durchmesser bis etwa 2,5 cm erreichen und zeigen kurz vor der Ovulation gelegentlich eine randständige Vorwölbung nach innen, den Cumulus oophorus (Abb. 1.12). Mit stattgehabter Ovulation läßt sich oft ein wenig freie Flüssigkeit im Douglas-Raum nachweisen. An die Stelle des Follikels ist dann das Corpus luteum getreten. Es ist gekennzeichnet durch einen echodichten Randsaum, der ein hyporeflektives oder areflektives Zentrum umschließt (Abb. 1.13). Zusätzlich fällt der Gelbkörper sonomorphologisch häufig auch noch dadurch auf, daß er im Sinne eines Kontursprungs aus dem Oberflächenniveau des Ovars hervorragt. Das sonographische Erscheinungsbild des Gelbkörpers kann sich durchaus kurzfristig ändern und läßt keine Aussage über seinen Funktionszustand zu. Ausgehend von einem mittleren Durchmesser von ungefähr 1,5 cm wird das Corpus luteum im Verlauf der Gelbkörperphase langsam kleiner und läßt sich gegen Zyklusende naturgemäß nicht mehr darstellen. Bei Eintritt einer Schwangerschaft kann der Gelbkörper erheblich an Größe zunehmen, so daß er mitunter sogar als „Adnextumor" differentialdiagnostische Probleme aufwirft.

Die **Tuben** lassen sich in der Regel sonographisch nicht sicher identifizieren. Im Bereich des uterinen Tubenabgangs ist stets eine Verwechslung mit dem Lig. rotundum gegeben. Der weitere Verlauf des Eileiters ist zudem meist so geschlängelt, daß die Darstellung längerer Abschnitte in einem Schnittbildverfahren nicht möglich ist. Leidglich bei der Injektion von Echokontrastmitteln in den Uterus kann eine Darstellung nicht pathologisch veränderter Tuben gelingen. In Einzelfällen kann auch das Vorhandensein von freier Flüssigkeit im kleinen Becken die Tuben sonographisch erfaßbar machen. Bei solchen Gelegenheiten wird mitunter sogar der Fimbrientrichter sichtbar (Abb. 1.17).

Abb. 1.17. Tube mit Fimbrientrichter, Ovar und Gefäßkonvolut in Aszites schwimmend

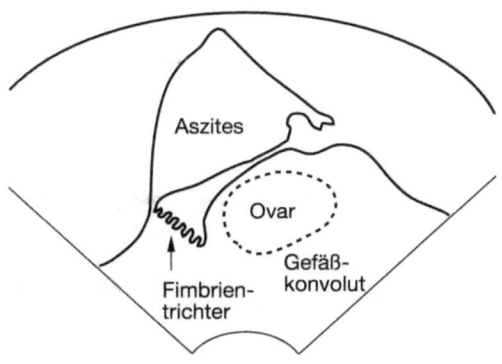
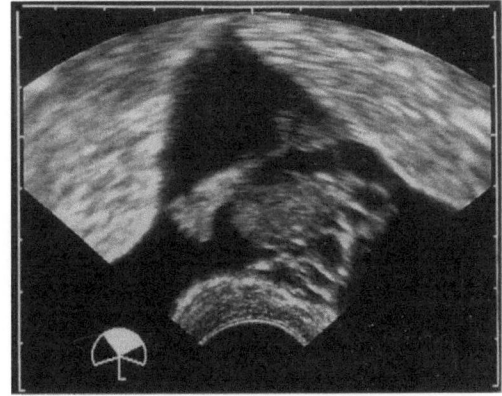

1.2 Die gynäkologische Ultraschalluntersuchung als Routine- und Screeningmethode

1.2.1 Der Routineultraschall in der gynäkologischen Diagnostik

Mit Verfügbarkeit der Vaginalsonographie hat der Ultraschall endgültig Eingang in die gynäkologische Routinediagnostik gefunden. Da es keinerlei Vorbereitungen der Patientinnen bedarf, ist der „sehende Finger" schon vielerorts unentbehrlich geworden. Diese Entwicklung wird um so verständlicher, wenn man berücksichtigt, in wievielen Fällen die digitale vaginale Untersuchung unbefriedigend bleibt. Kleinkinder, Virgines, adipöse Patientinnen und Frauen mit deutlicher Abwehrspannung bei der Untersuchung sind dafür klassische Beispiele. Die Unsicherheit bei der Erhebung des gynäkologischen Tastbefunds wurde bereits 1977 von Hackelöer beschrieben (Hackelöer 1977). Danach zeigt der von 4 verschiedenen Untersuchern am Operationstag erhobene Tastbefund bei gynäkologischen Tumoren eine Variationsbreite von 50–200% verglichen mit dem Operationsbefund, wenn nur allein die Größe in Betracht gezogen wird. Zusätzlich gehen jedoch auch noch Oberflächenbeschaffenheit, Konsistenz und Verschieblichkeit in einen solchen Befund mit der ihnen typischen Subjektivität ein! Von der Unsicherheit bei der Beurteilung der Tumoren abgesehen, kommt aber noch ein ganz anderer Aspekt in diesem Zusammenhang in die Diskussion, die sog. „Ausschlußdiagnostik". Wenn die Frage nach der Genauigkeit von Ultraschalldiagnosen gestellt wird, sollten in gleicher Weise klinische Diagnosen wie „Uterus und Adnexe frei von pathologischen Resistenzen" auf ihren Informationsgehalt geprüft werden.

Die Sonographie ist absolut gesehen nicht in der Lage, eine histologische Diagnose abzugeben. Der Sonographiebefund kann aber sehr viel präziser dokumentiert und somit auch reproduziert werden. Nach eigenen Untersuchungen gelingt die sonographische Größenvorhersage eines Ovarialtumors in fast 85% der Fälle mit einer über 80%igen Genauigkeit im Vergleich zum Operationspräparat. Nur in etwa 3% der Fälle liegt die Vorhersagegenauigkeit unter 70%.

Von einem Routineeinsatz abzugrenzen ist die Verwendung der Sonographie als Screeningmethode zur Erfassung palpatorisch und durch andere Methoden nicht in vergleichbarer Weise zu entdeckender pathologischer Veränderungen am Uterus und an den Ovarien.

1.2.2 Das sonographische Ovarial- und Endometriumscreening

Noch vor einer entsprechenden Verfügbarkeit der Vaginalsonographie wurde die gynäkologische Abdominalsonographie als *Screeningmodalität* zum Aufspüren von *Ovarialkarzinomen* mit Erfolg getestet. Die mit diesem Verfahren gezeigte Überlegenheit gegenüber der Palpation ließ sich durch den Einsatz der Vaginalsonographie noch weiter steigern. Bei solchen Untersuchungsreihen gelang es vielfach, Ovarialtumoren mit Durchmessern von 4–5 cm zu entdecken, die der Palpation entgangen waren. Daher konzentrierte sich das Interesse der Untersucher zunächst hauptsächlich auf die Definition von Normgrößen und Variationsbreiten für die Ovarien der entsprechenden Altersstufen. Die größten Erfahrungen auf diesem Gebiet sammelte die Londoner Arbeitsgruppe um Campbell. Sie forderte eine Abklärung aller postmenopausalen Ovarien, die das Doppelte des mittleren Volumens ($3,7 \text{ cm}^3$) überschritten oder mehr als doppelt so groß waren wie das kontralaterale Ovar (Abb. 1.18). Dazu mußte jedes Ovar in 2 Raumebenen dargestellt und über 3 Durchmesser das Volumen nach der Formel $a \cdot b \cdot c \cdot 0,523$ berechnet werden. Während demnach das größte tolerable Volumen bei diesen Untersuchungen für postmenopausale Ovarien bei $7,4 \text{ cm}^3$ festgelegt wurde, haben van Nagell et al. (1991) bei einer vaginalsonographischen Studie ihren „cut-off level" bei 8 cm^3 definiert. Während für die Ovarialvolu-

Das sonographische Ovarial- und Endometriumscreening

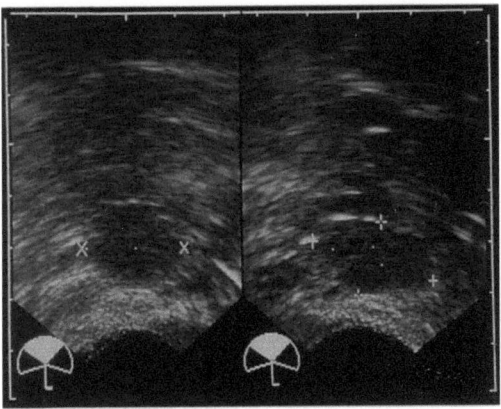

Tabelle 1.1. Ovarialvolumina in Abhängigkeit vom Hormonstatus

	Median (50%) [cm³]	95. Perzentile [cm³]	Ausgemessene Ovarien (n)
Noch prämenopausal	4,39	15,18	97
Perimenopausal	3,29	9,93	104
Iatrogen postmenopausal	2,63	7,98	285
Postmenopausal	1,78	4,82	542

Abb. 1.18. Ovarialscreening: Problemfall einer 75jährigen Patientin, bei der das linke Ovar ein sonographisch geschätztes Volumen von 1,6 cm³, das rechte eines von 4 cm³ aufwies; somit zwar noch normal groß an sich, aber dennoch mehr als doppelt so groß im Vergleich zum kontralateralen Ovar. Histopathologischer Befund: 4 × 2 × 2 cm großes Ovar mit kleinem Zystadenofibrom, linkes Ovar 2,5 × 2 × 1 cm ohne pathologische Auffälligkeiten

menberechnungen eine gute Inter-Observer-Genauigkeit nachgewiesen werden konnte (Higgins et al. 1990), stellten sich die Angaben maximaler oder mittlerer Durchmesser als weniger genau heraus. Vom gedanklichen Ansatz her wäre bei einem Volumen von 8 cm³ der mittlere Durchmesser bei ca. 2,5 cm anzusetzen!

Während für die „postmenopausalen Ovarien" relativ große Erfahrungen gesammelt werden konnten, ist für die Beurteilung „noch prämenopausaler und perimenopausaler" Patientinnen bisher kein entsprechender Rahmen abgesteckt worden. Ebenso unklar ist die Verfahrensweise bei „iatrogen postmenopausalen" Patientinnen nach Hysterektomie, bei denen eine Klärung des Hormonstatus nur durch eine Blutuntersuchung möglich wäre. Tabelle 1.1 zeigt hierzu die Ergebnisse eigener Studien.

Parallel zur Abklärung der Normgrößen und „cut-off level" für ein Ovarialscreening wurde die Echomorphologie untersucht. Abgesehen von der großen Subjektivität bei der Beschreibung als repräsentativ dokumentierter Ovarialtumorsonogramme muß festgehalten werden, daß die Entdeckung auffälliger Echotexturen an sich schon als Pathologikum gewertet werden kann. Die Tatsache, daß postmenopausale Ovarien in der Regel keine zystischen bzw. follikulären Strukturen mehr aufweisen (Abb. 1.19) und Ovarialkarzinome zu etwa 85% zystische Anteile besitzen (Abb. 1.20), macht die Suche nach solchen Strukturunregelmäßigkeiten über die reine Größenbestimmung hinaus wichtig. Immer häufiger werden heute solche echomorphologischen Befunde auch bei sonst normaler Ovarialgröße durchaus als Indikation für eine operative Abklärung anerkannt.

Typischerweise wird bei Diskussionen um ein Ovarialscreening immer nachgefragt, in wievielen Fällen postmenopausale Ovarien sonographisch darstellbar waren. Viele Studien geben auf diese Frage mit der Teilantwort „mindestens ein Ovar darstellbar" nur einen sehr unbefriedigenden Aufschluß. Ähnlich wie bei der Frage, wieviele postmenopausale Ovarien tastbar sind, bleibt auch bei der Sonographie eine ungeklärte Grauzone. Das Tasten ovargroßer und ovarähnlicher Befunde ist sicherlich ebenso einzustufen wie die Darstellung ovargroßer und ovarähnlicher Strukturen im Sonogramm. Die sonographische Identifizierung postmenopausaler Ovarien kann zwar durch die Darstellbarkeit in 2 Ebenen bekräftigt werden, aber selbst die Darstellung des Gefäßstiels ist nicht immer 100%ig. Oft genug weist ein solcher Gefäßstiel bei entsprechender Überprüfung keinen Dopplerfluß auf! Die Abrechenbarkeit nur

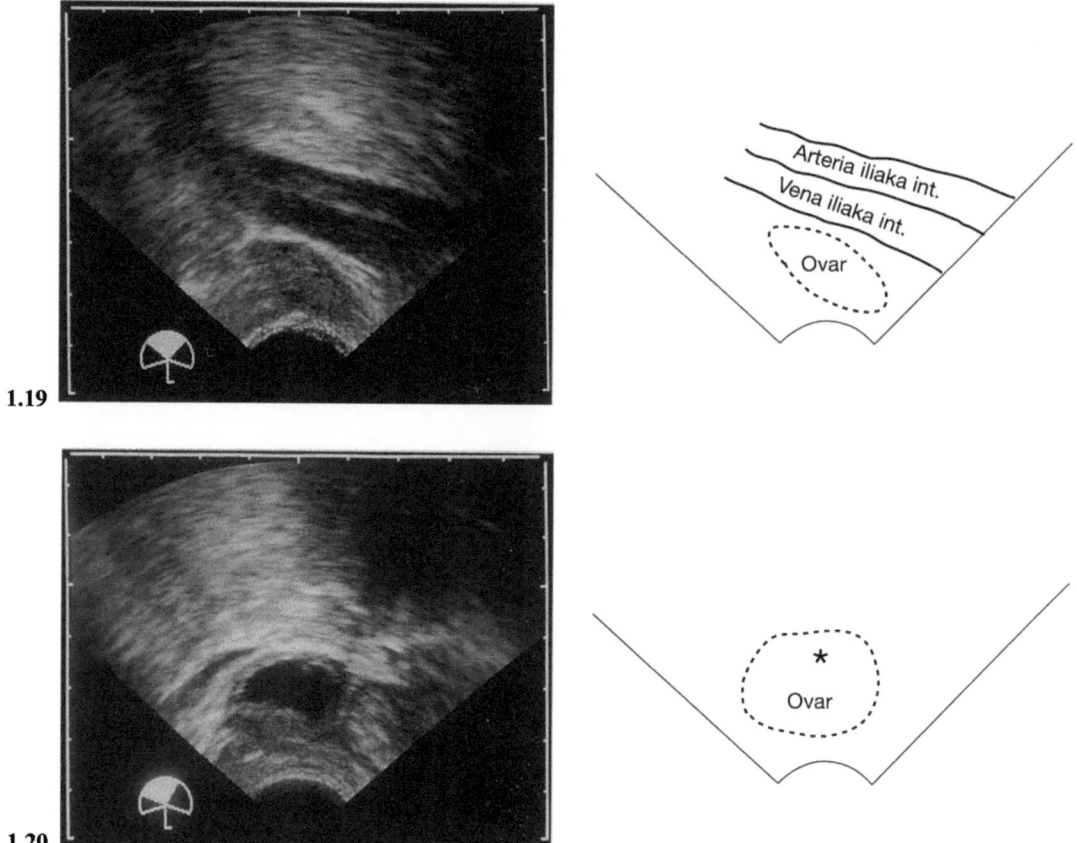

Abb. 1.19. Ovarialscreening: normales postmenopausales Ovar an der A. iliaca interna und V. iliaca interna (längs)

Abb. 1.20. 2,6 × 2 × 2,4 cm große unscharf begrenzte Ovarialzyste (∗) bei einer 86jährigen Patientin. Histologie: Ovarialkarzinom

"wirklich darstellbarer" Ovarien trägt sicher auch noch dazu bei, daß die Zahl der "gesehenen" Ovarien überproportional hoch ist...

Im Gegensatz zum sonographischen Ovarialscreening wurden vergleichbare Ansätze für ein *Endometriumscreening* erst nach der Verfügbarkeit der Vaginalsonographie möglich. Das häufig nur als Strich zu erkennende postmenopausale Endometriumecho kann lediglich bei der Verwendung besser auflösender, hochfrequenter Schallköpfe ausreichend beurteilt werden. Ähnlich wie beim Ovarialscreening spielt auch bei der Endometriumbeurteilung die Sonobiometrie eine wesentliche Rolle. Von histologischen Untersuchungen her ist bei einem postmenopausalen atrophischen Endometrium eine Höhe von nicht mehr als 4 mm zu erwarten. Da die Sonographie aber nicht mit der Histologie verglichen werden kann und soll, ist diese Angabe nicht unbedingt auf die Endometriumsonobiometrie zu übertragen. Zudem birgt das Abgreifen einer solch kleinen Meßstrecke schon von der Technik der Ultraschallgeräte aus gesehen eine gewisse Fehlerquote in sich (Abb. 1.21 und 1.22). Dazu kann nur in einem Teil der Fälle beim postmenopausalen Endometrium und bei entsprechenden pathologischen Veränderungen zwischen den beiden Schleimhautla-

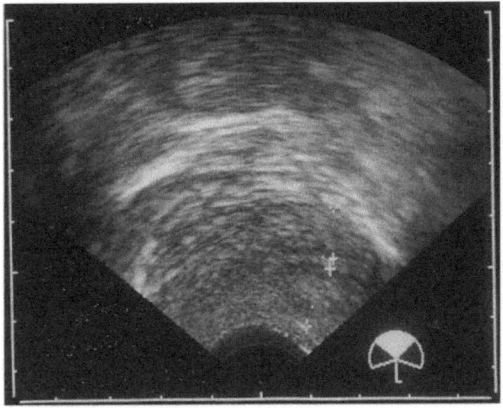
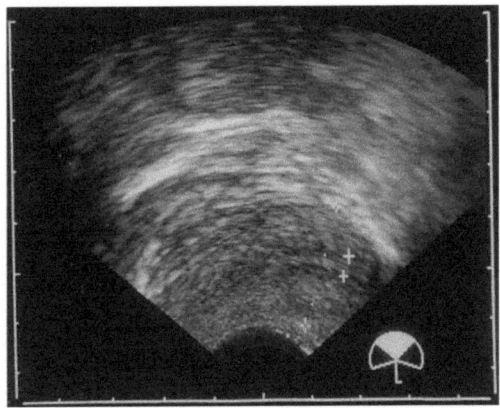

Abb. 1.21. Endometriumscreening: Endometriumhöhe = 2 mm, E/ap · 100 = 8%

Abb. 1.22. Endometriumscreening: im Vergleich zu Abb. 1.21 an derselben Bildeinstellung abgegriffen. Endometriumhöhe jetzt mit 4 mm doppelt so hoch, E/ap · 100 = 17%

gen differenziert werden (Abb. 1.23). Daher bietet sich eher der Abgriff der „maximalen doppelten Endometriumhöhe im sagittalen Uteruslängsschnitt" an. Eine Halbierung dieser Meßstrecke ist ebenfalls wenig sinnvoll, da die dadurch hervorgerufenen Auf- oder Abrundungen im Millimeterbereich eine Verfälschung des Resultats bedingen können. Bei den bisher bekannt gewordenen Untersuchungen wurden die „cut-off level" für postmenopausale Endometrien bei 8 bzw. 10 mm

Abb. 1.23. Endometriumscreening: auffälliger Befund bei 77jähriger Patientin; walnußgroßes Korpusabradat mit Adenokarzinom auf dem Boden eines fibrös-drüsigen Korpuspolypen

(doppelte Höhe) festgesetzt. Die so erzielten Ergebnisse sprechen aber durch eine schlechte Inter-Observer-Genauigkeit und einer zu geringen Spezifität sowie eines zu niedrigen positiven Vorhersagewerts gegen eine Screeningtauglichkeit. In Analogie zum Ovarialscreening wurde versucht, echomorphologische Kriterien miteinzubeziehen. Diese Versuche scheiterten allerdings aufgrund der beschriebenen Subjektivität bei der Befundcharakterisierung und der starken Abhängigkeit der Wiedergabe solch kleiner Strukturen von der verwendeten Gerätetechnik. Dagegen konnte die Verwendung anderer Zusatzinformationen die Aussagefähigkeit der Endometriumbiometrie steigern. Dies gelang durch

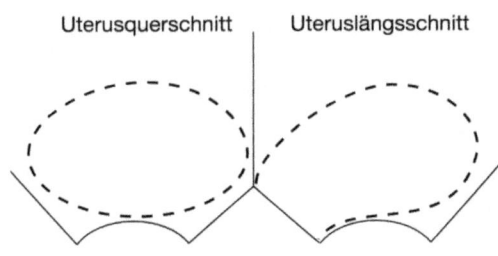
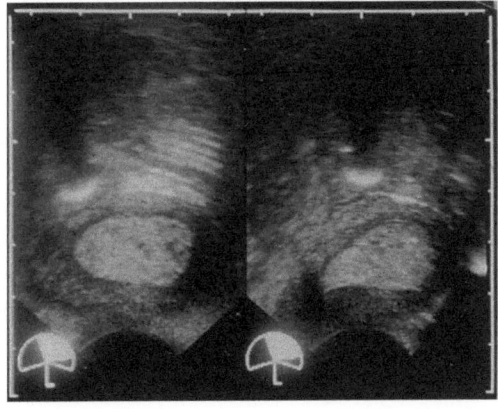

Dopplerflußmessungen in den Stromgebieten der A. uterina, aber auch durch Relativierung der Endometriumhöhe mit Hilfe des anteriorposterioren Uterusdurchmessers. Diese letztere Methode bietet den Vorteil der Massenscreeningtauglichkeit, wogegen Dopplerultraschalluntersuchungen wieder spezielle Anforderungen an den Untersucher stellen würden. Unabhängig voneinander wurde durch mehrere Arbeitsgruppen der „cut-off level" für das Verhältnis von Endometriumhöhe und Uterus-ap-Durchmesser für postmenopausale Verhältnisse bei 30% ermittelt. Durch die Verwendung eines solchen E/ap · 100-Index kann die Spezifität und der positive Vorhersagewert bei 100%iger Sensitivität und ebenfalls deutlich gesteigerter Inter-Observer-Genauigkeit durchaus in Bereiche gehoben werden, die einen Screeningeinsatz rechtfertigen würden (Abb. 1.24). Allerdings bleibt bei der Diskussion um ein sonographisches Endometriumscreening vorläufig ein Problempunkt noch offen, und zwar der zunehmende Einsatz hormonell wirksamer Therapieformen in der Postmenopause zur Bekämpfung entsprechender Beschwerden oder als Osteoporoseprophylaxe. Die Wirkung solcher Behandlungen auf das Endometrium und seine echomorphologischen Veränderungen sind nur zu einem ganz geringen Teil bekannt.

Für ein postmenopausales sonographisches Ovarial- und Endometriumscreening können unter Vorbehalt folgende „cut-off levels" herangezogen werden:

Ovar:
- Geschätztes Volumen über 8 cm^3,
- geschätztes Volumen mehr als doppelt so groß wie das des kontralateralen Ovars,
- Strukturauffälligkeiten, besonders zystischer Art.

Endometrium:
- Doppelte Höhe über 8–10 mm,
- E/ap · 100-Index über 30%.

Abb. 1.24. Statistische Cut-off-level-Austestung an 153 symptomatischen postmenopausalen Patientinnen zur Erfassung aller prämalignen und malignen Endometriumveränderungen (Universitäts-Frauenklinik Marburg 1992)

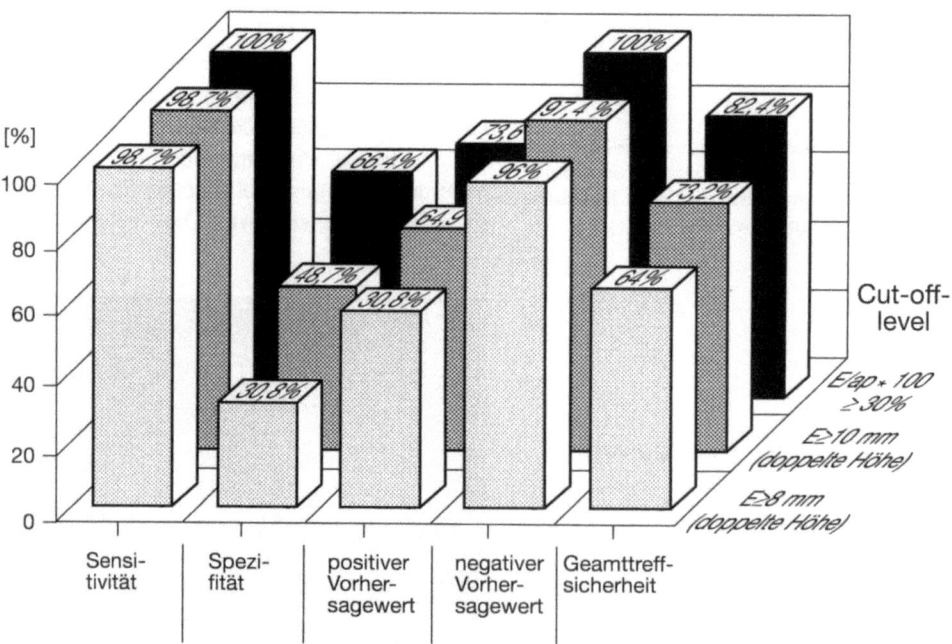

1.3 Der gynäkologische Ultraschall zur Abklärung konkreter Befunde oder Beschwerden

1.3.1 Diffuse oder chronische Unterbauchbeschwerden

Bei einem Beschwerdebild mit eher diffusem Charakter im Unterbauch kann es durchaus sinnvoll sein, eine gynäkologische Ultraschalluntersuchung durchzuführen. Nicht selten gelingt es gerade bei der Vaginalsonographie unter Mitwirkung der Patientin, den druckdolenten Bereich nicht nur näher einzugrenzen, sondern auch ein sonomorphologisches Korrelat für die Beschwerden zu finden. Die Patientin muß allerdings vorher auf diese Zielsetzung hingewiesen werden. Ihr muß klar sein, daß die Angabe von Mißempfindung oder gar Schmerzen bei der Untersuchung durchaus gewünscht sind! Bei lokalisierbarem Schmerz, aber unauffälligem Sonogramm empfiehlt sich eine Ultraschallkontrolle nach einigen Tagen. Gelegentlich kommen dann sich entwickelnde pathologische Prozesse eher zur Darstellung. Keinesfalls sollte man sich aber mit der Erklärung zufrieden geben, der Ultraschall habe keine Erklärung für die Beschwerden gezeigt, also sei eine weitere Abklärung oder eine Ultraschallkontrolle zwecklos.

Immer wieder kommen bei chronisch-diffusem Beschwerdebild ganz bestimmte Krankheitsbilder mit entsprechendem sonographischem Korrelat zur Diagnose:

– Myohyperplasia uteri (Abb. 1.25),
– Uterus myomatosus (Abb. 1.26),
– Endomyometritis (bes. im Wochenbett oder nach operativen Eingriffen am Uterus, z. B. Interruptio),
– Endometriosis interna (Abb. 1.27),
– Endometriosis externa (Abb. 1.28),
– Adnexvarikose (Pelvic-congestion-Syndrom), (Abb. 1.29),
– Adnexitis (Abb. 1.30).

Fällt bei der Myohyperplasie des Uterus lediglich eine Vergrößerung des gesamten Organs auf (Abb. 1.25), zeigen sich Myome meist als hyporeflektive Rundherde (Abb. 1.26). Sie können subserös, intramural oder submukös angetroffen werden und mit, aber auch ohne Vergrößerung des Uterus an sich einhergehen.

Bei der Endomyometritis fällt auf, daß die im Normalfall scharfe Abgrenzung zwischen Endometrium und Myometrium ausgesprochen flau und verwaschen erscheint. Gelegentlich findet sich zusätzlich eine intrakavitäre Flüssigkeitsansammlung. Die Endometriosis interna läßt sich sonographisch allenfalls vermuten, wenn intramural kleinste

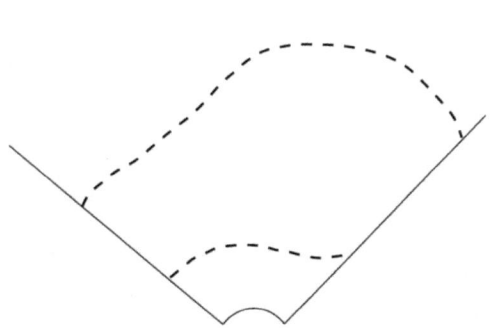

Abb. 1.25. Myohypoplastischer Uterus mit einer Größe von über 11 × 6,5 cm

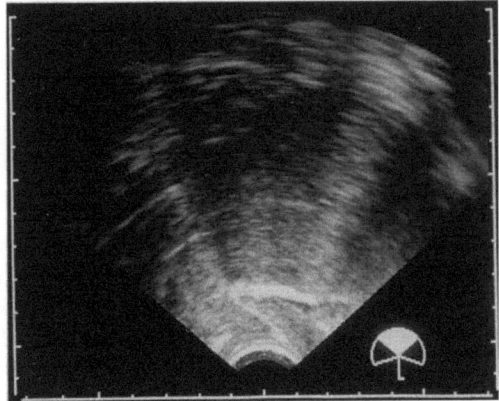

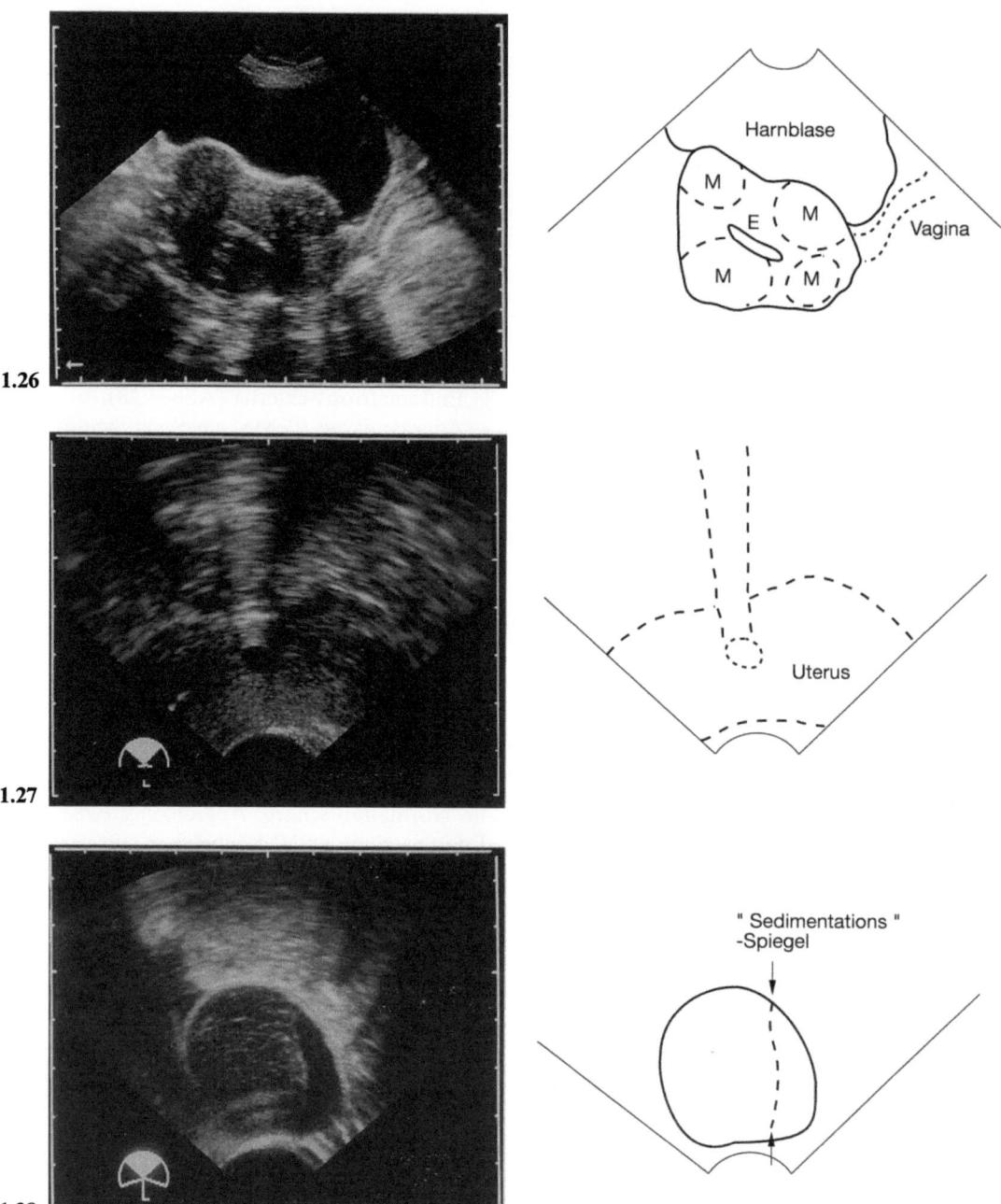

irregulär angeordnete zystische Strukturen sichtbar sind (Abb. 1.27). Hier ist stets eine Verwechslungsmöglichkeit mit kleinsten Gefäßanschnitten gegeben. Der Einsatz der Dopplersonographie zur Differenzierung zwischen Gefäßen und Endometrioseherden

Abb. 1.26. Mehrknolliger Uterus myomatosus (*E* Endometrium, *M* Myome)

Abb. 1.27. Endometriosis-interna-Zyste mit Pseudoschallverstärkung

Abb. 1.28. Endometriosis-externa-Zyste mit Spiegelbildung

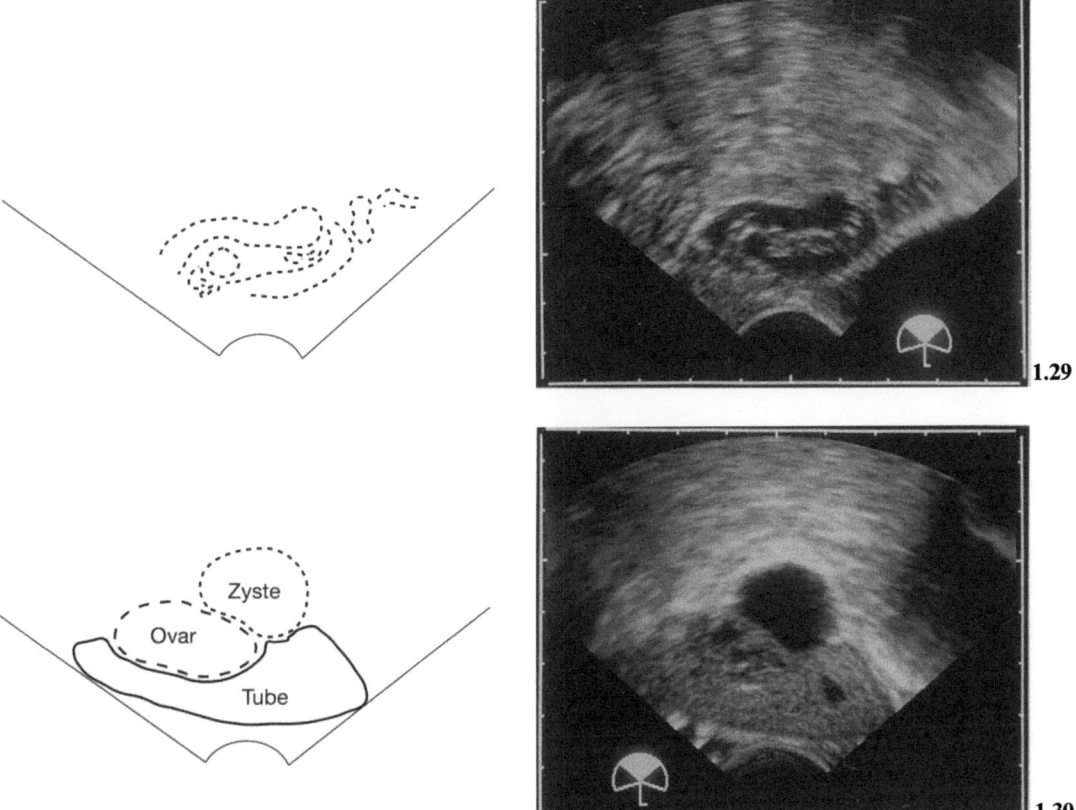

Abb. 1.29. Adnexvarikosis als sonomorphologisches Korrelat eines Pelvic-congestion-Syndroms (*Cave:* nicht mit dem Ovar verwechseln!)

Abb. 1.30. Tuboovarialabszeß mit Parovarialzyste und Pyosalpinx im Rahmen einer ausgeprägten Adnexitis

kann dabei sicher nur in einem Teil der Fälle weiterhelfen, da in kleinen varikösen Gefäßen je nach verwendetem Gerät nicht unbedingt ein Dopplerfluß nachweisbar sein muß.

Die Adnexvarikose erscheint häufig bilateral und betrifft sowohl die uterinen Stromgebiete als auch die Gefäße im Adnexbereich (Abb. 1.29). Eine vermehrte Gefäßzeichnung kann aber auch durchaus mit einem entzündlichen Krankheitsbild einhergehen. In diesen Fällen findet sich zusätzlich häufig freie Flüssigkeit im Douglas-Raum (Abb. 1.31) oder es zeigen sich zystisch-solid erscheinende Konglomerattumoren im Adnexbereich (Abb. 1.30). Ein ähnliches Erscheinungsbild kann sich auch bei einer Endometriosis externa ergeben. Typisch für größere Endometriosezysten (Schokoladenzysten) sind die fein verteilten, oft schleierartigen Binnenechos (Abb. 1.28). Diese Binnenechos können sich in ihrem Aussehen durchaus während des Zyklus verändern, aber auch ganz fehlen.

Entzündliche, aber auch endometriotische Veränderungen führen im Laufe der Zeit zu Verwachsungen im Bauchraum, die sowohl die Abgrenzbarkeit der Organe oder Tumoren im Ultraschall erschweren können, als auch zu einer Beeinträchtigung der Verschieblichkeit besonders bei der Vaginalsonographie führen.

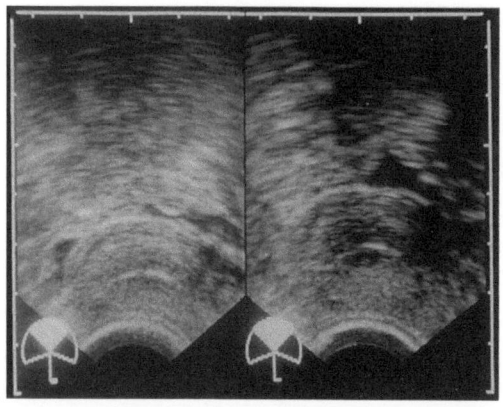

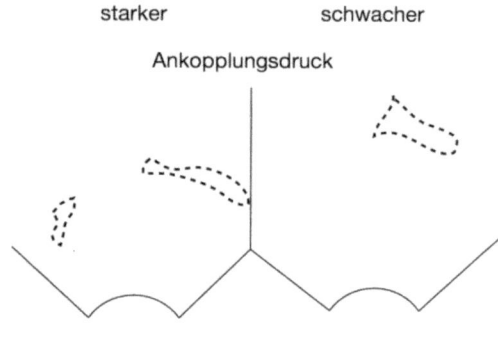

1.31

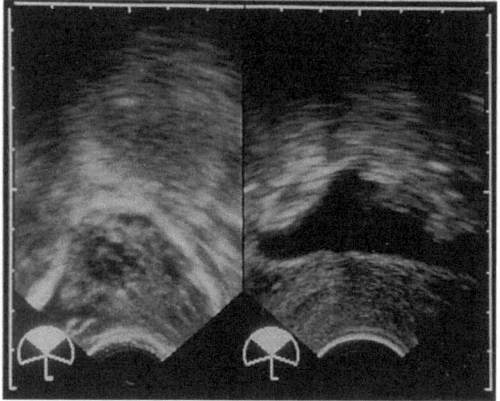

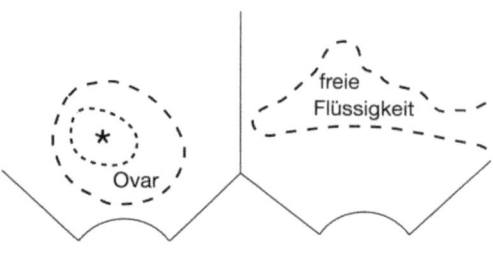

1.32

1.3.2 Der „akute Unterbauch" aus gynäkologischer Sicht

Ebenso wie bei den chronischen oder diffusen Unterbauchschmerzen kann auch die Symptomatik des „akuten Unterbauchs" eine ganze Reihe von Ursachen haben, die nicht in den Bereich der Gynäkologie fallen. Es gibt allerdings auch eine Palette gynäkologischer Erkrankungen mit akutem oder subakutem Verlauf:

– Stieldrehung von Ovarien oder Tuben bzw. dort angesiedelten Tumoren,
– Rupturen (besonders von Ovarialzysten, aber auch z. B. einer Tubargravidität),
– Adnexitis.

Neben der Schmerzanamnese, der Palpation und den Laborparametern Schwanger-

Abb. 1.31. „Freie Flüssigkeit" im Douglas-Raum (Überprüfung bei wechselndem Ankopplungsdruck)

Abb. 1.32. Zystenruptur. *Links:* Rest der rupturierten Zyste im Ovar (*). *Rechts:* nach der Ruptur massiv „freie Flüssigkeit" im Douglas-Raum

schaftstest, Hämoglobingehalt, Hämatokrit sowie Entzündungszeichen wie axilläre/rektale Temperatur, BSG, Leukozyten, CRP, stellt auch die Sonographie in gynäkologischen Notfallsituationen eine wesentliche Entscheidungshilfe für das weitere Prozedere dar. Das Verschwinden von Tumoren mit konsekutivem Auftreten von freier Flüssigkeit spricht für eine Ruptur (Abb. 1.32). Die Lokalisationsverlagerung mit Veränderung der oft sehr bizarren Binnenechostruktur (Abb. 1.33) und erheblicher Druckdolenz von Tumoren

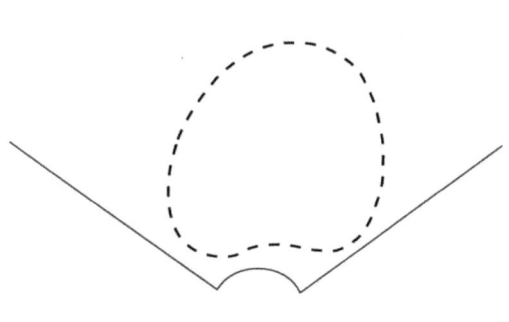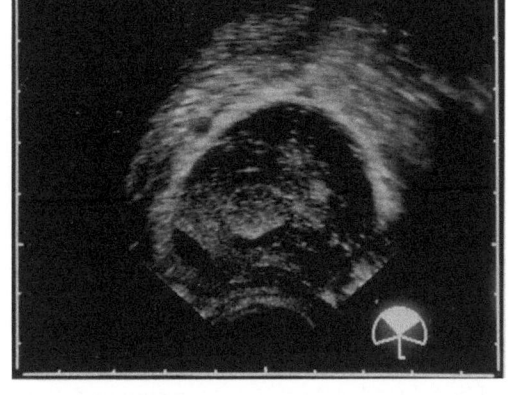

Abb. 1.33. Stieldrehung: 4,6 × 3,5 × 4,6 cm große, stielgedrehte und eingeblutete Ovarialzyste mit „bizarrer" Binnenstruktur

weist auf Stieldrehungen hin. Ovarial- und Tubartorsionen können durch den peritonealen Reiz ebenfalls zum Auftreten von Flüssigkeit im Douglas-Raum führen. Dies ist natürlich auch bei Erkrankungen aus dem entzündlichen Formenkreis der Fall, gleichgültig, ob ihr Ursprung auf gynäkologischem Gebiet angesiedelt ist oder eher von Darmerkrankungen ausgeht.

Die Differenzierung zwischen einer akuten Adnexitis und besonders einer perforierten Appendizitis kann sonographisch große Probleme aufwerfen, da beide Erkrankungen unter dem Bild eines zystisch-soliden Konglomerattumors im Adnexbereich mit freier Flüssigkeit im Douglas-Raum in Erscheinung treten können. Generell sollte aber von gynäkologischer Seite in diesem Zusammenhang darauf hingewiesen werden, daß der Verdacht auf eine Adnexitis bei einer Virgo intacta sehr unwahrscheinlich ist. In diesen Fällen führt die Ausschlußdiagnostik durch den Gynäkologen nicht selten zu einer vermeidbaren Verzögerung der Diagnosefindung und Therapieeinleitung! Umgekehrt, und das soll auch nicht verschwiegen werden, kann auch von internistisch-chirurgischer Seite her die Verdachtsdiagnose „Appendizitis" nur in etwa einem Viertel der Fälle bestätigt werden. Mehr als die Hälfte der endgültigen Diagnosen kommen aus dem Formenkreis „Enteritis, Ileitis, Lymphadenitis", weniger als 10% stellen gynäkologische Erkrankungen dar. Von großem Wert für die Interpretation sonographischer Befunde in entsprechenden Notfallsituationen ist auch die Verfügbarkeit des Ergebnisses eines Schwangerschaftstests bzw. eines hCG-Titers.

1.3.3 Der „Unterbauchtumor" gynäkologischer Ätiologie

Häufig wird der Einsatz der gynäkologischen Sonographie bei der Abklärung von Tastbefunden im kleinen Becken mit der Hoffnung auf eine exakte Diagnosefindung verbunden. Die Sonographie ist allerdings ebenso wie alle anderen bildgebenden Diagnoseverfahren nicht in der Lage, histologische Diagnosen zu liefern. Daher sollten sich die Bemühungen bei der sonographischen Charakterisierung eines Befunds auch nicht darauf konzentrieren, die Diagnose als sicher zu postulieren. Viel wertvoller für die Festlegung eines klinischen Prozedere sind:

– die Organzuordnung eines Befunds,
– die exakte Lokalisation mit Angabe von reproduzierbaren Referenzstrukturen,
– die Größenausdehnung in definierten Raumebenen zur evtl. Verlaufskontrolle,
– Ratschläge zur weiteren Abklärung und Angabe von möglichen „Differentialdiagnosen".

Merke:
- Zu jeder typischen Diagnose gibt es mindestens eine Differentialdiagnose!
- Nicht einmal die Differenzierung zwischen zystisch und solid ist 100%ig sicher. Solide Tumoren können durch eine schlechte Geräteeinstellung ebenso zystisch erscheinen wie z.B. geronnenes Blut Gewebe vortäuschen kann. Daher sind die Bezeichnungen „zystisch bzw. solid erscheinend" vorzuziehen!

Die folgenden Ausführungen sind in diesem Sinne als Anleitung zum sonographisch-differentialdiagnostischen Denken gedacht. Um eine bessere Orientierung zu gewährleisten, wurde die Organzuordnung vorgegeben.

Tumoren der *Vulva* und der *Vagina* sind in der Regel der Inspektion und Palpation problemlos zugänglich. Der zusätzliche Informationsgewinn durch die Sonographie liegt allenfalls in der besseren Abschätzung der Ausdehnung in die Tiefe, z.B. bei Bartholin-Zysten oder -Abszessen. Bei letzteren kann auch versucht werden, den Kolliquationsgrad abzuschätzen (Abb. 1.34). Tumoren der Vaginalwand (Abb. 1.35a) lassen sich durch schmale Linearschallköpfe von vaginal oder von abdominal mit gefüllter Harnblase schallen. Darüber hinaus bietet sich die sonographische Beurteilung der Vagina auch bei der Suche nach dort vermuteten Fremdkörpern an, z.B. bei Kleinkindern. Ansonsten sollten vor der Sonographie natürlich generell Fremdkörper wie Tampons entfernt werden! Auch bei Stenosen, Atresien oder Aplasien im Vaginal- bzw. Hymenalbereich sind sonographische Informationen von klinischem Wert (Abb. 1.35b). Je nach Situation kann der perineale oder abdominale Zugangsweg gewählt werden oder sogar eine Kombination von Vorteil sein.

Die *Cervix uteri* kann ebenfalls von abdominal und von vaginal sonographiert werden (Abb. 1.36–1.39). Sind von vaginal die inneren Feinstrukturen und der Zervikalkanal besser beurteilbar, so steht bei der abdominalen Betrachtung eher die äußere Kontur und die Beurteilung der Parametrien im Vordergrund. Die Beurteilung der parametranen Regionen ist allerdings nur in Kenntnis und direkter Korrelation zum Palpationsbefund sinnvoll. Als Nebenbefund zeigen sich in der Zervix häufig kleine zystische Veränderungen, die durchaus auch einen Durchmesser von 1 cm erreichen können. Dabei dürfte es sich wohl am ehesten um kleine Retentionszysten handeln (Abb. 1.36). Bei den übrigen zervikalen Tumoren kommt es stets darauf an, ihre Ausdehnung zu begutachten und eine poten-

Abb. 1.34. Bartholin-Abszeß. 2,4 × 1,5 cm große Ringstruktur mit 1,5 × 1,1 cm großem liquidem Zentrum

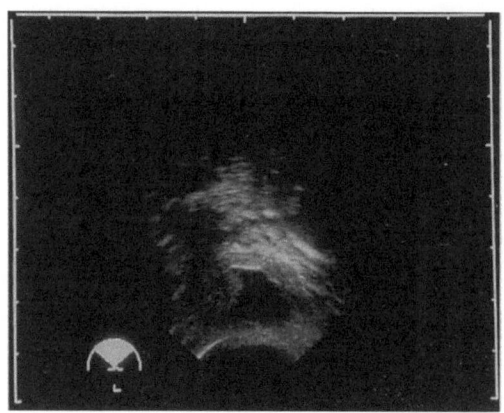
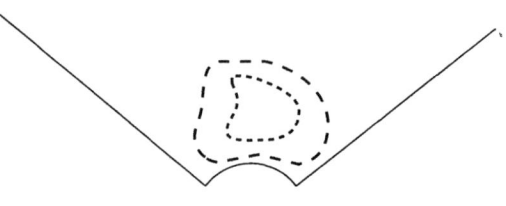

Der „Unterbauchtumor" gynäkologischer Ätiologie

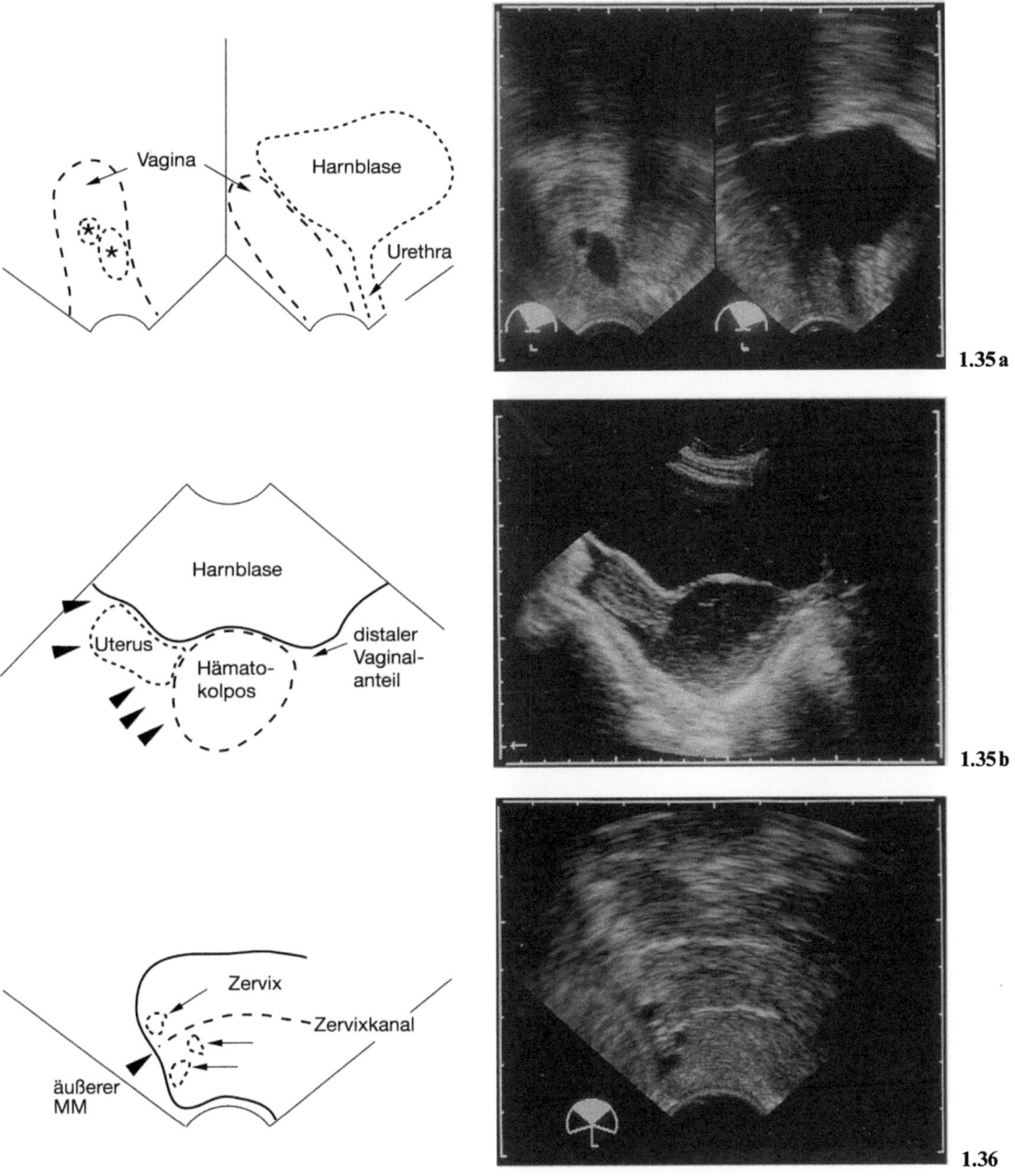

1.35 a

1.35 b

1.36

Abb. 1.35. a Zysten (∗) in der Vaginalwand bei Z.n. Hysterektomie. **b** Hämatokolpos bei 19jähriger Patientin mit primärer Amenorrhö bei Vaginalatresie, aber normalem Uterus und Ovarien sowie Flüssigkeit im Douglas-Raum bei retrograden Menstruationen (► ►)

Abb. 1.36. Kleine zervikale Retentionszysten

tielle Verlegung des Zervikalkanals vor operativen Eingriffen zu überprüfen.

Das *Myometrium* kann in Form der Myohyperplasia uteri als quasi systemische Erkrankung des Uterus insgesamt verdickt erscheinen (Abb. 1.25). Abzugrenzen davon sind einzelne Myome (Abb. 1.26), die nach

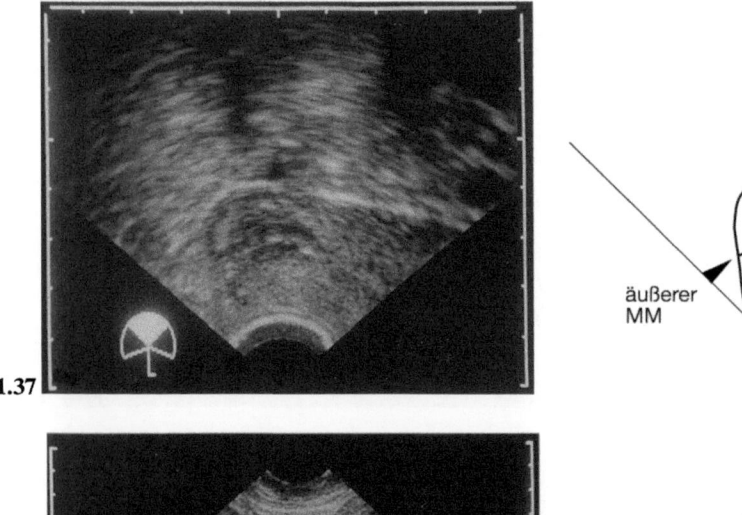
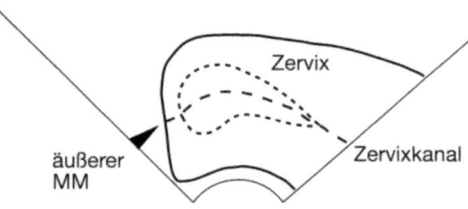

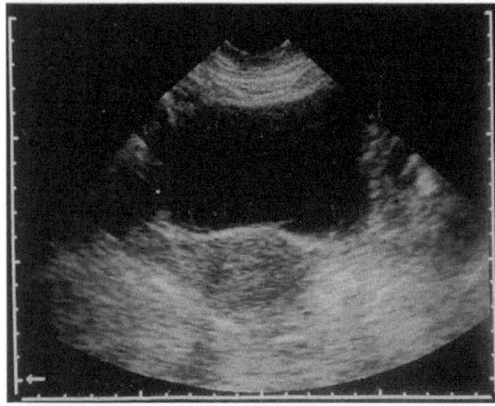
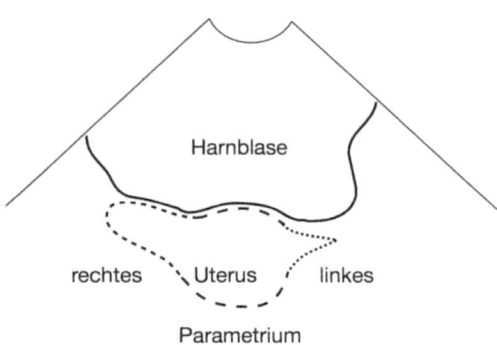

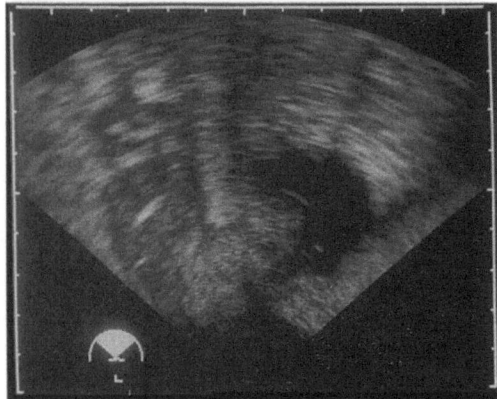
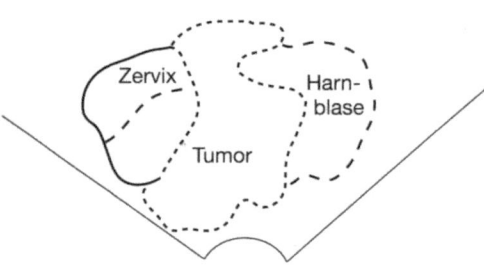

ihrer Lokalisation in submukös (Abb. 1.40), intramural und subserös (Abb. 1.41) eingeteilt werden. Die subserösen Myome können direkt dem Uterus anliegen, aber auch gestielt und frei beweglich oder intraligamentär vorkommen. Dadurch wird häufig eine Abgrenzung gegenüber Adnextumoren wie den Ova-

Abb. 1.37. Zervixzytologie: Pap. IV; Ultraschall vor Konisation: Zervikalkanal mit irregulärer Umgebung. Histologie CIN III

Abb. 1.38. Verplumptes rechtes Parametrium bei Infiltration durch Zervixkarzinom; linkes Parametrium unauffällig spitzzipfelig

Abb. 1.39. In die Harnblase infiltriertes Zervixkarzinom

Der „Unterbauchtumor" gynäkologischer Ätiologie

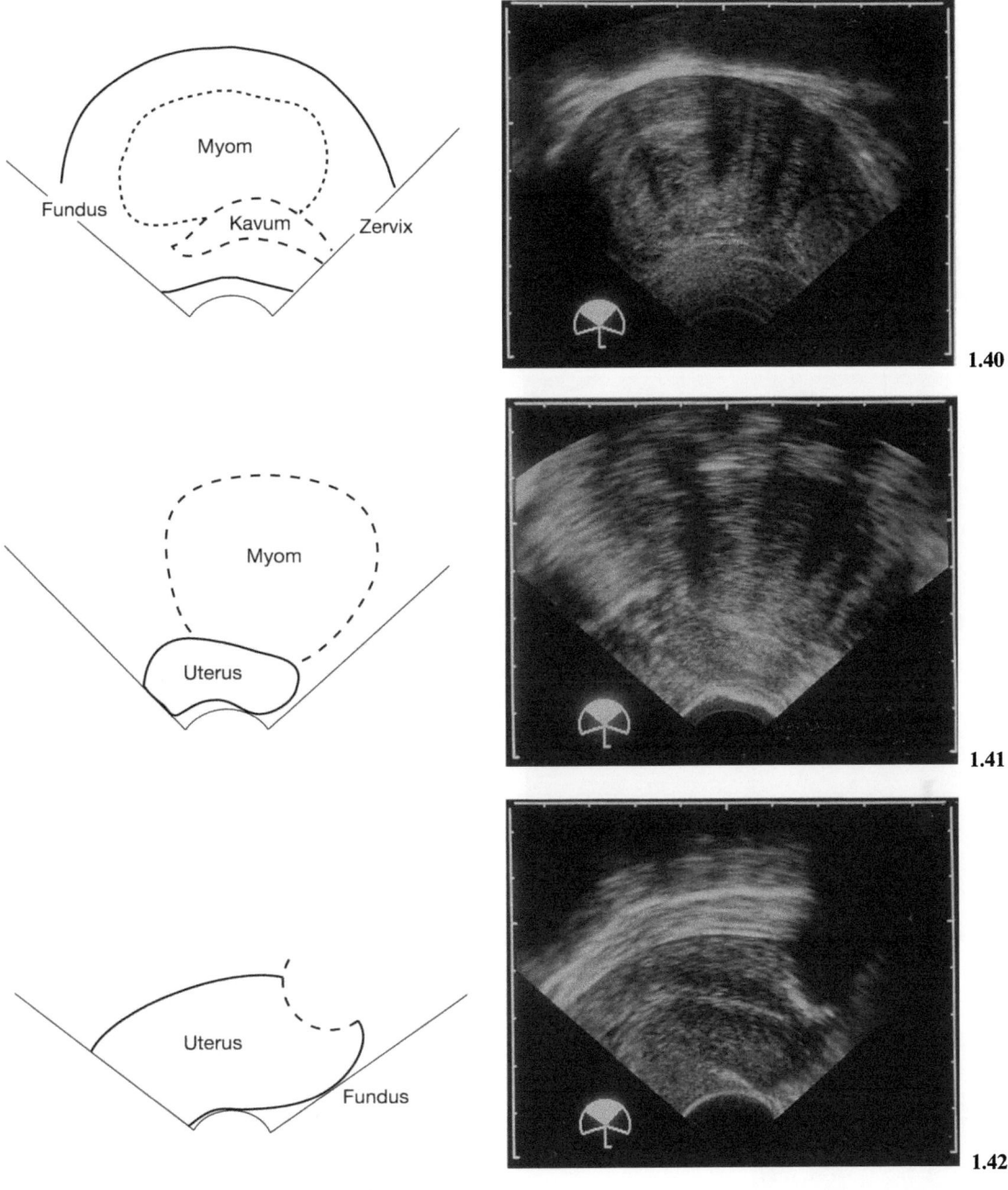

1.40

1.41

1.42

Abb. 1.40. Großes schalenartig aufgebautes submuköses Vorderwandmyom bei rv/rfl-Uterus

Abb. 1.41. Großes, schalenartig aufgebautes subseröses Hinterwandmyom bei platt gedrücktem antevertiertem/anteflektiertem Uterus

Abb. 1.42. Verkalktes Fundushinterwandmyom mit ausgeprägtem Schallschatten

rialfibromen zum differentialdiagnostischen Problem. Diese Problematik kann noch dadurch verstärkt werden, daß nicht alle Myome homogen hyporeflektiv oder schalenartig (Abb. 1.40 und 1.41) aufgebaut, sondern durch Regressionsvorgänge zum Teil als Myome nicht mehr sonographisch wieder-

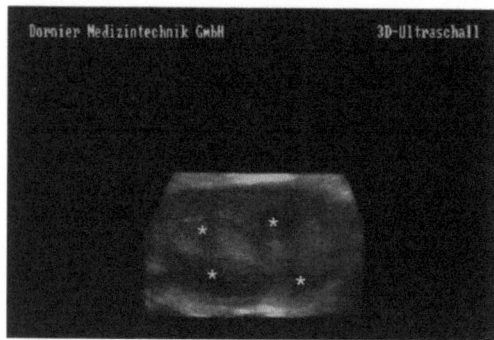

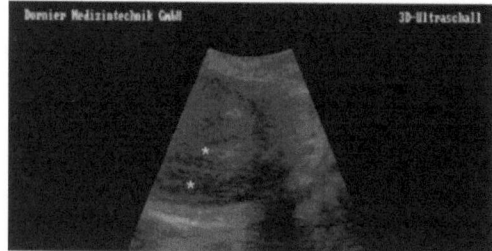

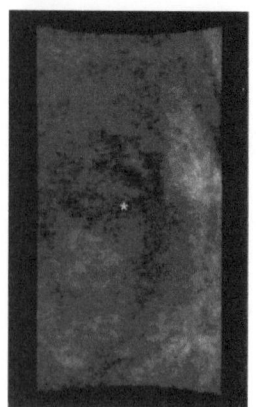

zuerkennen sind. Verkalkungen (Abb. 1.42) oder Erweichungen (Abb. 1.43) können hyperreflektive bzw. zystisch erscheinende Anteile erkennbar werden lassen. In solchen Fällen ist es unerläßlich, die Darstellbarkeit des Ovars bzw. der Ovarien zu überprüfen und entsprechend zu dokumentieren. Bei der Ausmessung von Myomen ist im Hinblick auf eine evtl. Verlaufskontrolle stets eine exakte Lokalisation anzugeben und über die Vermessung von 3 senkrecht aufeinanderstehenden Durchmessern das Volumen bestimmbar zu machen. Einzelne bzw. der maximale Durchmesser sind nicht ausreichend! Bei Kontrollen zum Wachstum der Myome (viertel- bis halbjährlich) sollte stets derselbe Zykluszeitpunkt gewählt werden, da bekanntermaßen sowohl der Uterus als auch die sich darin befindlichen Myome unter den zyklischen Hormoneinflüssen ihre Größe in sonographisch meßbaren Dimensionen verändern! Bevor auf eine gewisse Befunddynamik geschlossen wird, sollten auch die Biometrieparameter des Uterus (Länge und ap-Durchmesser) mit den Vorbefunden verglichen werden. Obwohl Myome an sich benigner Natur sind, ist die Sonographie letztlich nicht in der Lage, sie rein morphologisch von Sarkomen zu unterscheiden. Schnell wachsende „Myome" müssen daher stets als suspekt eingestuft werden! Da die Myome die häufigsten Tumoren des Myometriums sind, kommen andere pathologische Veränderungen nur selten zur Diagnose. Sie sollten allerdings stets in die differentialdiagnostischen Überlegungen miteinbezogen werden. Unter den sonstigen Auffälligkeiten im

Abb. 1.43 a–d. Zentral erweichtes (∗) Myom im letzten Schwangerschaftstrimenon an der Vorderwand im potentiellen Uterotomiebereich gelegen, ca. 8 × 4,1 × 5,5 cm groß. Dreidimensionale Darstellung zur besseren Einschätzung des Ausmaßes der Erweichungen. **a** Blockbild, **b** Längsschnitt durch das Myom mit Einzeichnung der Schnittebenen für die aus der gespeicherten Datenmenge abrufbare Abbildung der beiden anderen Raumebenen (c—c, d—d), **c** und **d** Schnittbilder in den in **b** vorgegebenen Ebenen

Der „Unterbauchtumor" gynäkologischer Ätiologie

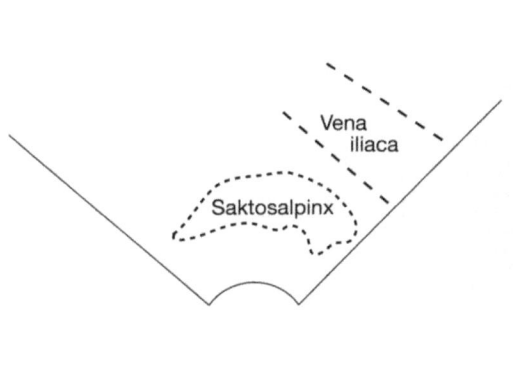
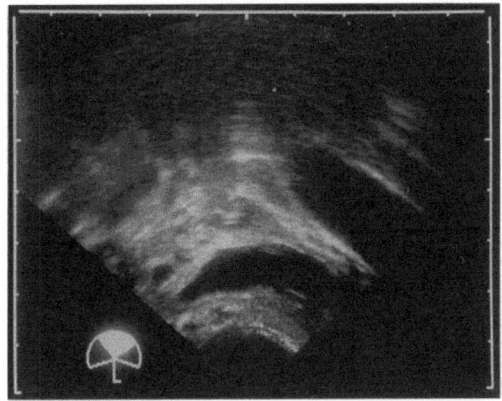

1.44

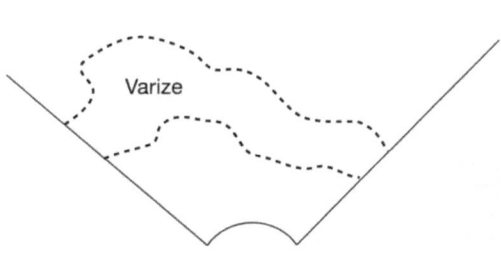
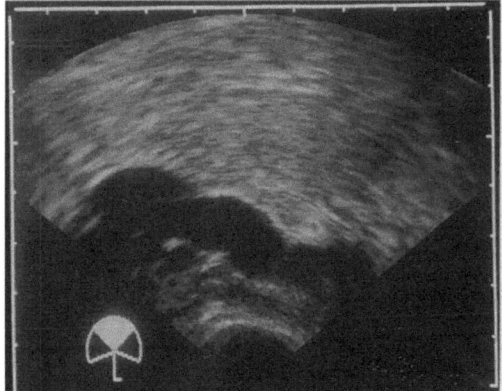

1.45

Abb. 1.44. Schmale Saktosalpinx neben iliakalen Gefäßen

Abb. 1.45. Z.n. Beckenvenenthrombose vor 25 Jahren

Myometrium finden sich am ehesten Gefäßanschnitte, die auch an das Vorliegen einer Endometriosis interna denken lassen sollten! Hämangiome des Uterus sind auch möglich und können durch den Einsatz der vaginalen Dopplersonographie weiter diagnostisch abgeklärt werden. Die Mitbeteiligung des Myometriums bei pathologischen Veränderungen des Endometriums läßt sich meist durch eher hyperreflektive Areale mit direkter Kontinuität zum Endometrium vermuten. Das Übergreifen von Erkrankungen des Uterus auf Nachbarorgane wie Blase und Darm ist entweder direkt zu erkennen oder durch eine unscharfe Abgrenzbarkeit des Uterus oder eine fehlende Verschieblichkeit gegenüber der Umgebung zu vermuten. Hierbei kann neben der Vaginalsonographie auch die abdominale Vorgehensweise mit gefüllter Harnblase für eine umfassende sonographische Abklärung notwendig werden.

Veränderungen des *Endometriums* treten nur selten als tastbare Befunde in Erscheinung. Sie zeigen sich eher durch das Auftreten von Blutungsanomalien und sollen daher auch in diesem Zusammenhang (s. Kap. 1.3.4) erläutert werden.

Die *Tuben* als bilateral dem Uterus anhängende Gebilde stellen sich normalerweise sonographisch nicht reproduzierbar dar. Pathologische Veränderungen in diesem Bereich können aber den sonographischen Tumornachweis zwischen Uterus und Ovar bedingen. Je nach Art der Erkrankung zeigt sich die

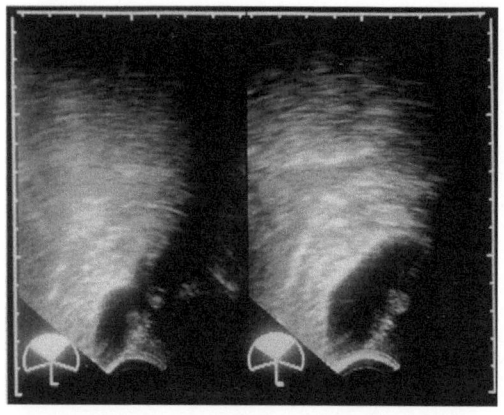

1.46

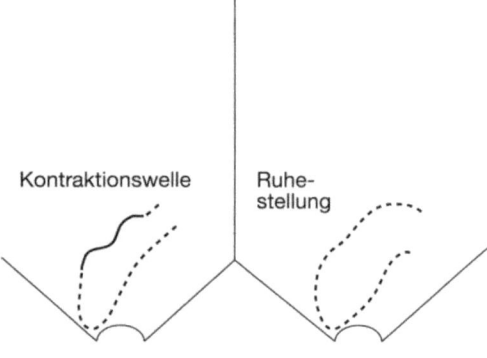

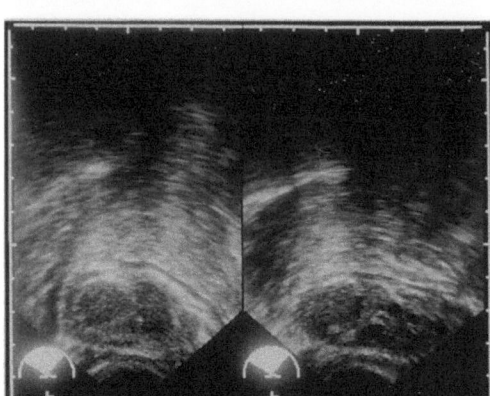

1.47

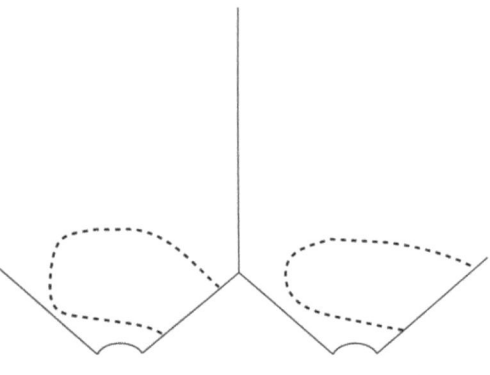

Tube als längliches Gebilde mit entsprechendem Binnenechomuster. Am ehesten lassen sich zystische Auftreibungen mit dem Befund einer Sakto- bzw. Hydrosalpinx in Übereinstimmung bringen (Abb. 1.44). Die Eileiter präsentieren sich dabei oft als flaschen- oder posthornförmige Gebilde. Abzugrenzen sind sie besonders gegen variköse Gefäßveränderungen (Abb. 1.45), die einen positiven Dopplerfluß aufweisen, und Megaureter (Abb. 1.46), die bei längerer Beobachtungszeit evtl. eine Peristaltik erkennen lassen. Bei eher solid erscheinendem Befund, der häufig bei einer Hämato- oder Pyosalpinx (Abb. 1.47) anzutreffen ist, kann ebenfalls eine fehlende Peristaltik bei der Abgrenzung gegenüber Darmschlingen (Abb. 1.48) hilfreich sein. In diesen Fällen ist auch die Darstellung der Ovarien wieder unerläßlich! Die enorme Dehnbarkeit der Tube kann übrigens zu einer

Abb. 1.46. Megaureter mit Peristaltik (*links:* Kontraktion, *rechts:* nicht kontrahiert)

Abb. 1.47. Pyosalpinx mit 5 mm dicker Tubenwand in 2 Ebenen

nicht erwarteten monströsen Veränderung dieses Organs führen (Abb. 1.49), die dann weitere differentialdiagnostische Überlegungen erforderlich macht. Die große Beweglichkeit der Tuben kann bei pathologischen Auftreibungen auch Anlaß zu Stieldrehungen sein, so daß es unter akutem Beschwerdebild zu bizarren Ultraschallbildern im Adnexbereich kommen kann. Die Differenzierung von stielgedrehten Adnextumoren ist dabei aufgrund eingeschränkter Untersuchungsmöglichkeiten oft nicht möglich, aber klinisch auch nicht von Bedeutung, da die Therapie dieselbe ist.

Der „Unterbauchtumor" gynäkologischer Ätiologie

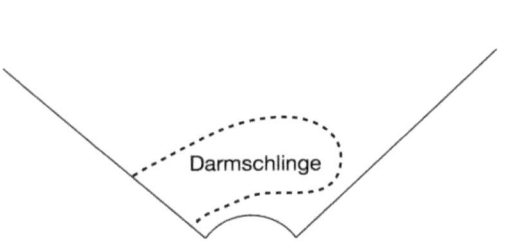

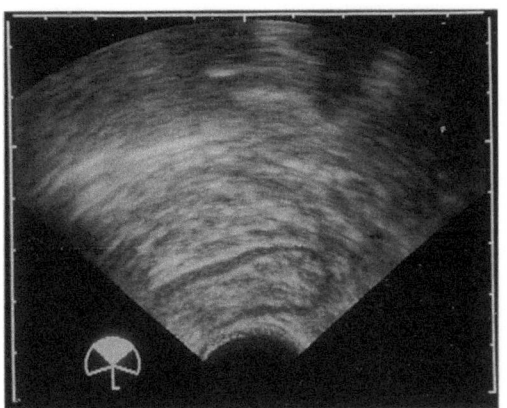

Abb. 1.48. Längs angeschnittene, gefüllte Darmschlinge

Abb. 1.49. Monströs aufgetriebene Saktosalpinx

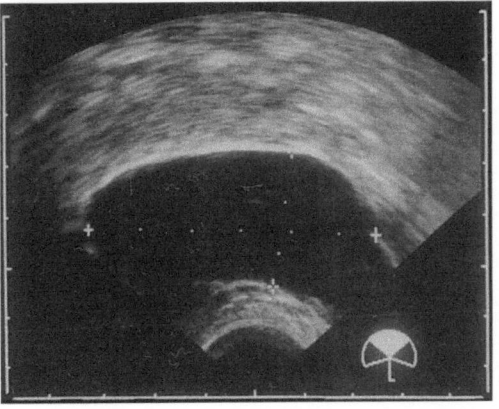

Tumoren der *Ovarien* haben entsprechend ihrer vielfältigen pathohistologischen Erscheinungsformen ein ebenso reichhaltiges sonomorphologisches Aussehen. Obwohl darunter auch Bilder zu finden sind, die als typisch gelten, ist eine histologische Diagnose per Ultraschall gerade auf dem Gebiet der Ovarialtumoren überhaupt nicht möglich. Dennoch ist die Sonographie bei der Charakterisierung von Adnextumoren allen anderen bildgebenden Verfahren derzeit durch die Schnittbildtechnik und die große Detailauflösung der Binnenstrukturen deutlich überlegen. Daher können aus den sonomorphologischen Charakteristika eines Ovarialtumors durchaus wichtige Hinweise für die Diagnosefindung und das individuelle Prozedere abgeleitet werden. Obwohl die Sonographie ebensowenig in der Lage ist, zwischen „funktionellen Tumoren" und „echten Neubildungen" zu unterscheiden, lassen Verlaufskontrollen indirekte Rückschlüsse auch auf diesem Sektor zu.

Das Vorhandensein kleinfollikulärer oder exakter ausgedrückt kleinzystischer Strukturen erleichtert in vielen Fällen die Identifizierung einer entsprechenden Struktur als Ovar (Abb. 1.50). Andererseits können natürlich kleine auffällige Strukturen im Ovar auch Ausdruck eines pathologischen Geschehens sein. Gerade bei dem Bild des „polyzystischen Ovars" (PCO-Syndrom) sind es z. B. eher die kleinzystischen Veränderungen (Abb. 1.51), die auf die Diagnose hinweisen. Im Ovar gelegene Strukturen, die trotzdem das Organ als solches erkennen lassen, ermöglichen eine exakte Organzuordnung. Schwieriger wird es schon bei Veränderungen, die dem Ovar anliegen (Abb. 1.52). Dabei kann es sich sowohl um Veränderungen des Ovars selbst handeln als auch um Anhangsgebilde oder gar um benachbarte Organe. Ein Beispiel dafür wäre die Trias: Ovarialzyste, Parovarialzyste, Hydrosalpinx. Zur Abklärung der Organzugehörigkeit ist in solchen Fällen unbedingt die Verschieblichkeit des Ovars gegen die zusätzlich dargestellte Struktur zu überprüfen.

Bei Ovarialtumoren, die nur noch geringe Anteile originären Ovarialgewebes erkennen lassen, wird die Feststellung der Organzugehörigkeit schwieriger bzw. unsicherer.

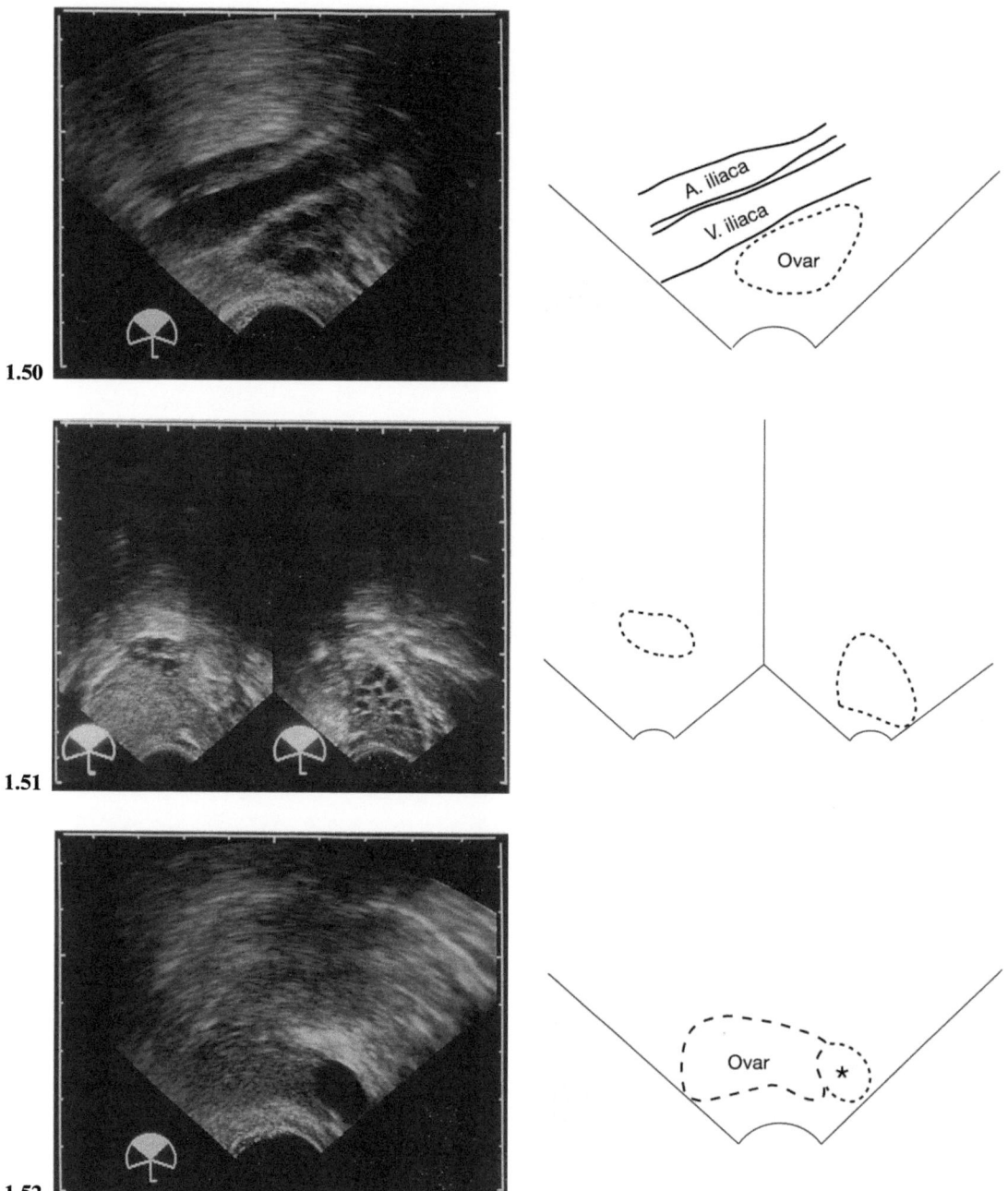

Kommt schließlich nur noch der Ovarialtumor selbst zur Darstellung, sollte man richtigerweise lieber von einem Adnextumor sprechen. Die Zugehörigkeit zum Ovar kann dann allenfalls dadurch wahrscheinlich gemacht werden, daß auf der entsprechenden Seite das

Abb. 1.50. Marginale Follikel als Identifikationshilfe für ein Ovar am iliakalen Gefäßbündel

Abb. 1.51. Polyzystisches Ovar (PCO-Syndrom) in 2 Ebenen

Abb. 1.52. Parovarialzyste (*) an unauffälligem Ovar

Der „Unterbauchtumor" gynäkologischer Ätiologie

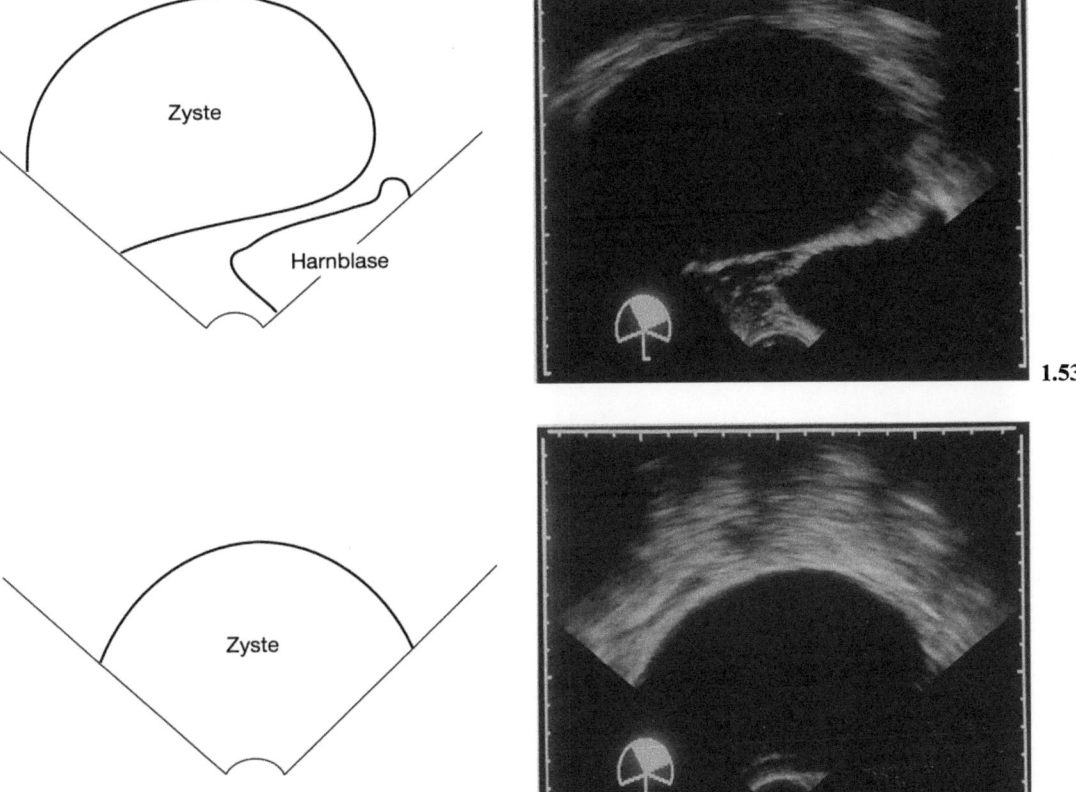

Abb. 1.53. Große Ovarialzyste neben der Harnblase

Abb. 1.54. Große Ovarialzyste wie in Abb. 1.53, aber bei stärkerem Ankopplungsdruck. Allseits glatte Zystenwand

Ovar selbst nicht zu entdecken ist. Dies sollte allerdings gründlich abgeklärt sein, da die Auffindung des Ovars neben einem Adnextumor differentialdiagnostisch oft von sehr großem Wert sein kann!

Als diagnostisch völlig problemlos gelten glatt begrenzte, dünnwandige, einkammrige, völlig echofreie (areflektive) Ovarialtumoren. Und dennoch können gerade an dieser sonomorphologischen Entität von Ovarial- oder Adnextumoren eine ganze Reihe diagnostischer Probleme aufgezeigt werden. Sowohl von abdominal als auch von vaginal betrachtet können große zystische Tumoren gelegentlich mit der Harnblase verwechselt werden. Umgekehrt kann natürlich auch einmal die Harnblase oder ein Divertikel der Harnblase für einen zystischen Tumor gehalten werden. Zur Differenzierung muß versucht werden, die Harnblase und den Tumor nebeneinander darzustellen (Abb. 1.53) oder eine Kontinuität zwischen einem evtl. Divertikel und der Harnblase bzw. zwischen der Harnblase und der Urethra nachzuweisen. Kann ein solcher Tumor dann von der Harnblase differenziert werden und ist seine Organ- bzw. Seitenzugehörigkeit geklärt, folgt die eigentliche Tumorcharakterisierung. Zweckmäßigerweise wendet man sich zunächst der Abgrenzbarkeit (Abb. 1.54) zu. Dafür sollte der Tumor in allen Randbereichen auf etwaige unscharfe Wandanteile oder gar solid erscheinende Wandstrukturen hin inspiziert werden. Ist all-

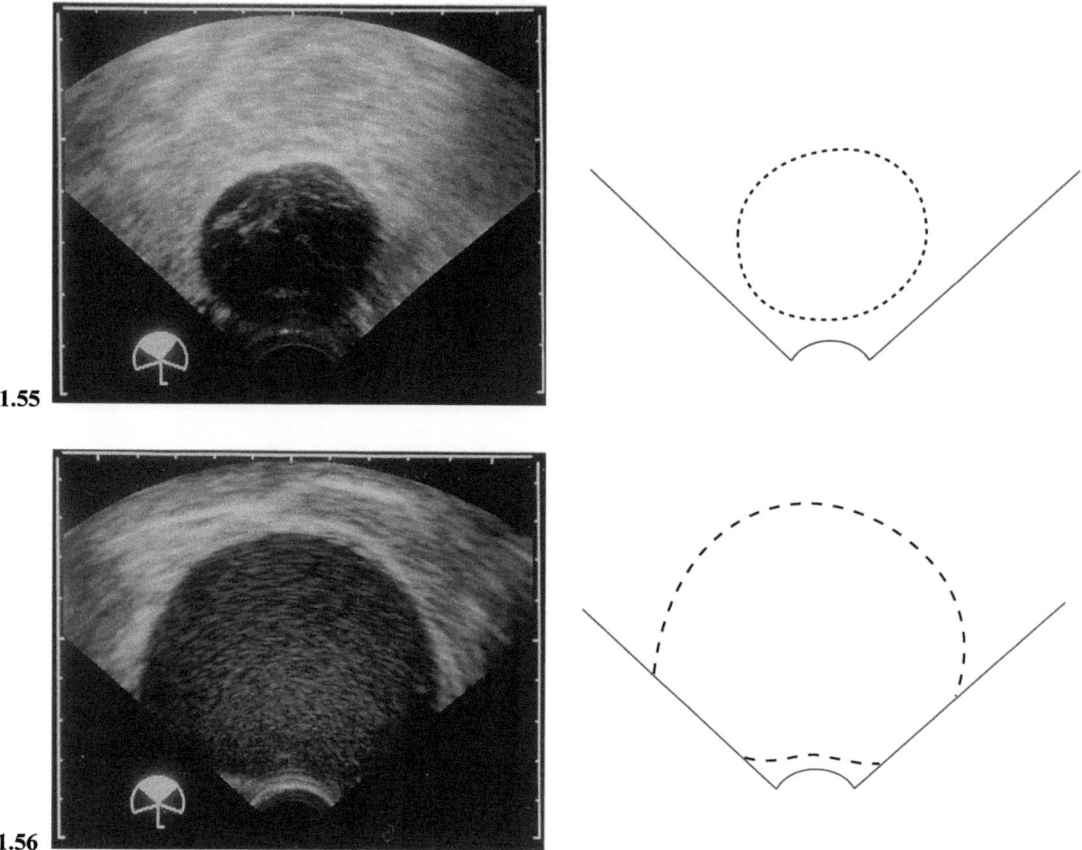

Abb. 1.55. Schleierartige z.T. sehr flaue Binnenechos im schallkopffernen Anteil einer eingebluteten Ovarialzyste

Abb. 1.56. Völlig homogen verteilte Binnenechos in einer großen (7,5 × 7,2 × 6,5 cm) Endometriosis-externa-Zyste

seits eine dünne glatte Begrenzung auszumachen, dann rundet die Überprüfung auf Verschieblichkeit gegen das umgebende Gewebe und eine gewisse Komprimierbarkeit diesen Arbeitsgang ab. Dabei empfiehlt es sich, mit häufig wechselndem Ankopplungsdruck zu arbeiten. Als nächster Schritt in der Beurteilung steht nun der Nachweis oder der Ausschluß von Binnenstrukturen (Abb. 1.55 und 1.56) an. Zunächst sollten artefizielle Binnenechos als solche überprüft werden. Sie entstehen nicht selten gerade bei größeren zystischen Tumoren durch Streuechos vom Rand her oder durch Wiederholungsechos im Sinne von Spiegelungen (Abb. 1.57) in das Zysteninnere hinein. Auch hier hilft die Untersuchung mit wechselndem Ankopplungsdruck. Gelegentlich können eine zwar glatte, aber nach innen vorgewölbte Oberfläche oder tangentiale Wandanschnitte randständige Binnenechos vortäuschen. In der Regel lassen sich diese Artefakte aber durch eine gründliche Durchmusterung auch in der 2. Untersuchungsebene als solche erkennen.

Bei den echten randständigen soliden Tumoranteilen kann die Abgrenzung gegen das umgebende Gewebe oft genauso schwierig sein wie der Ausschluß artefizieller Binnenechos. Nur die intensive Durchuntersuchung in beiden Ebenen sowie die Ausnutzung unterschiedlicher Ankopplungsdrucke kann oft die Grenzen eines Tumors erst wirklich erkennen

Der „Unterbauchtumor" gynäkologischer Ätiologie

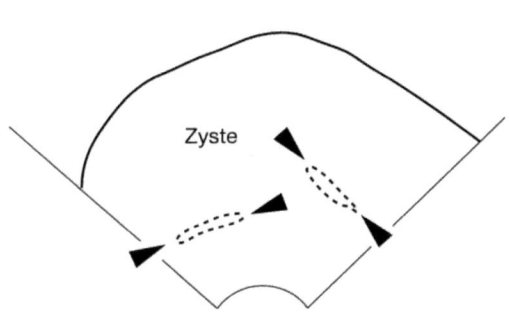
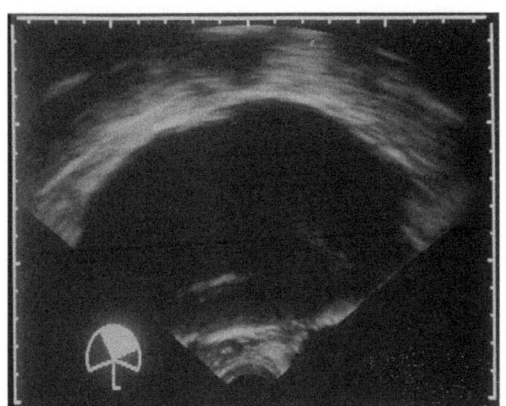

Abb. 1.57. In bestimmten Einstellungen artefizielle Binnenechos durch Spiegelung (▸) der Zystenvorderwand in das Zysteninnere

Abb. 1.58. Dermoid in 2 Ebenen: rein zystisch erscheinend

Abb. 1.59. Dermoid in 2 Ebenen: jetzt ovale randständige Binnenstruktur (∗), die nur schwer vom umgebenden Darm abgrenzbar ist (?)

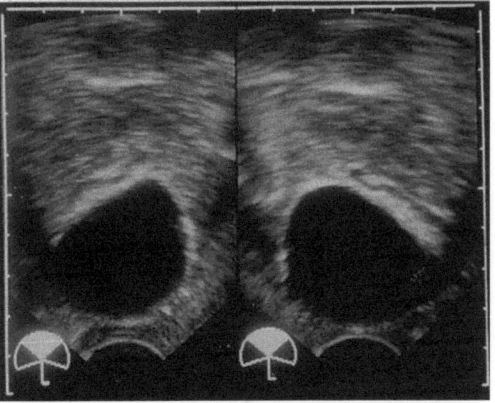
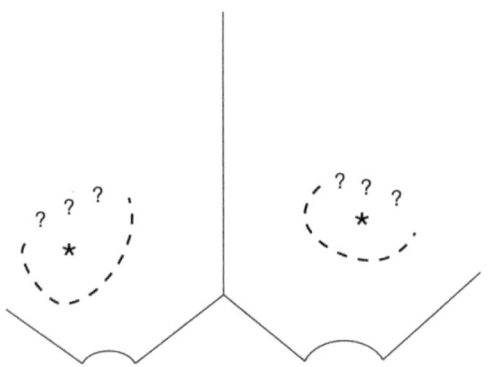
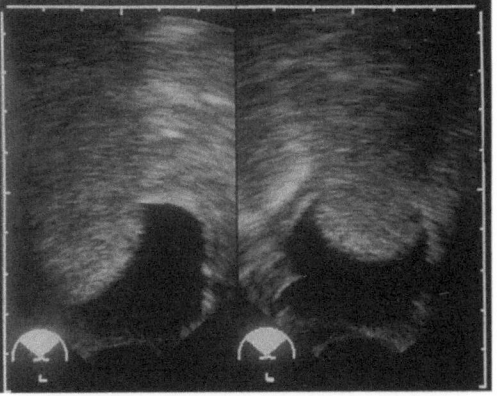

lassen und den Nachweis solider Anteile erbringen. Diese Unterscheidung wird um so problematischer, je ähnlicher sich Tumor- und Darminhalt sind. Diese Tatsache wird besonders bei den Dermoiden deutlich (Abb. 1.58 – 1.61). Sie können zwar die bizarrsten Gestalten annehmen und mit zapfenartigen wandständigen Binnenstrukturen oder Sedimentationsspiegeln sofort ins Auge fallen. Sie können aber ebenso gut völlig das Bild der sie umgebenden Darmschlingen imitieren. In diesen Fällen bringt dann nur das Wissen um den Palpationsbefund auch das sonographische Korrelat für den Tumor ins Blickfeld. Diese

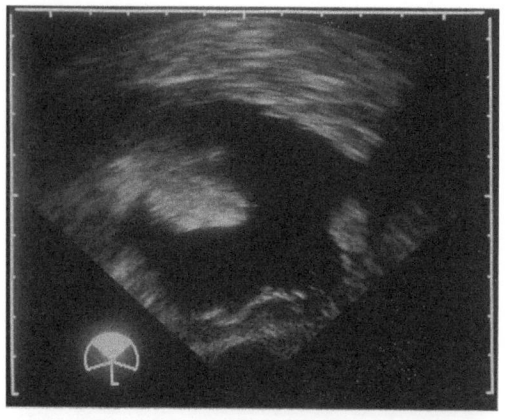
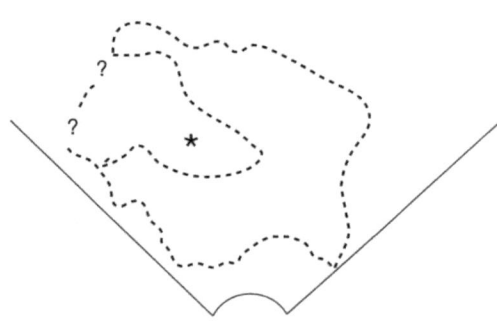

1.60

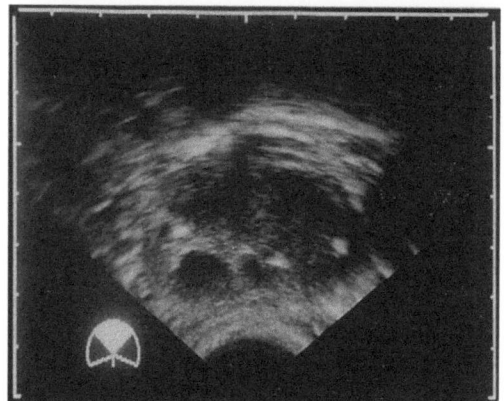
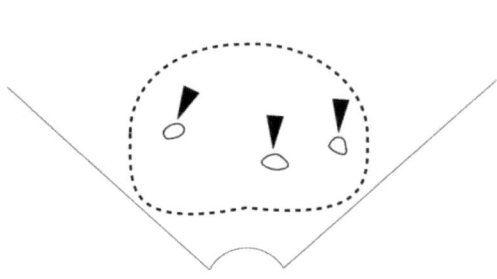

1.61

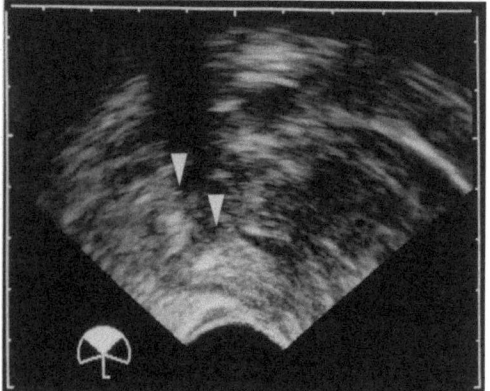

1.62

Abb. 1.60. Im rechten Adnexbereich gelegene 6,9 × 6,4 × 5,9 cm große, eher unscharf begrenzte (?), weder komprimierbare noch sonderlich gut verschiebliche, überwiegend zystisch erscheinende Struktur mit großer zapfenartiger Binnenstruktur (*). Histologie: Dermoid

Abb. 1.61. Überwiegend solid erscheinendes Dermoid mit kalkdichten Anteilen (▸)

Abb. 1.62. Gefüllte Darmschlinge mit stark echodichten Darmgasreflexen

Mimikry wird dadurch hervorgerufen, daß das häufig vorhandene Talg-Haar-Gemisch dem Darminhalt und verkalkte Tumoranteile dem Darmgas im Sonogramm täuschend ähnlich sehen (Abb. 1.61 und 1.62). Diese Verhältnisse spiegeln nur zu deutlich wider, wie wenig die Diagnose „solid" aussagt! Dennoch hat es sich eingebürgert, bei der Beschreibung eines Ovarial- oder Adnextumors auch die Binnenstruktur mitzuberücksichtigen. In Kenntnis der dabei stark die Beurteilung beeinflussenden Subjektivität sollte stets ver-

Der „Unterbauchtumor" gynäkologischer Ätiologie

sucht werden, eine gewisse Ordnung bei der Beschreibung eines jeden Adnextumors beizubehalten:

- Seitenzuordnung,
- Lokalisation in Anlehnung an andere anatomische Strukturen (Uterus, A. iliaca interna/V. iliaca interna, Beckenwand),
- Größe in 3 Durchmessern (evtl. Volumenangabe),
- Abgrenzbarkeit (glatt, überwiegend glatt/unscharf, unscharf),
- Komprimierbarkeit und Verschieblichkeit,
- Binnenstruktur:
- rein zystisch,
- zystisch mit randständigen oder septenartigen Binnenstrukturen (zu trennen von mehrkammerigen Strukturen!),
- zystisch mit schleierartigen Binnenstrukturen,
  - mehr zystische Anteile,
  - mehr solide Anteile,
  - überwiegend oder rein solid erscheinend,
  - kalkdichte Anteile.

Beispiele:

- Rechts lateral dem Uterus anliegende 4,5 × 3 × 2,5 cm große glatt begrenzte, gut komprimierbare und gegen die Umgebung auch gut verschiebliche rein zystisch erscheinende einkammerige Struktur bei fehlender Nachweisbarkeit des homolateralen Ovars (Verdachtsdiagnose: einkammeriger zystischer Ovarialtumor rechts).
- Links lateral an der Beckenwand 5 × 3 × 3 cm große schlecht von der Umgebung abgrenzbare, weder komprimierbare noch verschiebliche, überwiegend solid erscheinende Struktur bei Zustand nach abdomineller Hysterektomie und Adnektomie beidseits (Verdachtsdiagnose: solid erscheinender Adnextumor links weit lateral, bei Z.n. Hyster- und Adnektomie, Überprüfung der Histologie bei Rezidivverdacht).

Die angegebenen Beispiele verdeutlichen, daß die sonomorphologische Charakterisierung rein deskriptiv sein sollte, während in die Verdachtsdiagnose durchaus mögliche Diagnosen und Hinweise für das weitere Prozedere miteinfließen können. Es soll keinesfalls der Eindruck erzeugt werden, der Ultraschall wäre in der Lage, Aussagen über die Funktionalität oder die Pathohistologie allein aus der Sonomorphologie eines Befunds abzuleiten. Dennoch lassen die einzelnen Formen der Ovarialtumoren wiederkehrende Echomuster erkennen, die die Stellung einer Verdachtsdiagnose ermöglichen oder zumindest die möglichen Differentialdiagnosen auf einen bestimmten Bereich beschränken. Daher ist eine solche Beschreibung durchaus sinnvoll und kann für die Planung des weiteren Prozedere wertvolle Dienste leisten. In diesem Zusammenhang sollen die sonomorphologischen Charakteristika sowie die Alters- und Größenverteilung (Tab. 1.2) einiger Gruppen von Ovarialtumoren kurz umrissen werden.

Sonomorphologie von Endometriosezysten (Abb. 1.28 und 1.56)

- Meist rein zystisch (70–80%),
- beim Vorhandensein von Binnenechos in ca. 60% der Fälle homogene Struktur,
- zyklusabhängige Veränderungen möglich,
- Organzuordnung oft schwierig.

Tabelle 1.2. Alters- und Größenverteilung unterschiedlicher Ovarialtumoren

Tumortyp	n	Altersklasse	∅	Max. Durchmesser [cm]	∅
Endometriosezyste ≧ 1 cm	42	21–55	37	1,5–11	5
Dermoid/Teratom	62	15–86	35	2,5–12	6
Kystom	47	13–91	53	3–19	9
Ovarialkarzinom	54	30–80	58	2–17	9

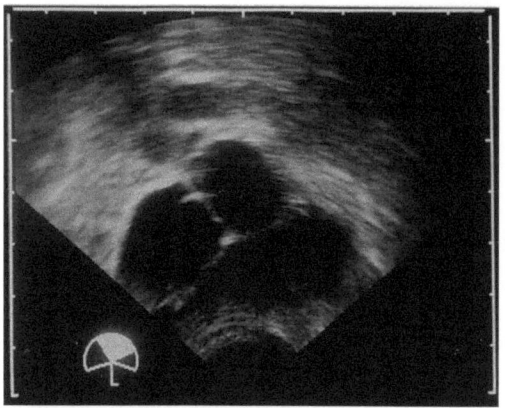

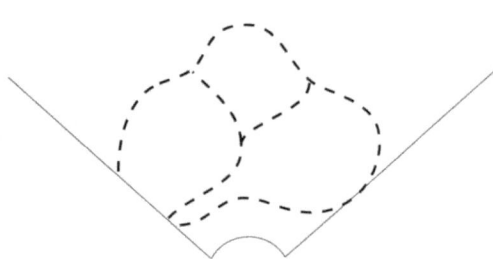

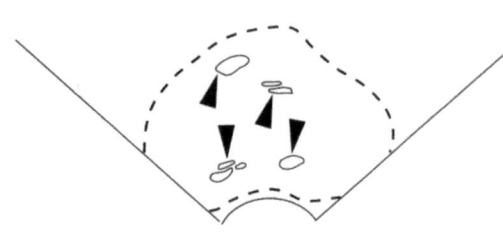

Sonomorphologie von Dermoiden
(Abb. 1.58–1.61)

– Im Gegensatz zum Tastbefund oft schwierige Abgrenzbarkeit im Sonogramm,
– meist überwiegend solid erscheinend (ca. 50%),
– bei den soliden Formen in etwa 40% der Fälle kalkdichte Anteile,
– bizarre Sonderformen (zapfenartige solide Anteile, Sedimentationsspiegel).

Sonomorphologie von Kystomen
(Abb. 1.63)

– Häufig sehr große (>10 cm), überwiegend zystisch erscheinende gekammerte bzw. septierte Tumoren mit irregulären soliden Anteilen (etwa 60%),
– rein zystische ein- oder mehrkammerige Tumoren (etwa 20%).

Abb. 1.63. Rechts an den iliakalen Gefäßen befindlicher 5,8 × 4,7 × 3,7 cm großer teilweise glatt, teilweise unscharf begrenzter, kaum komprimierbarer, mäßig verschieblicher, überwiegend zystischer Tumor mit radspeichenartigen dünnen Septen. Histologie: Ovarialkystom

Abb. 1.64. 4,5 × 3,1 × 2,4 cm großer solid erscheinender Adnextumor mit kalkdichten Flecken (▸) bei 74jähriger Patientin. Histologie: Ovarialkarzinom

Sonomorphologie von Ovarialkarzinomen
(Abb. 1.20 und 1.64)

– Eher unscharfe Begrenzung,
– überwiegend solide Binnenstruktur, aber häufig mit kleinzystischen Anteilen,
– inhomogene Binnenechoverteilung,
– im Vergleich zu anderen (benignen) Ovarialtumoren relativ häufig zusätzlich freie Flüssigkeit im Douglas-Raum.

Der „Unterbauchtumor" gynäkologischer Ätiologie

Tabelle 1.3. Sonographische Endeckungsrate von Ovarialtumoren

Tumortyp	Ovarialtumoren gesamt (n)	Tumor selbst darstellbar	Tumor und freie Flüssigkeit	Nur freie Flüssigkeit
Endometriosezyste ≥ 1 cm	47	43	4	0
Dermoid/Teratom	69	54	2	1
Kystom	49	47	2	1
Ovarialkarzinom	60	53	13	2

Immer wieder fällt bei der Suche nach Ovarialtumoren als erstes Hinweiszeichen für ein pathologisches Geschehen im Sonogramm das Vorhandensein von freier Flüssigkeit im Abdomen bzw. im Douglas-Raum auf (Tab. 1.3). In einigen wenigen Fällen bleibt es auch das einzige sonographisch erfaßbare Zeichen. Aber weder durch den Nachweis freier Flüssigkeit noch durch die unscharfe Abgrenzung eines dargestellten Tumors lassen sich per se Schlüsse auf die Dignität ziehen. Denn in diesen Fällen ist neben einem malignen auch ein entzündliches oder endometriotisches Krankheitsgeschehen möglich. Gerade Verwachsungen nach chronisch-rezidivierenden Adnexitiden oder bei lang bestehender Endometriose können zu den am schwierigsten zu interpretierenden Ultraschallbefunden führen!

Der Nachweis *extragenitaler Tumoren* bei der gynäkologischen Sonographie kann im Rahmen einer weit gefaßten Abklärung eines Krankheitsbilds oder als Zufallsbefund erfolgen. Obwohl die weitere Diagnostik in einem solchen Fall eindeutig in die Hand des entsprechenden Fachkollegen gehört, kann eine erste orientierende Betrachtung auch für den Gynäkologen von Vorteil sein. Zumindest sollte eine gezielte Überweisung an den „richtigen" Fachkollegen daraus resultieren! In diesen Fällen handelt es sich naturgemäß meist um Veränderungen, die mit dem Darm (Abb. 1.65) oder dem ableitenden Harnsystem in Zusammenhang stehen. Als imposantester Nebenbefund, der immer wieder einmal für Verwirrung sorgt, gilt in diesem Zusammenhang die „Beckenniere". Ebenso problematisch in der Bestimmung der Organzugehörigkeit wie die Endometriosezysten erweisen sich naturgemäß auch die „peritonealen Einschlußzysten". Auf die Probleme der Differentialdiagnostik internistischer Krankheitsbilder im Unterbauch wurde bereits verwiesen.

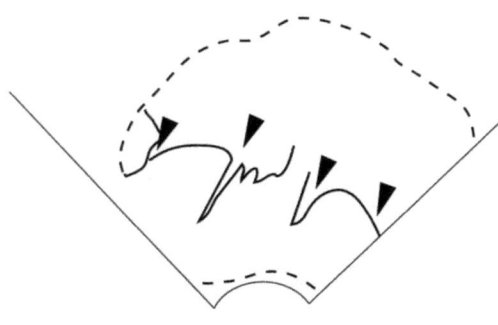

Abb. 1.65. Darmschlingenkonvolut ohne Peristaltik mit deutlichen Haustrierungen (▶) bei Bridenileus

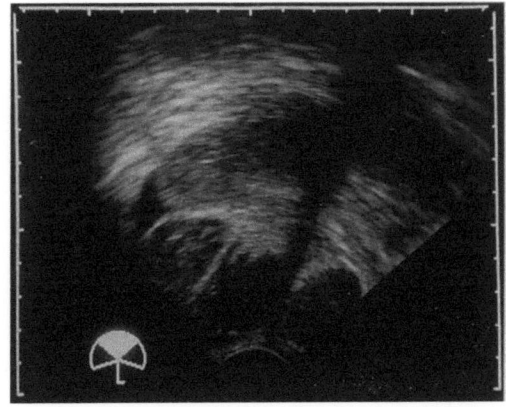

1.3.4 Unphysiologische vaginale Blutungen

Bei der Abklärung unerwarteter vaginaler Blutungen kann der Ultraschall häufig innerhalb kürzester Zeit eine erste Antwort auf die Kernfrage nach der „Blutungsursache" geben.

Da nicht alle vaginalen Blutungen ex utero kommen, ist eine entsprechende inspektorische Orientierung vor der Sonographie unerläßlich. Damit kann geklärt werden, ob die Blutung wirklich aus dem Uterus stammt oder etwa aus der Urethra. Auch blutende Tumoren der Vulva, Vagina oder Zervix sowie Blutungen traumatischer Genese lassen sich primär klinisch erfassen! Die weitere Abklärung uteriner Blutungen dagegen ist die Domäne der Sonographie. Im wesentlichen müssen bei Blutungsanomalien folgende pathologische Ursachen in Betracht gezogen werden:

- Hormonelle Störungen,
- Endo-/Myometritiden,
- benigne Endometriumtumoren (Polypen),
- Endometriumhyperplasien,
- Endometrium-/Zervixkarzinome,
- Myome (bes. submuköse Myome)
  und natürlich
- Blutungen im Zusammenhang mit einer Gravidität.

Uterine Blutungen als Ausdruck eines gestörten Schwangerschaftsverlaufs werden in Kap. 2.3 dargestellt. Hormonell bedingte Blutungsstörungen, wie sie vor allem auch in der Perimenopause beobachtet werden, zeigen nur gelegentlich ein auffälliges Korrelat im Sonogramm. Umschriebene oder generalisierte pathologische Veränderungen des Endometriums dagegen lassen sich bei entsprechender Größe sehr wohl sonographischen Auffälligkeiten zuordnen. Vor histologischen Diagnosen sollte man sich aber dabei ebenso hüten wie vor Aussagen zur Invasivität eines Prozesses. Gelegentlich können nämlich auch rein benigne Veränderungen wie Korpusschleimhautpolypen größeren Ausmaßes das Myometrium soweit komprimieren, daß der Eindruck eines infiltrativen Wachstums entsteht (Abb. 1.66). Gerade die fibrös-drüsigen Korpuspolypen stellen nicht selten ein diagnostisch-therapeutisches Problem dar. Während bei entsprechender Größe von mehreren Zentimetern Durchmesser der Befund im Sonogramm nicht zu übersehen ist, fördert die Abrasio häufig nur Bruchteile zutage. Obwohl der Operateur glaubt, sein möglichstes getan zu haben, zeigt sich der Rest des Polypen unübersehbar im Ultraschallbefund (Abb. 1.67) und macht weitere operative Anstrengungen notwendig. Das typische Ultraschallerscheinungsbild eines solchen Polypen ist das hyperreflektiv aufgetriebene Kavumecho mit kleinsten zystischen, unregelmäßig verteilten Strukturen.

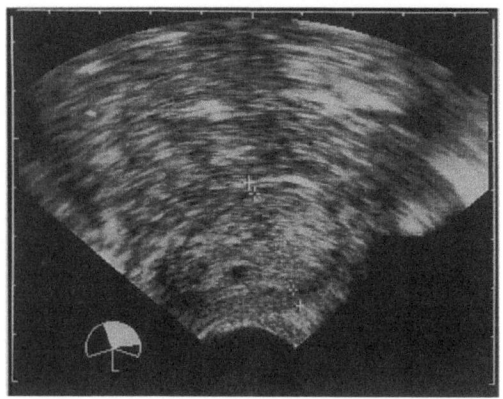

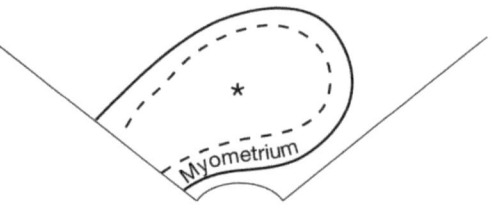

Abb. 1.66. Benigner fibrös-drüsiger Korpuspolyp (∗) mit Ausdünnung des Myometriums auf ca. 3 mm, keine Infiltration!

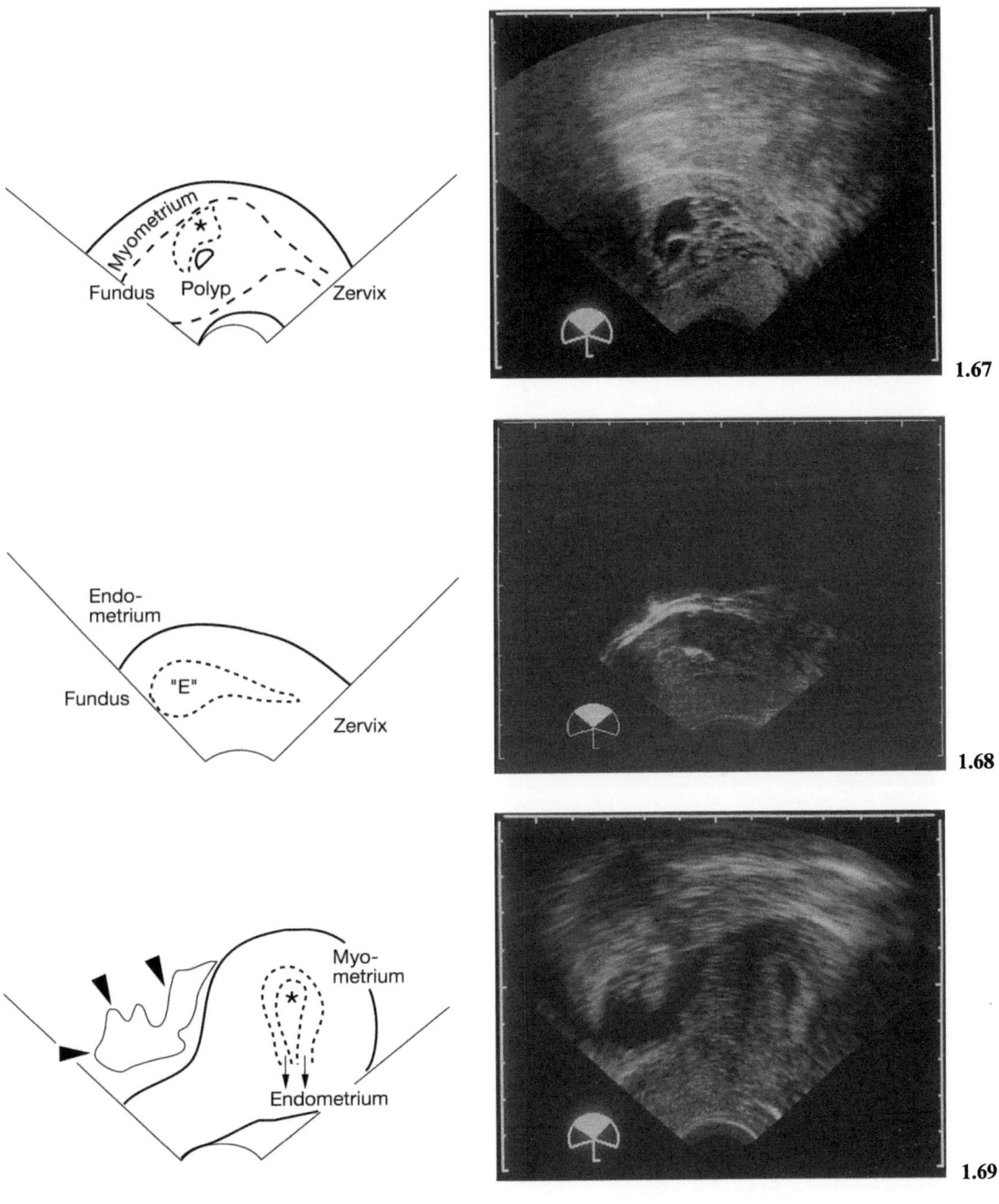

Abb. 1.67. Z.n. Abrasio bei benignem Korpuspolyp, nur fundusnah konnte ein Teil entfernt werden (∗) (retrovertierter/-flektierter Uterus!)

Abb. 1.68. Nur auf das Endometrium beschränktes Adenokarzinom G1, pT_{1a}, E = 12 mm, E/ap · 100 = 35% (Uterus retrovertiert/-flektiert)

Abb. 1.69. Bei einer postmenopausalen Diabetikerin aufgetretene Endomyometritis mit flauer Endometriumabgrenzung zum Myometrium, zystischer Kavumspreizung (∗) und nebenbefundlich Flüssigkeit im Douglas-Raum (▶)

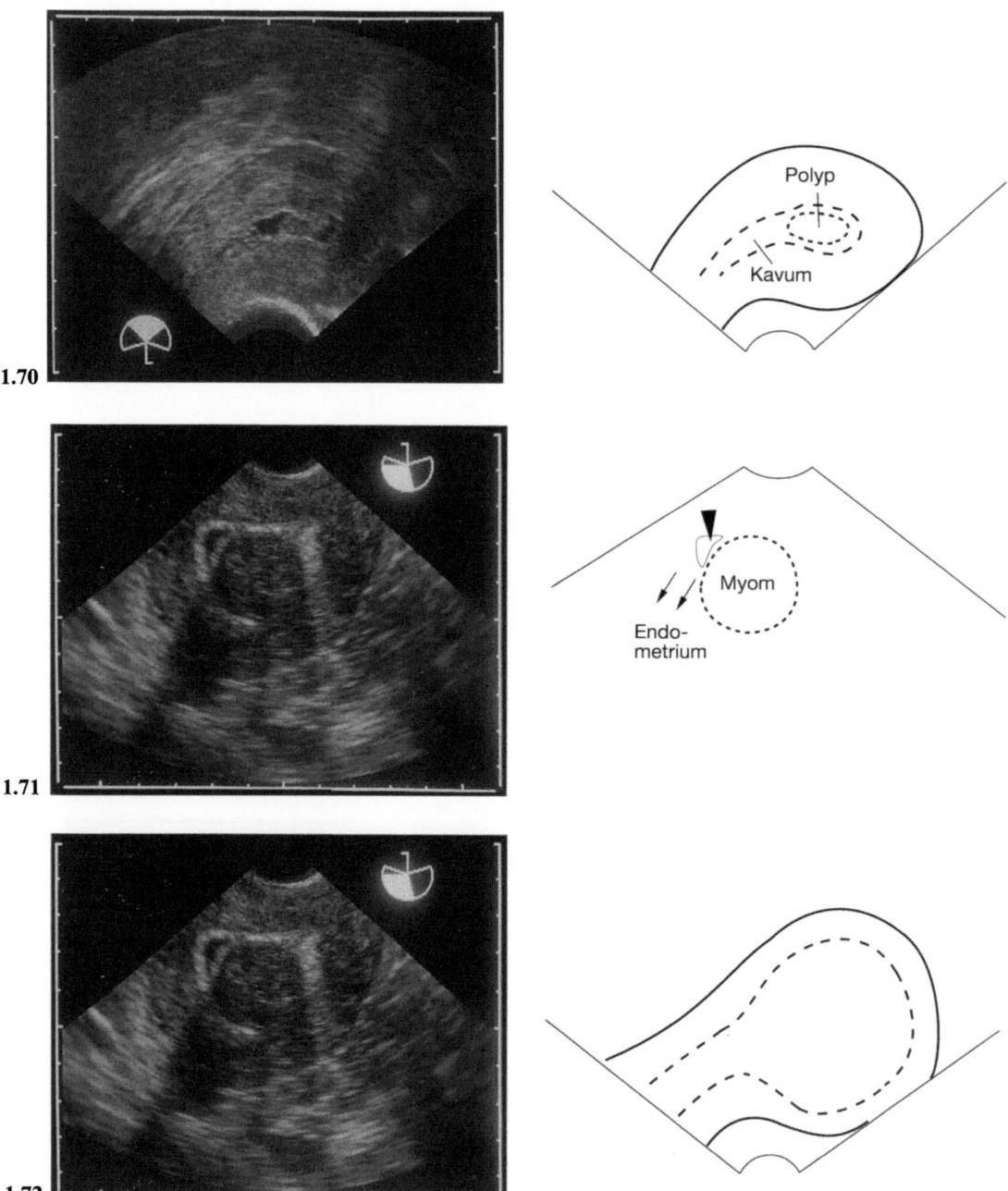

Abb. 1.70. Von Blut umspülter, kleiner Korpuspolyp als Ursache einer Postmenopausenblutung

Abb. 1.71. Submuköses Myom mit geringer Kavumspreizung (►) bei sonst unauffällig flachem Endometrium. Histologie: Endometrium in starrer Sekretion wie nach längerer Gestagentherapie

Abb. 1.72. Ausgeprägte Hämatometra in der Postmenopause. Histologie: starre Sekretion des Endometriums wie nach längerer Gestagentherapie

Unphysiologische vaginale Blutungen

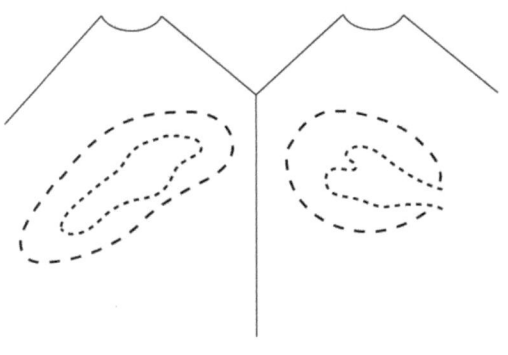
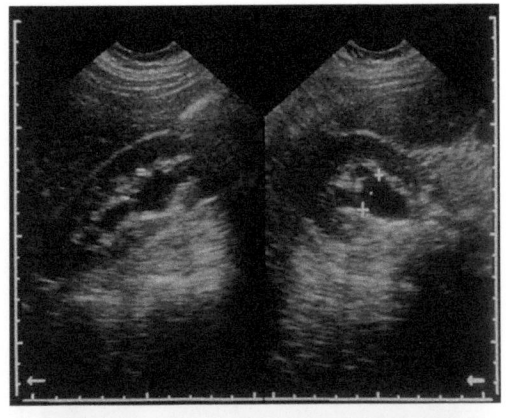

Abb. 1.73. Nierenbeckenkelchsystemaufstau, *links* im Längsschnitt, *rechts* im Querschnitt (mit Messung ≙ 18 mm Nierenbeckenaufstau)

Abb. 1.74. Sonographische Restharnbestimmung: Ausmessung von 2 Ebenen im medianen Längsschnitt und der 3. Ebene im suprasymphysären Querschnitt (7 · 5,1 · 6,8 cm = 127 cm^3)

Abb. 1.75. Introitusscan bei Patientin mit rotatorischem Deszensus: *links* Ruhebild, *rechts* bei starkem Pressen tritt der Blasenboden bis unter den Symphysenunterrand

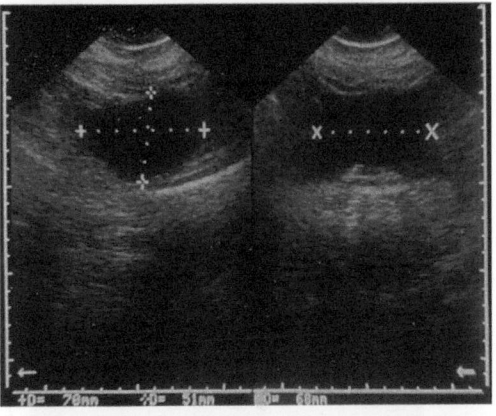

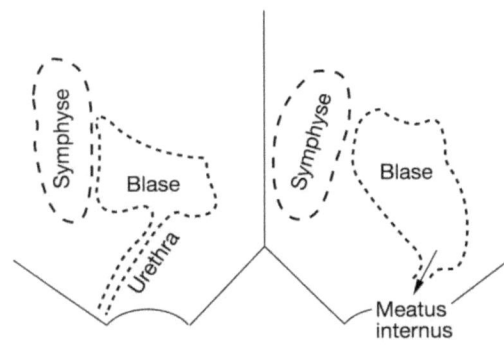
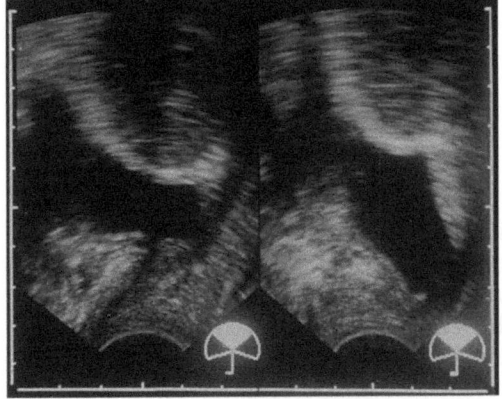

Kleinere Polypen können sich ebenso wie verschiedene Hyperplasieformen des Endometriums oder frühe Korpuskarzinome lediglich in Form einer übermäßigen Endometriumhöhe nachweisen lassen (Abb. 1.68), wobei das Mittelecho in der Regel nicht mehr zu erkennen ist. Auch das Erscheinungsbild des flau bzw. mit unscharfer Kontur ins Myometrium übergehenden Endometriums findet sich sowohl beim invasiven Korpuskarzinom als auch bei der Endomyometritis (Abb. 1.69). Die bei der Endomyometritis gelegentlich auftretende zystische Aufspreizung des Cavum uteri ist dann entweder eine mit der

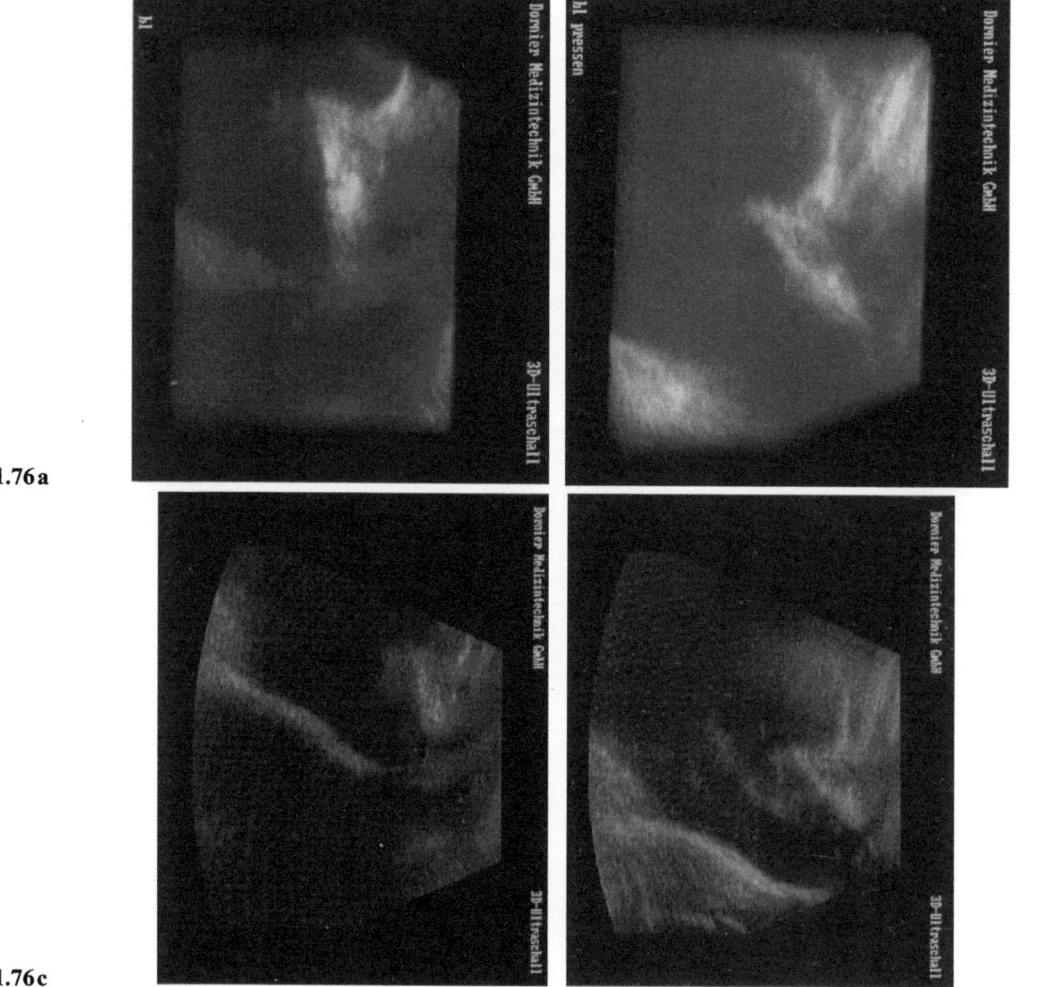

1.76a
1.76b
1.76c
1.76d

entsprechenden Blutungsstörung zusammenhängende Blutansammlung oder aber das Korrelat einer Pyometra. Ebenso können Abflußstörungen wie submuköse Myome zystische Kavumspreizungen bedingen. Dabei entsteht nicht selten ein Kontrasteffekt, der die ins Kavum ragende Struktur besser abgrenzen läßt (Abb. 1.70 und 1.71). Diese Tatsache macht man sich bei der Hysterokontrastsonographie bewußt zunutze. Die bei senilatrophischen Uteri oder nach Bestrahlungen im kleinen Becken immer wieder zu beobachtenden Kavumspreizungen bei glattem flachem Endometriumecho geben das Bild der „Altersserometra" bei Verklebungen im Zervikalbereich wieder und haben keine pathologische Bedeutung. Das Vollbild einer massiven Hämatometra dagegen ist wieder als differentialdiagnostisches Problem einzustufen, denn das meist schon teilweise geronnene Blut kann auch einen soliden Tumor imitieren (Abb. 1.72).

1.3.5 Beschwerden im Bereich des Urogenitalsystems

Durch die enge anatomische Beziehung zwischen den Genitalorganen und den harnableitenden Organen entstehen zwangsläufig immer wieder interdisziplinäre Probleme.

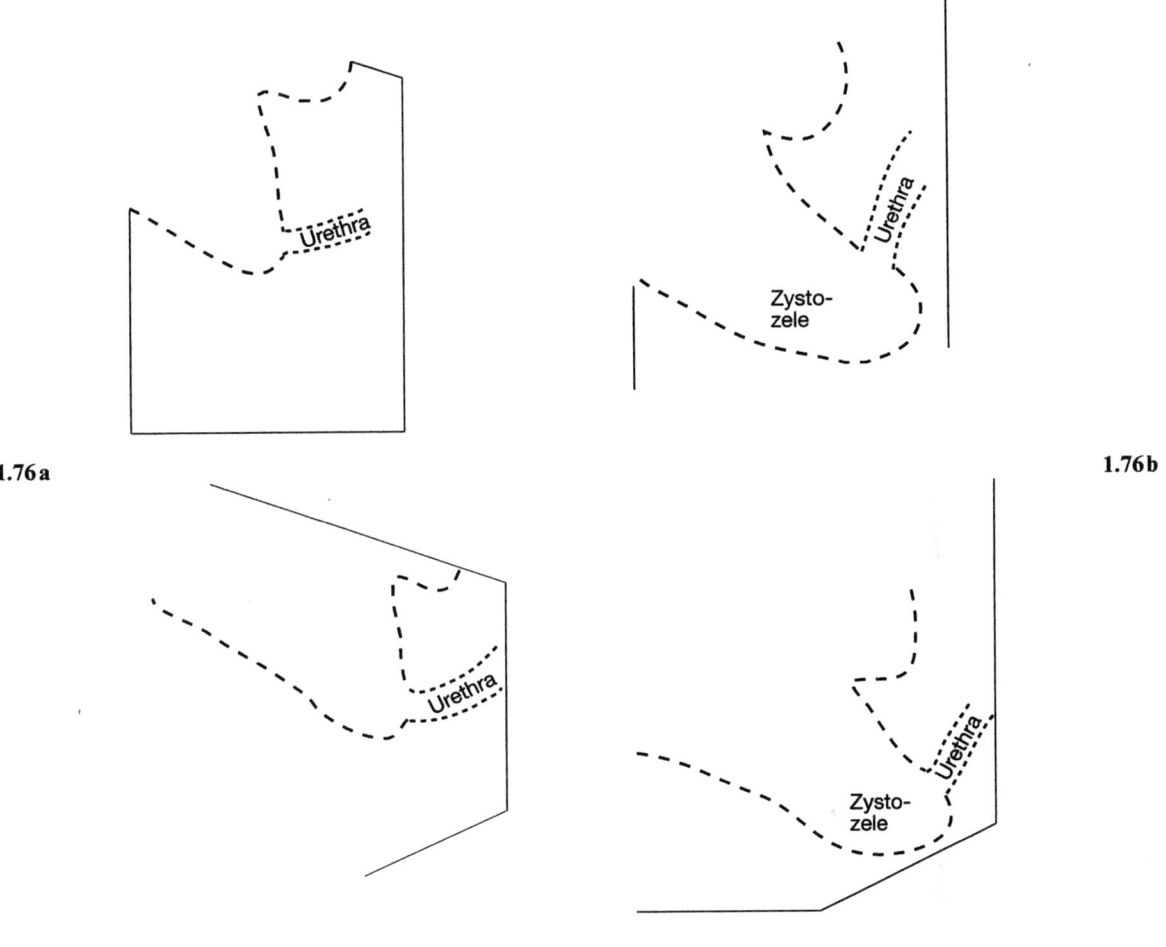

Abb. 1.76 a–d. Patientin mit deutlichem Descensus vaginae und uteri sowie starker Zystozelenbildung beim Pressen. Dreidimensionale Darstellung. **a** Blockbild in Ruhe, **b** Blockbild beim Pressen, **c** Längsschnitt in Ruhe, **d** Längsschnitt beim Pressen

Ebenso wie Konkremente im harnableitenden System Schmerzen im Bereich der Genitalorgane auslösen können, führen auch Erkrankungen im Bereich von Uterus und Adnexen nicht selten zu Beschwerden an den Nieren oder Ureteren. Maligne Prozesse können die Ureteren ummauern oder sogar infiltrieren, benigne Raumforderungen können sie komprimieren oder abknicken. Der daraus resultierende Rückstau im Bereich des Nierenbeckenkelchsystems läßt sich relativ einfach sonographisch nachweisen. Dabei sollte ein entsprechender Nierenbeckenaufstau stets im Organquerschnitt ausgemessen werden, um eine gute Reproduzierbarkeit zu gewährleisten (Abb. 1.73). Aber nicht nur in der prä-, sondern auch in der postoperativen Phase kann ein orientierender sonographischer Blick auf die Nieren bei der Abklärung bestimmter Beschwerdesymptomatiken von großem Nutzen sein. Eine ausführliche Beurteilung und daraus abzuleitende Konsequenzen sollten dann allerdings in Zusammenarbeit mit den Urologen erfolgen bzw. gezogen werden!

Aus verschiedensten Gründen kann es von Vorteil sein, sich über die Restharnmengen einer Patientin zu informieren. Sowohl bei rezidivierenden Zystitiden als auch vor allem nach entsprechenden gynäkologischen Operationen ist die sonographische Restharnberechnung der Bestimmung per Katheterisierung vorzuziehen. Obwohl die dafür verwendete Formel

$$a \cdot b \cdot c \cdot 0{,}523$$

z. B. Blasenrezessus außer acht läßt, ist diese Näherungsbestimmung dennoch so genau, daß die klinisch relevanten Fragen in diesem Zusammenhang beantwortet werden können. Bei der sonographischen Restharnbestimmung wird die Harnblase im medianen Längsschnitt in 2 senkrecht aufeinander stehenden Durchmessern und im dazu passenden Querschnitt als 3. Raumebene vermessen (Abb. 1.74). Die anterior-posteriore Messung im Körperquerschnitt ist nicht zulässig! Als Vorbereitung für die sonographische Restharnbestimmung ist es wichtig, daß den Patientinnen der Sinn und Zweck dieser Untersuchung völlig klar ist. Nicht selten kommt es nämlich bei den Frauen zu einem ungewollten Zeit- oder Leistungsdruck, der eine normale bzw. optimale Miktion vor der Ultraschalluntersuchung verhindert und so zu fälschlich schlechten Resultaten führt!

Ein weiteres Einsatzgebiet der Sonographie in diesem Kontext ist die Harnblasen-Urethral-Diagnostik bei Senkungs- oder Inkontinenzproblemen. In Analogie zu den über Kontrastmitteldarstellungen röntgenologisch durchführbaren „lateralen Zystogrammen" lassen sich auch sonographisch die entsprechenden Phänomene wie rotatorischer oder vertikaler Deszensus, Zystozelenbildung oder Vesikularisierung der Urethra erkennen (Abb. 1.75 und 1.76). Dazu wird die Patientin im Stehen untersucht, wobei der Schallkopf dem Perineum oder dem Introitus aufgesetzt wird. Bei vergleichbarer Aussagekraft zu den röntgenologischen Verfahren entfällt bei der sonographischen Vorgehensweise sowohl die entsprechende Strahlenbelastung als auch die Kontrastmittelapplikation! Darüber hinaus läßt sich eine solche Ultraschalluntersuchung problemlos in den klinisch-urodynamischen Arbeitsgang integrieren.

1.4 Der gynäkologische Ultraschall als Vorbereitung, Steuerung oder Nachkontrolle von konservativen Therapiemaßnahmen oder operativen Eingriffen

1.4.1 Ultraschall zur Überwachung spontan oder medikamentös bedingter Befundänderungen

Eine ganze Reihe der besonders am Ovar zu entdeckenden sonographischen Auffälligkeiten sind funktioneller Natur und daher spontan rückbildungsfähig. Ähnlich wie bei entsprechenden Auffälligkeiten am Endometrium ist daher bei solchen Befunden eine Information über den Zykluszeitpunkt und auch eine generelle Zyklusanamnese unerläßlich! Nur so ist auch eine gezielte Kontrolle eines solchen Befunds zu einem anderen Zykluszeitpunkt möglich. Unsinnig dagegen sind die immer wieder angeforderten „Zystenkontrollen" am Ovar nach 4 Wochen, die nicht selten zu großen Verwirrungen führen, da dann plötzlich die „Zyste" die Seite gewechselt hat! Zur Kontrolle myomatöser Uteri s. Kap. 1.3.3.

Bei der Betreuung von Frauen mit Fertilitätsproblemen hat sich das sonographische Zyklusmonitoring als unverzichtbarer Bestandteil entsprechender Therapien erwiesen. Diese Tatsache kommt auch in der Bekanntgabe der Bundesärztekammer von 1989 zum Ausdruck, nach der zu empfehlen ist, „daß eine Therapie mit diesen Arzneistoffen, ähnlich einer hMG-hCG-Therapie, nur dann durchgeführt werden sollte, wenn die Möglichkeit zur suffizienten, d. h. auch sonographischen Überwachung der Therapie be-

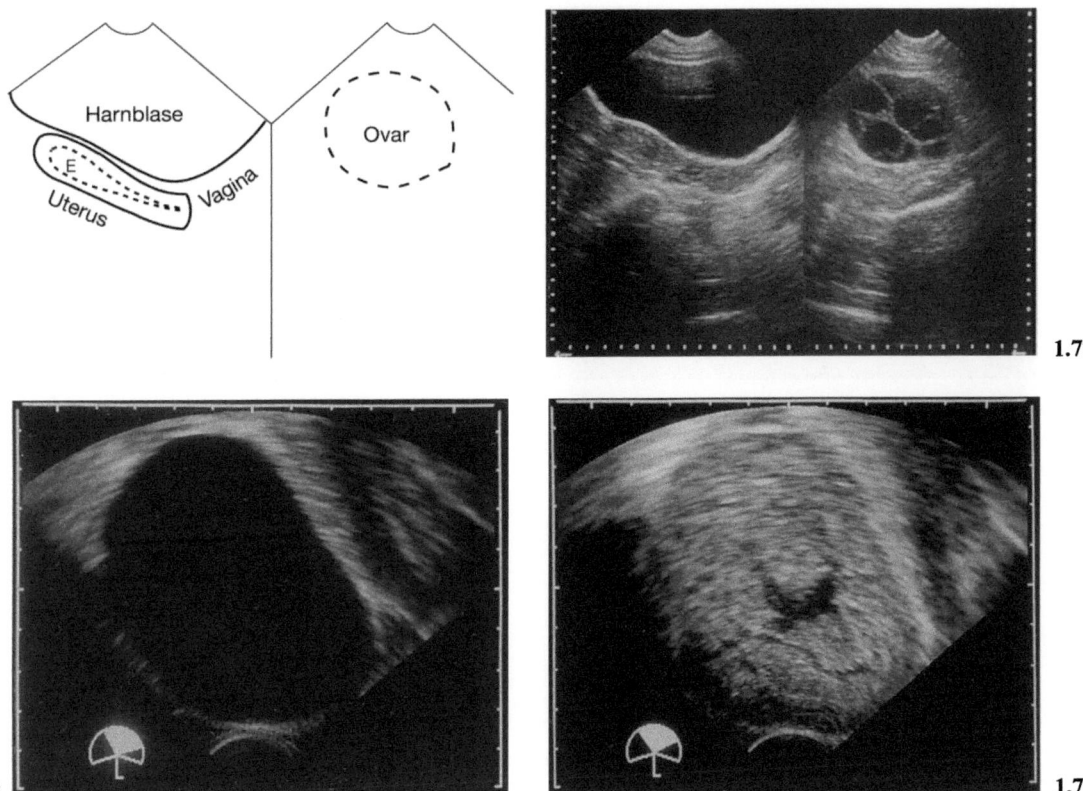

Abb. 1.77. Drohende Überstimulation bei hMG-hCG-Therapie. *Links:* hohes Endometrium (E), *rechts:* polyfollikuläres Ovar. Abdominale Technik

Abb. 1.78. 7,8 × 5,5 × 6,4 cm große Ovarialzyste

Abb. 1.79. Unter stationärer Kontrolle 4 Tage nach der Erstuntersuchung bei identischer Größe plötzlich „solides" Erscheinungsbild. Pathohistologischer Befund: eingeblutete Corpus-luteum-Zyste

steht". Dabei ist die Aufgabe der Sonographie in diesen Fällen nicht nur in der Dokumentation des Endometriumaufbaus und des Follikelwachstums oder der Gelbkörperüberwachung zu sehen. Vielmehr sollen auch potentielle Komplikationen wie Mehrlingsgraviditäten oder Überstimulationen (Abb. 1.77) erkannt bzw. vermieden werden! Die Rolle der Sonographie bei der Diagnostik und Therapie endokrinologisch bedingter Zyklusstörungen im fertilen Alter soll in diesem Rahmen ebenso wie die sonographische Steuerung moderner Verfahren in der Reproduktionsmedizin (IVF, GIFT etc.) mit dem Verweis auf entsprechende Spezialliteratur nur erwähnt werden (Deichert et al. 1993).

Die Chance zur spontanen oder hormonell-medikamentös unterstützten Rückbildung eines funktionellen Ovarialtumors hängt auch von seiner – sonographisch natürlich gut erfaß- und kontrollierbaren – Größe ab. Mit zunehmender Größe nimmt diese Chance erfahrungsgemäß ab, wogegen die Gefahr zusätzlicher Komplikationen wie Stieldrehungen, Rupturen oder Einblutungen (Abb. 1.78) wächst. Die angegebenen maximal tolerierbaren Durchmesser solcher Tumoren liegen auch in Abhängigkeit vom Alter der Patientinnen zwischen 5 und 8 cm. Mit engmaschigen, u. U. sogar täglichen Ultraschallkontrollen können diese Befunde immer wieder

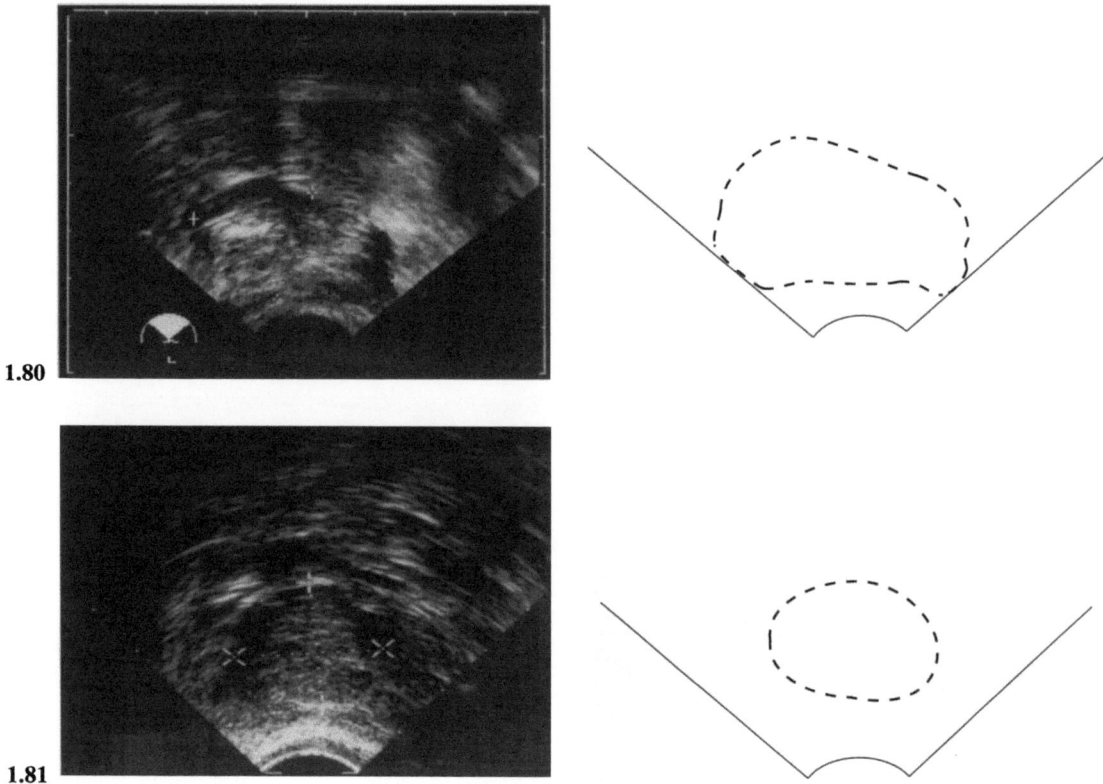

Abb. 1.80. 4,2 × 2,4 cm großer Konglomerattumor im linken Adnexbereich bei akuter Adnexitis

Abb. 1.81. Nach 3tägiger Antibiotikatherapie völlige Beschwerdefreiheit der Patientin und Befundrückgang auf 2,5 × 2,1 cm Größe

überraschende und klinisch nicht vermutete Änderungen zeigen (Abb. 1.78 und 1.79).

Ebenso wie zur Überwachung spontaner oder hormonell unterstützter Befundänderungen eignet sich die Sonographie natürlich auch zum entsprechenden Monitoring antibiotischer oder chemotherapeutischer Therapiemaßnahmen. Wie schon bei der Beschreibung von anderen Herdbefunden betont, kommt es auch in diesen Fällen auf eine exakte Lokalisation und dreidimensionale Ausmessung an, um vergleichbare Befunde zu erheben! Die Kontrollabstände richten sich dabei nach klinischen Gesichtspunkten. Ebenso sollte gerade bei onkologischen Fragestellungen stets der Palpationsbefund mit dem Ultraschallbefund korreliert werden. Für beide Untersuchungsverfahren ist selbstverständlich in der Nachsorge eine Information über den Tumortyp, das Tumorstadium und das Ausmaß der durchgeführten Operation obligat!

Der aktuelle Anlaß für die durchzuführende Untersuchung sollte dabei ebensowenig fehlen. Es ist von großer Bedeutung, ob eine normale Routinenachsorge vorgenommen werden soll, ein begründeter Rezidivverdacht durch eine bestimmte Symptomatik besteht, ein auffälliger Tastbefund vorliegt oder ein Anstieg der Tumormarker zu verzeichnen ist. Bei Krankheitsbildern, die eine antibiotische

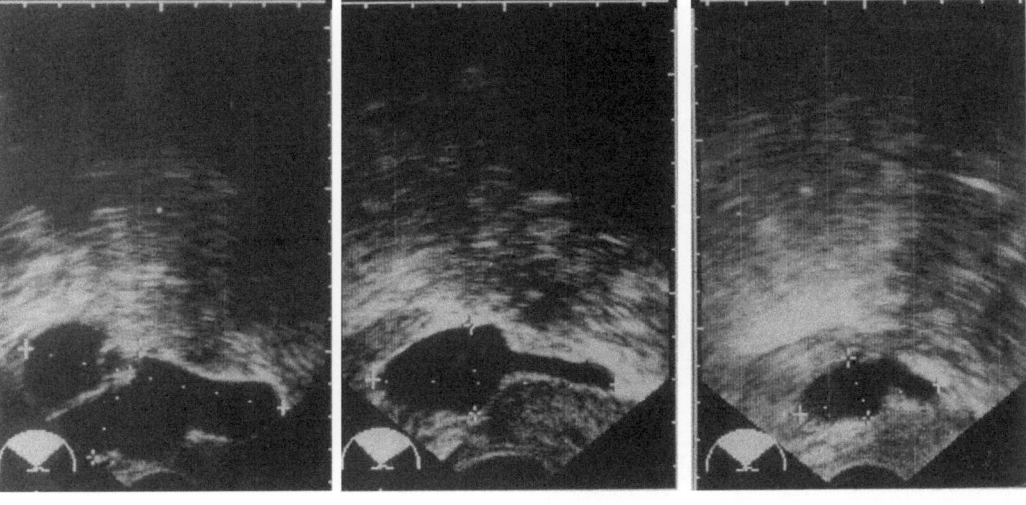

1.82

Abb. 1.82a–c. Therapie mit GnRH-Analoga bei Endometriose: **a** 7,8 × 3,6 cm großes Gebilde vor Therapiebeginn, **b** 5,3 × 2 cm großes Gebilde nach 2monatiger Therapie, **c** 3,6 × 1,7 cm großes Gebilde nach 3monatiger Therapie

Therapie erforderlich machen, ist die Demonstration eines auffälligen Ultraschallbefunds für die Compliance der Patientin nicht zu unterschätzen. Gerade wenn nach kurzer Therapiedauer die subjektiven Beschwerden verschwunden sind, kann ein noch nachweisbarer Sonographiebefund die Patientin dazu motivieren, auch noch den Rest der notwendigen Therapie zu akzeptieren (Abb. 1.80 und 1.81).

Auch die in neuerer Zeit mit Erfolg durchgeführten Therapien mit GnRH-Analoga bei verschiedenen Erkrankungen lassen sich sonographisch überwachen. Mit dieser Therapieform können sowohl echte Neubildungen wie Myome als auch z. B. Endometrioseherde zur Rückbildung gebracht werden (Abb. 1.82). Die Sonobiometrie entsprechender Befunde dient dabei nicht nur der Dokumentation des Therapieerfolgs, sondern kann auch bei fehlendem Erfolg als Anlaß zum Abbruch einer solchen Therapie gewertet werden.

1.4.2 Ultraschall bei operativen Eingriffen am Uterus

Schon vor kleinen Eingriffen am Uterus, wie dem Legen eines Intrauterinpessars, kann der Ultraschall mit der Bestimmung der Sondenlänge gute Dienste leisten. Die sonographische Kontrolle eines zufriedenstellenden IUP-Sitzes direkt nach dem Legen bzw. im weiteren Verlauf der Patientinnenbetreuung ist häufig schon zur Routine geworden (Abb. 1.83 und 1.84). Die Vaginalsonographie kann dazu die Lage des Pessars soweit präzisieren, daß die von der Abdominalsonographie her bekannten Formeln wie

$$\text{Abstand ,,Fundus-IUP''} < (\text{Vorderwand} + \text{Hinterwand}) \cdot 0{,}67$$

eigentlich überholt sind. Da selbst bei optimalem Sitz der Erfolg nicht 100%ig garantiert werden kann, sollte ein sonographisch nachgewiesener suboptimaler Sitz heute nicht mehr toleriert werden. Nötigenfalls kann das IUP ja unter direkter Ultraschallsicht gelegt werden! Vergleichbar einfach gestaltet sich die Diagnostik und ultraschallgesteuerte Therapie beim „verlorenen IUP" („lost IUD"). Das dislozierte IUP kann sonographisch lokalisiert werden (Abb. 1.85) und ist in vielen Fäl-

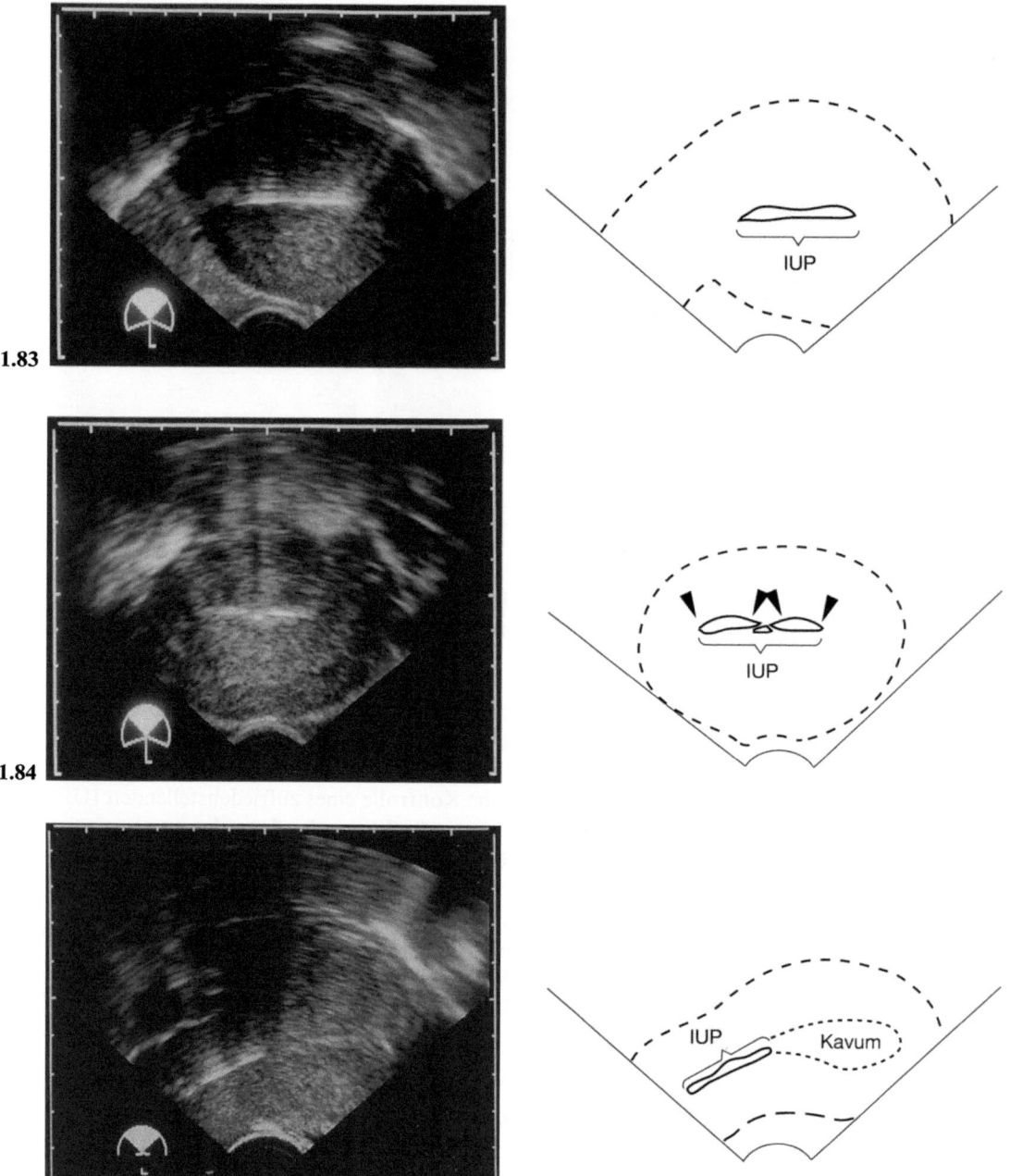

Abb. 1.83. Korrekt sitzendes IUP im Längsschnitt

Abb. 1.84. Im entsprechenden Querschnitt sieht man die entfalteten Seitenteile (▶)

Abb. 1.85. Disloziertes IUP

Ultraschall bei operativen Eingriffen am Uterus

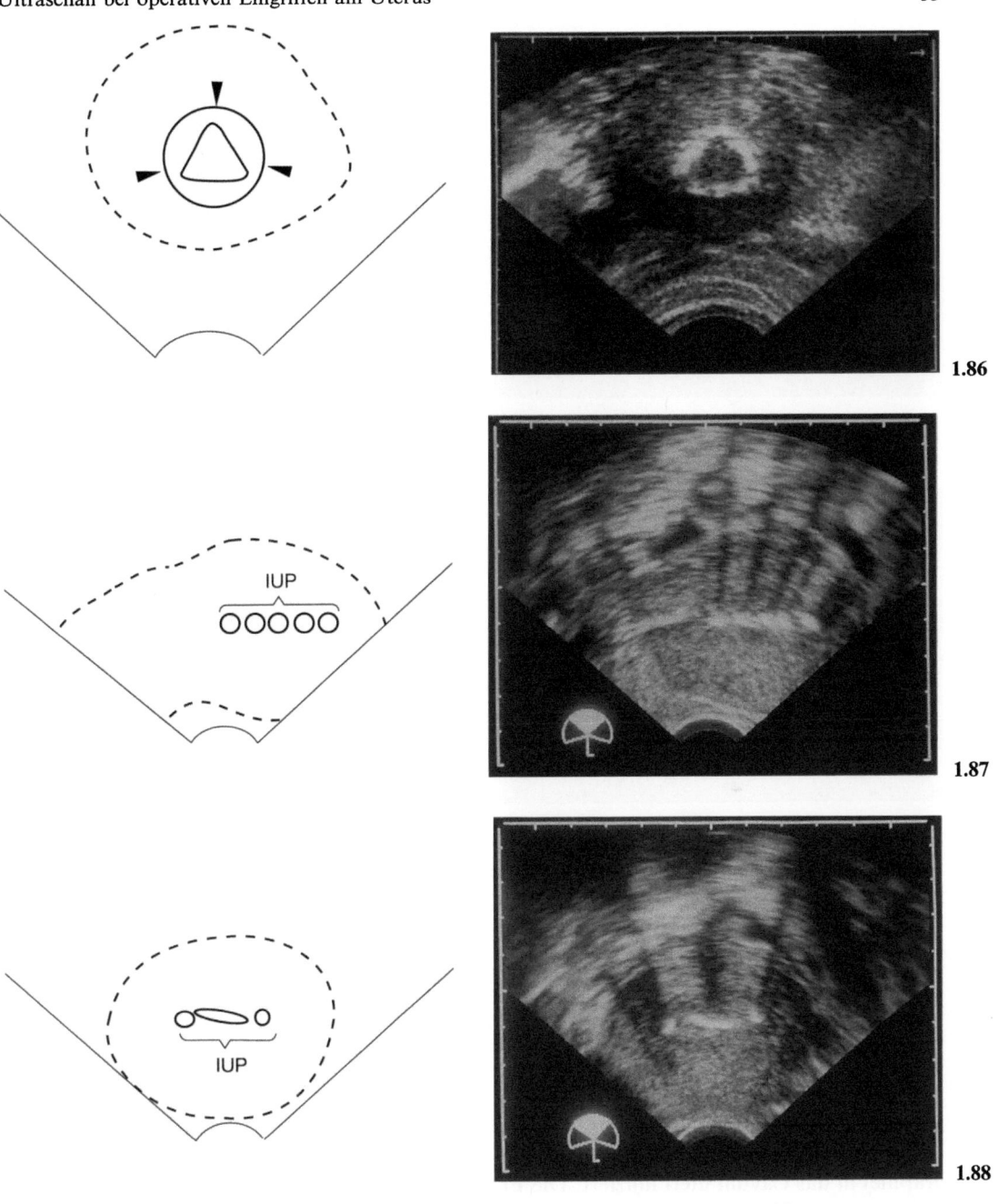

Abb. 1.86. Ringförmiges IUP

Abb. 1.87. Korrekt sitzendes Lippes-Loop

Abb. 1.88. Lippes-Loop (quer)

len unter direkter abdominalsonographischer Leitung einfach mit einer entsprechenden Faßzange ohne Narkose etc. zu entfernen. Obwohl die meisten IUP von ihrer Form her an einer Längsachse ausgerichtet sind, gibt es auch anders geformte (z.B. Lippes-Loop,

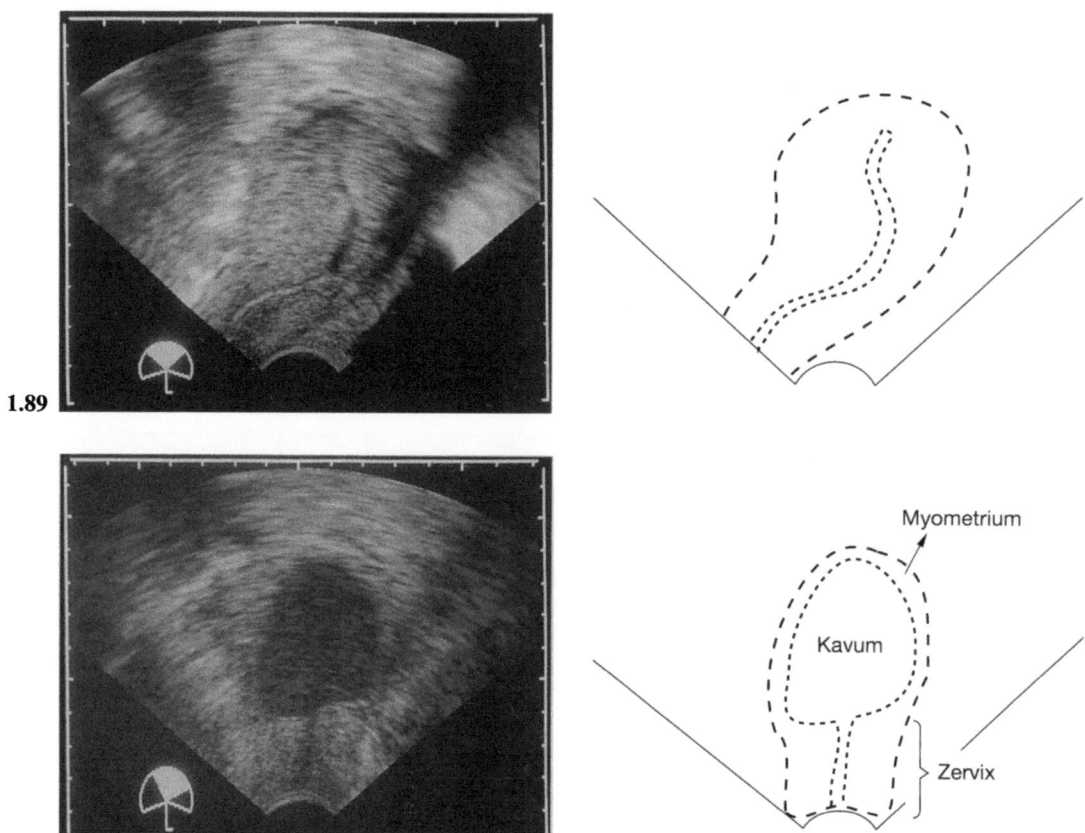

Abb. 1.89. Darstellung erheblicher Kavumdeviationen nach mehreren operativen Eingriffen am Uterus vor einer geplanten Abrasio unentbehrlich

Abb. 1.90. Bei Postmenopausenblutung geplante Abrasio bei Z.n. Radiomenolyse vor vielen Jahren. Ultraschallbefund: nach 2,5 cm langer Zervix trifft man auf ein 3,6 cm dilatiertes Cavum uteri bei auf 6 mm ausgedünntem Myometrium und zu erwartender Sondenlänge von ca. 7 cm

ringförmige IUP) (Abb. 1.86–1.88), die eine individuelle Beurteilung erforderlich machen.

Zur umfassenderen präoperativen Abklärung intrauteriner bzw. intrakavitärer Strukturen kann es notwendig sein, die Möglichkeit zur Hysterokontrastsonographie zu nutzen. Dazu wird über die Betrachtung und Beurteilung des nativen Ultraschallbilds hinaus ein Ultraschallkontrastmittel (z. B. Ultravist, Fa. Schering) über ein von der Radiologie her bekanntes HSG-Besteck (Hysterosalpingographie) in das Cavum uteri injiziert. Die Erzeugung eines Flüssigkeitskontrastsaums erleichtert dann oft die Abgrenzung z. B. submuköser Myome. Diese zusätzliche Untersuchung wird vor allem bei organerhaltend geplanten Operationen genutzt.

Im Rahmen einer geplanten Abrasio kann es ähnlich wie vor dem Legen eines IUP angebracht sein, sich über die Sondenlänge an sich, aber auch über die Länge der Zervix, die Dikke des Myometriums oder den zu erwartenden Kavuminhalt zu informieren. Auf diese Weise kann das Risiko einer Via falsa bzw. die Perforationsgefahr deutlich herabgesetzt werden (Abb. 1.89 und 1.90). Ein nicht mit dem präoperativen Ultraschall in Übereinstimmung zu bringendes Abradat sollte entweder noch während der Operation eine sonographische Kontrolle erfahren, spätestens aber 1–2 Tage nach Abrasio. Eine evtl. notwendig

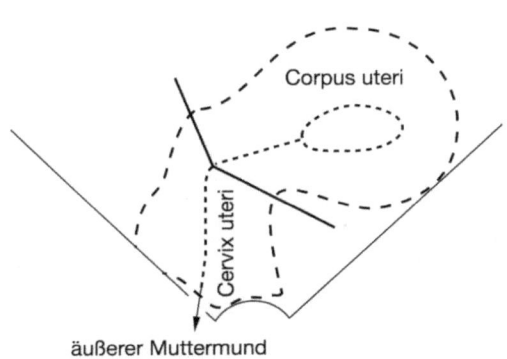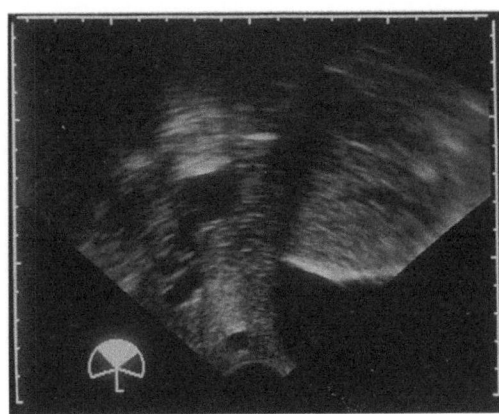

Abb. 1.91. Stark anteflektierter (⤺) Uterus mit hohem Endometriumecho (17 mm); bei 1. Abrasio Sondenlänge ~5 cm → keine Endometriumschleimhaut gewonnen; postoperative Sonographie: Endometriumecho idem!; Rekürettage unter Ultraschallsicht: Knick kann überwunden werden, Sondenlänge ~12 cm!; Histologie: ausgeprägte adenomatöse Hyperplasie

werdende Rekürretage sollte dann aber auf jeden Fall unter Ultraschallsicht erfolgen (Abb. 1.91). Diese immer wieder auftretenden Diskrepanzen zwischen dem Operationsergebnis und der präoperativen Sonographie lassen sich in der Regel immer wieder auf 3 Sachverhalte zurückführen:

- Der Kavuminhalt hat eine unerwartet feste Konsistenz (z. B. bei alten fibrös-drüsigen Korpuspolypen).
- Myometrane Befunde haben sich in das Kavum hineinprojiziert und können gar nicht per Abrasio entfernt werden.
- Das sonomorphologische Substrat ist bereits entfernt, entspricht aber nicht den pathomorphologischen Erwartungen (Abb. 1.92 und 1.93).

Bei der Abklärung der Ursache solch einer Diskrepanz kommt es nicht darauf an, wer Recht behält, sondern nur darauf, daß eine für alle Beteiligten befriedigende Erklärung gefunden wird!

Bei der Planung einer Hysterektomie kann die Sonobiometrie des Uterus helfen, sich für einen der Zugangswege – abdominal oder vaginal – zu entscheiden. Ebenso ist es gelegentlich von Vorteil, über eine Adnexvarikose bereits präoperativ informiert zu sein. Auch der Nachweis auffälliger Adnexbefunde generell ist für die Planung einer solchen Operation wesentlich. Nach einer Hysterektomie kann die Sonographie des kleinen Beckens u. U. deutlich beeinträchtigt sein. Nicht nur, daß die wesentlichste Leitstruktur, der Uterus, fehlt, es ergeben sich auch immer wieder Verlagerungen der Adnexe, die dann beispielsweise das Auffinden der Ovarien zum Problem werden lassen. Die Beurteilung des Scheidenstumpfes ist auch relativ schwierig, denn diese Region sollte direkt postoperativ keinem zu starken Ankopplungsdruck ausgesetzt werden und später können narbige Strukturen die weitere Differenzierung erschweren (Abb. 1.94). Als sonographische Ultima ratio bleibt dann im Einzelfall nur noch der abdominale Zugangsweg, falls eine entsprechende Blasenfüllung möglich ist. Die Sonographie von Scheidenstumpfrezidiven bei onkologischen Fragestellungen kann wiederum nur in direkter Korrelation zum Tastbefund ein befriedigendes Resultat erbringen.

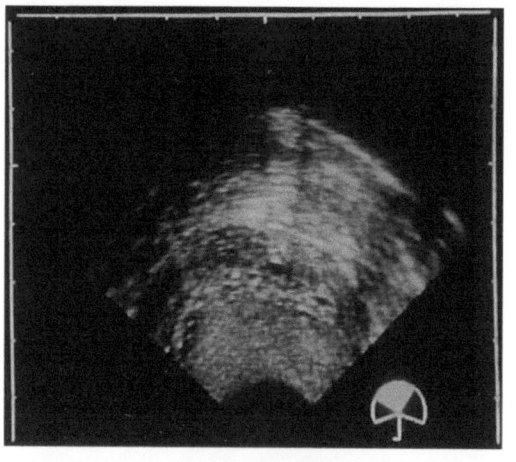

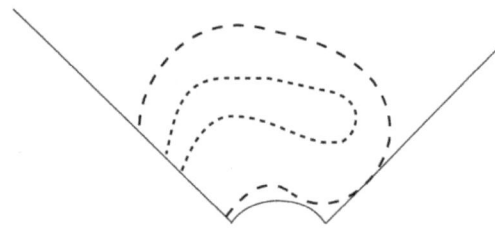

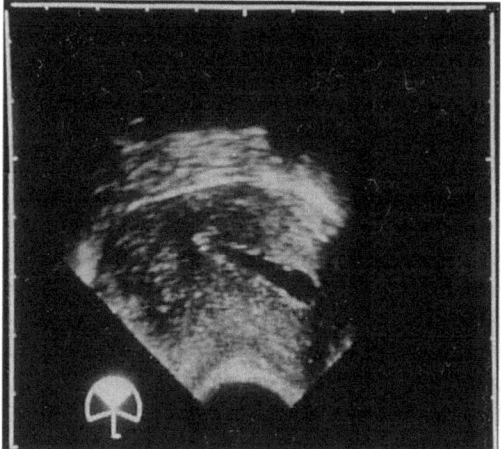

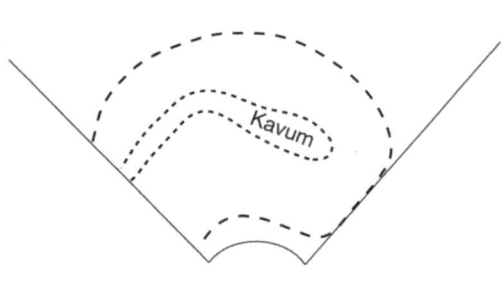

Die sonographische Darstellung der Tuben als Uterusanhangsgebilde ist mittels Kontrastsonographie, Doppler- und Farbdopplersonographie möglich, befindet sich aber noch im klinischen Erprobungsstadium.

1.4.3 Ultraschall bei operativen Eingriffen an den Adnexen

Der Wert von Informationen über die Lokalisation und das Ausmaß eines Adnextumors für eine entsprechende Planung des operativen Prozederes liegt auf der Hand. Immer häufiger stellt der auffällige Ultraschall selbst allerdings schon die einzige Indikation zur

Abb. 1.92. Auffälliges Kavumecho bei Tamoxifentherapie

Abb. 1.93. Anläßlich der durchgeführten Abrasio kann nur etwas schleimiges Sekret gewonnen werden, das auch histologisch so gut wie kein Gewebe enthält; dennoch ist bei der postoperativen Kontrolle das „sonomorphologische Substrat" verschwunden

Operation am Ovar dar (Abb. 1.95 und 1.96). Solche meist kleinen Strukturauffälligkeiten liegen oft von außen nicht sicht- oder tastbar in dem auch nicht vergrößerten Ovar und lassen sich intraoperativ nur durch eine direkte sonographische Lokalisation sicher und ziel-

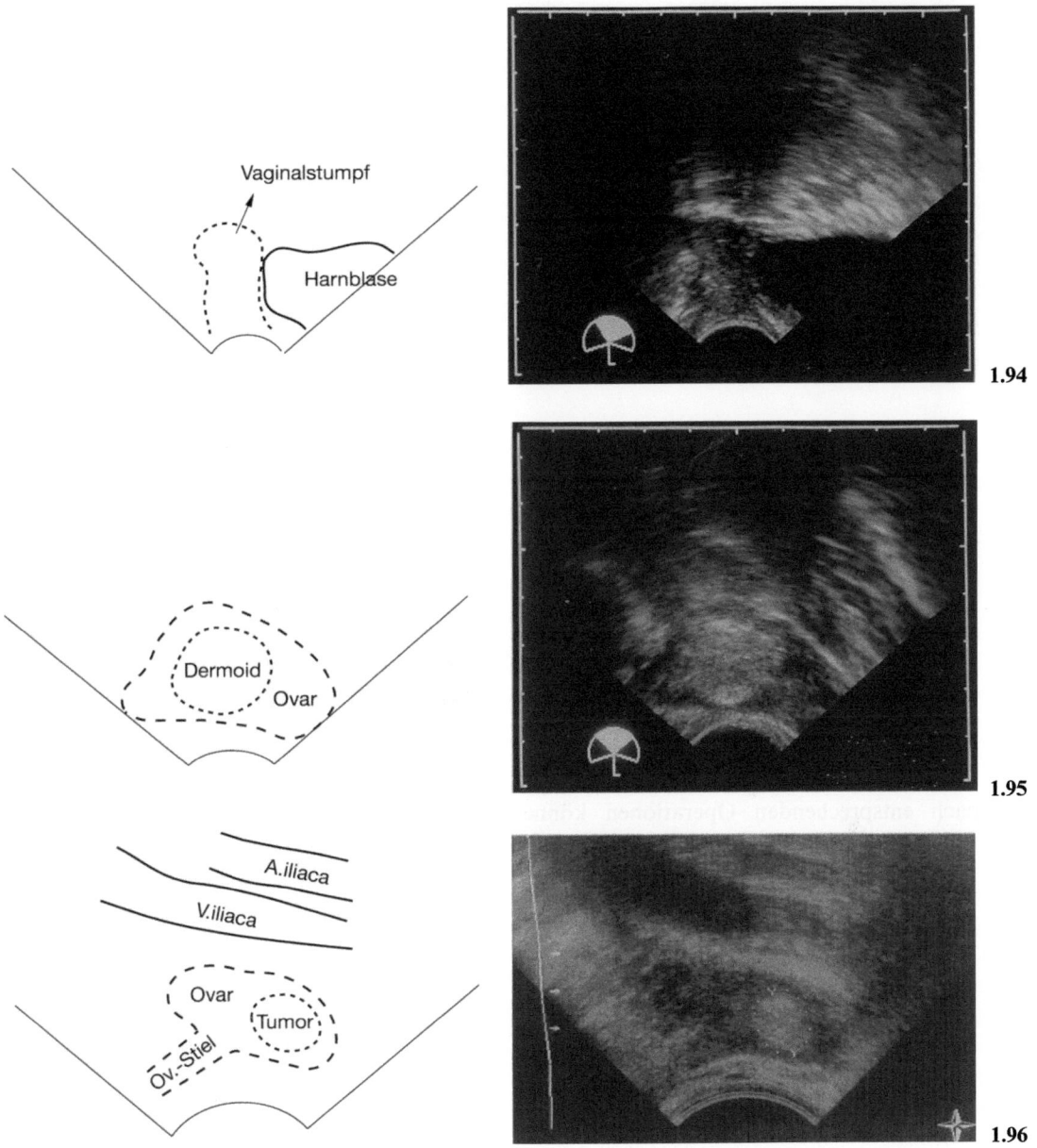

Abb. 1.94. Klobiger, aber sonst unauffälliger Vaginalstumpf nach Hysterektomie

Abb. 1.95. 2,3 × 2 × 1,9 cm große echodichte Struktur in 3,5 × 3,4 × 2,3 cm großem, linkem Ovar einer 43jährigen Patientin, intraoperativ nicht durch die Ovarialkapsel sicht- oder tastbar. Histologie: Dermoid

Abb. 1.96. 29jährige Patientin mit 1,2 × 0,9 cm großem echodichtem Tumor in normalgroßem Ovar bei nicht abgeschlossener Familienplanung; laparoskopische Ovarialbiopsie. Histologie: Dermoidzyste

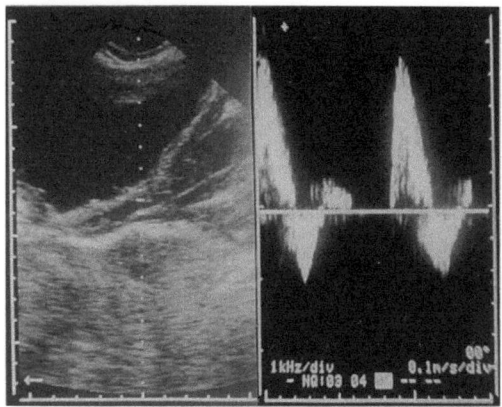 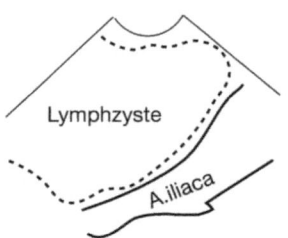

Abb. 1.97. Entlang der A. iliaca entstandene Lymphzyste rechts inguinal (*linke Bildhälfte*), wobei zur Orientierung das (typische) Dopplersignal der A. iliaca abgeleitet wurde (*rechte Bildhälfte*)

strebig ohne zu großen Verlust originären Ovarialgewebes entfernen.

Auch wenn erst wenige Tage vor einem operativen Eingriff ein Adnextumor sonographisch charakterisiert wurde, empfiehlt es sich in jedem Fall, diesen Befund präoperativ noch einmal zu aktualisieren. Nicht selten ergeben sich dabei unvermutete Befundänderungen oder -ergänzungen, deren Kenntnis für das weitere Prozedere von entscheidender Bedeutung sein kann.

Infiltrate oder Rezidive im Adnexbereich nach entsprechenden Operationen können wieder nur in Korrelation zum klinischen Befund sinnvoll sonographiert werden. Die für bestimmte onkologische Operationsverfahren typischen iliakalen Lymphonodektomien führen recht häufig zum Auftreten mehr oder weniger großer Lymphzysten. Diese lassen sich von abdominal-iliakal auch ohne volle Harnblase sonographieren, da sie relativ oberflächlich liegen (Abb. 1.97).

2 Geburtshilfe

2.1 Einführung in die geburtshilflichen Ultraschalluntersuchungen

Unternimmt man den Versuch, die Einsatzbereiche der Sonographie bei geburtshilflichen Fragestellungen zu gliedern, kann man sich natürlich an den Katalog der „Mutterschaftsrichtlinien" halten:

Richtlinien

des Bundesausschusses der Ärzte und Krankenkassen über die ärztliche Betreuung während der Schwangerschaft und nach der Entbindung (Mutterschafts-Richtlinien)[1]

in der geänderten Fassung vom 17. Juni 1992, veröffentlicht im Bundesanzeiger am 29. September 1992

**A.
Untersuchungen und Beratungen
sowie sonstige Maßnahmen
während der Schwangerschaft**
5. Im Verlauf der Schwangerschaft sollen 2 Ultraschalluntersuchungen mittels B-Bild-Verfahren zur Biometrie und Beurteilung der Organentwicklung des Feten durchgeführt werden; diese Untersuchungen sollen möglichst in der 16. bis 20. Schwangerschaftswoche und in der 32. bis 36. Schwangerschaftswoche erfolgen. Über diesen Rahmen hinaus sind weitere Ultraschalluntersuchungen nur nach Abschnitt B. 4. berechtigt.

**Anlage 1
zu den Mutterschaftsrichtlinien
(Abschnitt B 4 a)
Indikationen zur Ultraschalluntersuchung
in der Schwangerschaft (Sonographie)**
Über die regelmäßig durchzuführenden Ultraschalluntersuchungen in der 16. bis 20. Schwangerschaftswoche und in der 32. bis 36. Schwangerschaftswoche hinaus können unter den nachfolgend aufgeführten Voraussetzungen weitere Ultraschalluntersuchungen angezeigt sein, sofern der Befund durch andere klinische Untersuchungsmethoden nicht zu klären ist und eine der nachfolgend aufgeführten Indikationen vorliegt:

A. I. Trimenon
1. Verdacht auf gestörte intrauterine Frühschwangerschaft (z. B. bei liegendem IUP, uterus myomatosus, Adnextumor, uterine Blutung).
2. Nachweis einer intrauterinen Schwangerschaft bei zwingendem Verdacht auf extrauterine Schwangerschaft (EU).
3. Diskrepanz zwischen Uterusgröße und Gestationsalter.
4. Schwangerschaftsgefährdende Unfälle und Verletzungen sowie Intoxikationen.

B. II. Trimenon
5. Als notwendige Ergänzung zu anderen diagnostischen Maßnahmen (z. B. Amniozentese).
6. Bei Verdacht auf intrauterinen Fruchttod.

C. III. Trimenon
7. Rh-Inkompatibilität (Placenta-Diagnostik).
8. Verdacht auf intrauterine Retardierung (z. B. EPH-Gestose).

---
[1] Erschienen in: Der Frauenarzt 33/9, 1992: 939–946.

9. Verdacht auf Hydramnion.
10. Diabetes mellitus.
11. Drohende Frühgeburt (vorzeitige Wehen, Zervixinsuffizienz).
12. Lageanomalien (nur nach Durchführung der zweiten Routineuntersuchung).

D. **Unabhängig vom Schwangerschaftszeitraum**

13. Uterine Blutung

Seit der Einführung der Sonographie in die Vorsorgeuntersuchungen bei Schwangeren im Oktober 1979 hat sich an den offiziellen Einsatzbereichen nichts mehr geändert. Das läßt erahnen, daß zwischenzeitliche Entwicklungen auf dem Gebiet der Sonographie Aktualisierungen dieser Richtlinien erforderlich machen. Allein die bis zum September 1992 gültige Forderung in Kapitel A, Abschnitt 1 „Die Feststellung der Schwangerschaft soll in der Regel durch die bimanuelle Untersuchung erfolgen" wurde durch die Ansprüche der Patientinnen und die derzeit möglichen Untersuchungstechniken überholt und ist jetzt gestrichen worden. Woran soll sich aber der Untersucher im Detail orientieren, wenn es um die Frage des sinnvollen Einsatzes einer Ultraschalluntersuchung bei einer Schwangeren geht. Forensische Aspekte werden in diesem Zusammenhang sicher den Stand von Richtlinien hinter dem der wissenschaftlichen Erkenntnisse bzw. Möglichkeiten zurücktreten lassen. Es bleibt also dem einzelnen Arzt selbst überlassen, sich über den aktuellen Stand der Sonographie zu informieren und seine Kenntnisse und Fähigkeiten diesem anzupassen. Allem voranzustellen ist dabei die Frage nach der Schädlichkeit solcher Untersuchungen für die Untersuchungsperson bzw. in diesem Fall für das ungeborene Leben. Während für den konventionellen Ultraschall die Unschädlichkeit als erwiesen anzusehen ist, bleibt dies für den gepulsten Dopplerultraschall nach wie vor ungeklärt! Als offizielle Richtlinien für diesen Aspekt können die entsprechenden „clinical safety statements" der übergeordneten Ultraschallgesellschaften angesehen werden.

EFSUMB
Clinical Safety Statement
Karlsruhe, October 1992.

Ultrasound imaging for diagnostic purposes in obstetrics has been in extensive clinical use for more than 25 years. Numerous investigations, of various degrees of sophistication, have been undertaken in an endeavour to detect adverse effects. None of these studies have proved that ultrasound at diagnostic intensities as used today has led to any deleterious effect to the fetus or mother.

In view of the current paucity of well designed, controlled long term prospective epidemiological studies, it is necessary to resort to evidence culled from laboratory studies in vitro and in vivo.

Diverse effects of potential clinical significance have been reported from a variety of biological systems subjected to either pulsed or continuous wave diagnostic ultrasound. Those effects that have been chosen for further study have either not been confirmed or have given conflicting results.

Routine clinical scanning of every woman during pregnancy using real-time B Mode imaging is not contra-indicated by the evidence currently available from biological investigations and its performance should be left to clinical judgement.

In view of the possibility of significant temperature elevations in tissues in the path of a Doppler beam, routine examinations of the first trimester embryo using pulsed Doppler devices is considered inadvisable at present. It is advisable to minimise exposure time in pulsed Doppler mode during fetal examinations, and particularly when fetal bone structures may lie within the Doppler beam. This is a field of research in progress and final recommendations cannot be made at present.

As new instrumentation using higher acoustic outputs, and new clinical procedures become more widespread, thus giving the potential for higher tissue exposures, it will be necessary to continually re-evaluate the safety of these diagnostic procedures.

The committee endorses the clinical safety statement made by the AIUM (1988), while emphasing the need for further investigations into bio-effects from physical, biological and clinical standpoints.

Ultrasound Radiation Safety Tutorial

Pulsed Doppler Devices – Safety Aspects [2]

Introduction
Safety aspects of pulsed Doppler devises and duplex scanners are increasingly under discussion. This article is intended to promote a better understanding of the greater potential risk of these

---

[1] Erschienen in: EFSUMB (European Federation of Societies for Ultrasound in Medicine & Biology) Newsletter No. 7, 1993.

[2] Erschienen in: EFSUMB – Newsletter No. 5, 1991.

Measurement Principle

Doppler systems are mainly used to measure the movement of tissue or the velocity of blood. The measurement technique is based on the comparison of two frequencies that of the incident ultrasonic wave and that of the wave backscattered by moving inhomogeneities within the body (1). These frequencies will no longer be equal when the distance between the radiating transducer and the backscattering (reflecting) object varies with time. The resultant frequency shift f_D – known as the Doppler frequency shift – proportional to the velocity v_r of the scatterer relative to the radiating transducer and to the incident frequency f_o. If the absolute velocity v of the moving object is required, it is necessary to correct the velocity v, by the cos Θ factor. The absolute velocity v is given by

$$v = \frac{f_D \cdot c}{2 f_o \cos \Theta}$$

where c is the mean speed of sound in the exposed tissue, Θ is the angle between the transducer axis and the direction of movement. In most applications Θ varies between 30° and 60°.

Increased Potential Hazard of Pulsed Doppler Equipment

In the techniques presently available, some of the values of exposure parameters of pulsed Doppler devices and duplex scanners are higher than those of standard real-time B-mode imaging systems. The reason for this is to be found in the following physical conditions of the pulsed Doppler measurement procedures:

1. Because of the very low backscatter coefficient of blood the incident ultrasonic signal is band-limited in most cases in order to increase the signal-to-noise ratio (S/N). The length of the wave trains is therefore increased by a factor of three or more compared to the very short pulses of imaging devices.
2. In order to measure high blood velocities without alaising errors an increased prf (pulse repetition frequency; Nyquist theorem) is needed. prfs up to 30 kHz or more are used. This is roughly 10 times that of B-mode imaging.
3. During Doppler applications, the beam direction is frozen, and therefore the incident energy is concentrated in a small volume compared to the large tissue volumes into which the energy is distributed during B-mode imaging.
This fact may increase time averaged parameters by at least a factor 10.

Under worst case conditions all these factors may multiple and some exposure levels may be a hundred times larger than those found in B-mode imaging. This may create the potential for unwanted bioeffects.

These three factors, longer pulse lengths, increased p.r.f. and higher energy densities at the target volume relative to those found in B-mode imaging fields, mean that there is an increased likelihood of biologically significant thermal and/or cavitational effects occurring. In fact, significant temperature rises have been measured under very specific exposure conditions in unperfused tissue samples *in vitro* (2). The circumstance where thermal effects may be of most concern is where the pulsed Doppler beam is incident on skeletal tissue, for example, at the fetal skull. Here, the energy absorbed locally (and thus the heating) may be increased due to reflections and to mode conversion. The possibility of long dwell times during Doppler examinations means that any temperature rises induced may be held for a biologically significant length of time.

Recommendations

1. In view of the possibility of significant temperature elevations *in utero*, routine examinations of every woman using pulsed Doppler devices during the first trimester of pregnancy is considered inadvisable at present.
2. The output parameters should be kept strictly to the minimum consistent with good clinical performance. (This is the ALARA principle, as low as reasonably achievable). These should become the default (start up) conditions of the device.
3. Exposure of soft tissue/bone interfaces should be reduced as far as possible, in order to minimise the possibility of significant temperature increases.
4. Gas bubble contrast agents may increase the likelihood of cavitational effects, and should only be used where specifically indicated.
5. Every effort should be made to ensure that the time taken for an examination is kept to a minimum. In particular, the dwell time over potentially sensitive targets should be kept as short as possible.

References

(1) Wells, P. N. T. 1977. Biomedical Ultrasonics, Academic Press.
(2) ter Haar, G. 1989. Phys. Med. Biol., Vol. 34, no. 11, pp 1533.

Glücklicherweise läßt sich der Einsatz der Sonographie im Zusammenhang mit der Schwangerschaft aber immer wieder auf einige wenige Kernfragen zurückführen, an denen sich der geburtshilflich tätige Arzt in Klinik und Praxis gleichermaßen orientieren kann:

- Welche Aussagen läßt der Ultraschall in der Frühschwangerschaft über den Sitz, die normale Entwicklung und die Vitalität zu?
- Welche Hinweise sind von der Sonographie bei der Abortdiagnostik zu erwarten?
- Inwieweit lassen sich indirekt mit der Frühschwangerschaft zusammenhängende Komplikationen echographisch weiter abklären?
- Welche Möglichkeiten bietet die Sonographie, embryonale oder fetale Fehlentwicklungen bzw. Erkrankungen anhand von Kontur- oder Strukturstörungen zu erkennen?
- Lassen sich aus der echographischen Fetometrie klinisch verwertbare Rückschlüsse auf die Wachstumsdynamik ziehen?
- Kann der Ultraschall klinisch verwertbare Aussagen über die Fruchtwassermenge, die Lage und Funktion der Plazenta sowie den Zustand der Cervix uteri treffen?
- Wie weit erleichtert oder ermöglicht die Sonographie die Durchführung invasiver diagnostischer oder therapeutischer Eingriffe in der Schwangerschaft?
- Hat die Sonographie bzw. haben die sich daraus ergebenden Diagnosen Auswirkungen auf die Interaktion zwischen Arzt und werdenden Eltern?

Entsprechend den internationalen Empfehlungen der Kommission für Statistik der WHO (1967), des 2. Europäischen Kongresses für Perinatale Medizin (1970) und des FIGO Sub-Committee on Perinatal Epidemiology and Health Statistics (1984) beziehen sich die in diesem Buch zum Schwangerschaftsalter gemachten Angaben auf die vollendeten Schwangerschaftswochen. Da im deutschen Sprachraum häufig noch das Gestationsalter mit der laufenden Schwangerschaftswoche angegeben wird, sei hier ausdrücklich auf diese Tatsache hingewiesen. Die Angabe 8. + 5 SSW bedeutet für die folgenden Ausführungen demnach 8 abgeschlossene Schwangerschaftswochen plus 5 Tage der laufenden Woche; die Schwangere befindet sich also nach der alten Definition in der 9. laufenden Schwangerschaftswoche!

2.2 Das sonographische Erscheinungsbild der Frühschwangerschaft (Sitz, Entwicklung, Vitalität)

Obwohl die Mutterschaftsrichtlinien zur Feststellung einer Gravidität bis vor kurzem noch der klinischen Untersuchung den Vorrang gegeben haben, ist es längst Routine geworden, die hCG (humanes Choriongonadotropin)-Bestimmungen aus dem Urin bzw. Blut als Schwangerschaftsnachweis in Anspruch zu nehmen. Die hCG-Bestimmung kann allerdings auch nur in beschränktem Rahmen die an sie gestellten Fragen beantworten. Ein positiver hCG-Wert allein läßt keine Rückschlüsse auf die Lokalisation, die Vitalität oder den Verlauf der Schwangerschaft zu. So ist es nicht verwunderlich, daß gerade durch die Verfügbarkeit der Vaginalsonographie mit ihrer guten Auflösungskraft der Ultraschall eine immer bedeutendere Rolle bei der Beurteilung einer Frühschwangerschaft erlangt hat. Die Bemühungen, zu den beiden Screeningultraschalluntersuchungen in der Schwangerschaft eine 3. im 1. Trimenon zu etablieren, sind als ein offizielles Nachvollziehen einer bereits weit verbreiteten und durch ihren Erfolg bestätigten Praxis zu sehen. Sind die Fragen nach dem Sitz, der Vitalität und beispielsweise dem Alter einer Schwangerschaft sonographisch eindeutig zu beantworten, kann innerhalb kürzester Zeit eine umfassende und zufriedenstellende Betreuung der Graviden eingeleitet werden. Ergeben sich aus dem Ultraschallbefund neue Fragen, dann ist eine umfassende Kenntnis der sonographischen Erscheinungsbilder der Frühschwangerschaft unerläßlich, insbesondere das Wissen um das zeitlich abgestufte Auftreten von Fruchtblase, Embryo, Dottersack und Herzaktion.

Als erstes sonographisches Zeichen einer Schwangerschaft kann indirekt die Persistenz des Corpus luteum (Abb. 2.1) sowie eine über die normalerweise im Zyklus erreichte Höhe des sekretorischen Endometriums hinausgehende Endometriumdicke von über 15 mm gesehen werden. Während biochemisch (hCG!) sich eine Schwangerschaft schon vor Ausbleiben der erwarteten Menstruation nachweisen läßt, gelingt der sonographische Nachweis eines sicheren Schwangerschaftskorrelats erst wenige Tage nach dem Ausbleiben der erwarteten Menstruation. Dieses erste Ultraschallzeichen ist ein exzentrisch im Endometrium gelegenes etwa 2–3 mm großes Bläschen, das ungefähr ab dem 30.–31. Tag post menstruationem bei einer hCG-Titerhöhe von 750 mIE (SIS = 2nd International Standard) bzw. 1000 mIE (1. IRP = 1st International Reference Preparation) entdeckt werden kann (Abb. 2.1). Das Auffinden einer solch kleinen zystischen Struktur wird durch das in der Regel homogene, echodichte Endometrium erleichtert, erfordert aber aufgrund seiner sehr geringen Größe ein aufmerksames Durchmustern aller Endometriumregionen.

Da es allerdings auch zum Auftreten nicht mit einer Schwangerschaft in Zusammenhang stehender kleinstzystischer Strukturen kommen kann, ist bei der Entdeckung einer entsprechenden Auffälligkeit eine Korrelation zum hCG-Wert herzustellen. In Zweifelsfällen wird eine kurzfristige Ultraschallkontrolle nach etwa 3–4 Tagen notwendig, um die als Fruchtblase angesprochene Struktur anhand der für sie typischen Wachstumsdynamik als solche zu identifizieren (s. Tabelle 2.5). Der mittlere Chorionhöhlendurchmesser – aus den 3 Durchmessern 2 aufeinander senkrecht stehender Schnittebenen ermittelt – läßt eine Abschätzung des Gestationsalters mit einer Genauigkeit von ±4 Tagen zu. Solang sich in der Chorionhöhle keine weiteren Strukturen differenzieren lassen, bleibt eine gewisse Unsicherheit in der Differenzierung von Pseudogestationssäcken, wie sie bei einer Extrauteringravidität auftauchen können. Letztere zeigen allerdings keine so feste Korrelation zu den hCG-Werten und auch ihre Wachstumsdynamik entspricht nicht der von echten Fruchtblasen. Beim Vergleich von hCG-Werten und Chorionhöhlendurchmessern gibt es noch eine ganz wesentliche Ausnahme: die Mehrlingsgravidität. Beispielsweise wäre im Fall einer Zwillingsschwangerschaft ab einem hCG-Wert von 750 bzw. 1000 mIE keineswegs mit dem Nachweis einer Fruchtblase zu rechnen. Andererseits entsprechen die hCG-Werte aber auch nicht etwa dem Doppelten der bei einer Einlingsgravidität erwarteten

Abb. 2.1. Intrauterine Frühgravidität, hCG (1. IRP) 1400 mIE. *Links:* 2 mm großes Fruchtbläschen (→) im echodichten Endometrium, *rechts:* Corpus luteum in graviditate, zentral zystisch

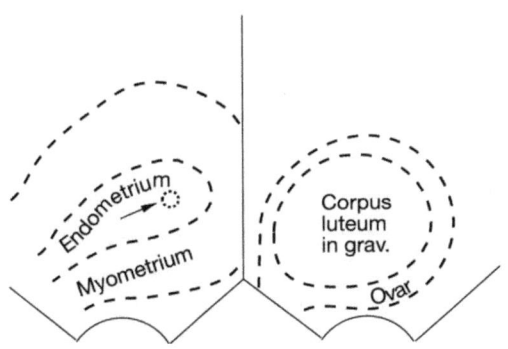
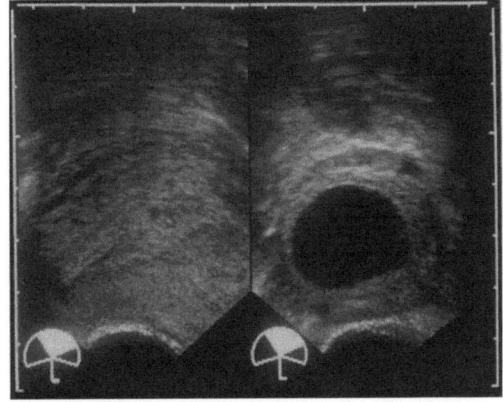

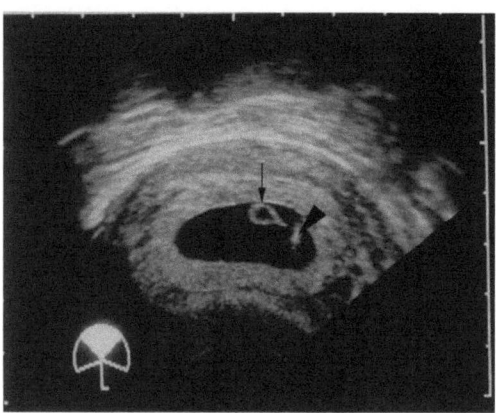

Abb. 2.2. Dottersack (→) und Embryowalze (▶) in der 6. + 3 SSW

Höhe! Ebenso läßt das Absinken der hCG-Werte beim Abbluten einer Fruchtblase aus dem Verbund einer Mehrlingsschwangerschaft mit den dazugehörigen sonographischen Beobachtungen keine Aussage über die Prognose der Restschwangerschaft zu.

Für 1–2 Wochen stellt die Chorionhöhle das einzige sichtbare Korrelat einer bestehenden Schwangerschaft im Ultraschall dar. Dann aber werden in kurzen Abständen immer mehr Strukturen sonographisch erfaßbar. Ab der 5. SSW läßt sich der normalerweise 4–5 mm große Dottersack nachweisen (Abb. 2.2), der im Gegensatz zum Embryo extraamnial liegt. Seine etwas dickere Wand läßt sich in der Regel gut von der auch etwa ab der 6. SSW nachweisbaren dünnen Amnionmembran (Abb. 2.5) differenzieren. Während der Dottersack sich gegen Ende des 1. Trimenons wieder zurückbildet, verliert sich die Nachweisbarkeit des Amnions im Ultraschallbild durch dessen Anlagerung an die Chorionmembran. Auch dies passiert gegen Ende des 1. bzw. zu Beginn des 2. Schwangerschaftstrimenons. Für die klinischen Belange selbst ist allerdings der Nachweis des Embryos selbst bzw. seiner Herzaktion von größerer Bedeutung. Noch bevor der Embryo an seiner Gestalt als solcher zu erkennen ist, läßt er sich durch seine Herzaktion identifizieren. Diese setzt etwa am 22. Entwicklungstag (= 36. Tag post menstruationem) ein. Die sonographische Nachweisbarkeit mittels hochauflösender Vaginalsonden beginnt um den 39. Tag post menstruationem. Während in Einzelfällen mit genau bekanntem Gestationsalter (Sterilitätspatientinnen!) schon ein Nachweis ab dem 36. Tag p.m. geführt werden konnte, wird der routinemäßige Nachweis ab dem 42.–44. Tag p.m. gefordert, was der 6. + 1–3 SSW entspricht. Zu diesem Zeitpunkt besitzt der Embryo eine Scheitel-Steiß-Länge (CRL = „crown rump length") von 6–7 mm. In günstigen Fällen kann aber durchaus schon bei einer CRL von 4 mm eine Herzaktion registriert werden! Die Dokumentation der embryonalen Herzaktion im Real-time-Bild läßt sich natürlich mittels Videobandaufzeichnung vornehmen. Die übliche Dokumentationsweise ist allerdings das M-Bild (M-mode; M = motion). Diese Darstellung bedarf allerdings einiger Erläuterungen. Zunächst einmal kann die Aufzeichnung der embryonalen Herzaktion störend von maternalen Pulsationen überlagert werden. Eine parallele Aufzeichnung der embryonalen und der maternalen Herzaktion wären natürlich der beste Beweis für die Echtheit der kindlichen Vitalität. Es ist aber auch immer wieder zu beobachten, daß eine gut aufgezeichnete starke embryonale Pulsation sich in anderen

Abb. 2.3. Embryonale Herzaktion bei einer CRL von 5–6 mm, Frequenz 121 Schläge/min mit Spiegelung in diverse Bildtiefen (Artefakt!), mütterlicher Puls: 84 Schläge/min

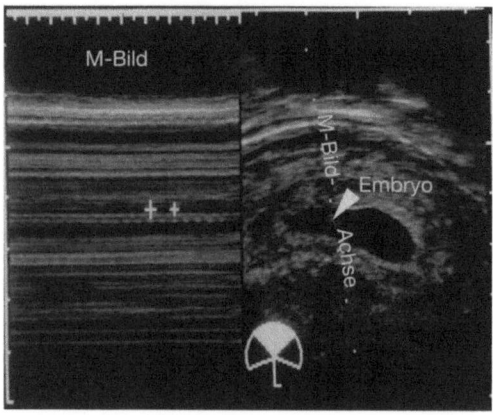

Das sonographische Erscheinungsbild der Frühschwangerschaft

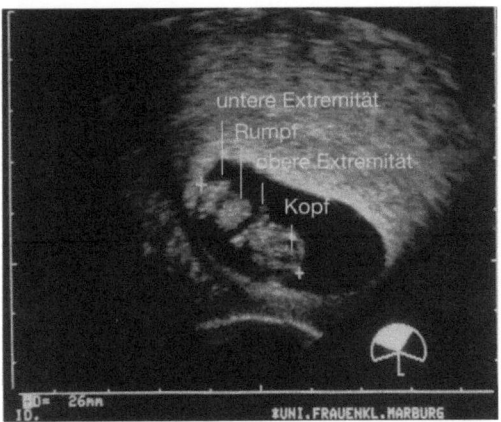

Abb. 2.4. Embryo ≙ 9. + 1 SSW bei CRL von 26 mm im Frontalschnitt gemessen. Keine Aussage zur Körperkrümmung möglich

Tabelle 2.1. Grobe Anhaltswerte für die CRL[a] im 1. Trimenon

Abgeschlossene SSW + Tage der laufenden SSW	CRL [mm]
4. + 1–7	≦ 5
5. + 1–7	5–10
6. + 1–7	≧ 10
7. + 1–7	15–20
8. + 1–7	≧ 20
9. + 1–7	≧ 30
10. + 1–7	≧ 40
11. + 1–7	≧ 50

[a] Abdominalsonographisch ermittelte CRL-Werte sind bis zur 12. SSW 1–4 mm größer als die vaginalsonographischen!

Tiefen des M-mode-Bilds artefaktmäßig spiegelt und so zu Verwirrungen in den Interpretationen führt (Abb. 2.4). In solchen Zweifelsfällen ist die Registrierung des mütterlichen Pulses unerläßlich! Der Nachweis der embryonalen Herzaktion an sich ist durchaus als ein prognostisch günstiges Zeichen für eine Schwangerschaft zu sehen, da nach einem solchen Vitalitätsnachweis nur noch etwa 10% dieser Schwangerschaften in einem Abort enden. Gelegentlich wird im Zusammenhang mit der Frage nach der Herzaktion auch die nach einer „intakten Gravidität" gestellt. Diese Formulierung ist allerdings sonographisch nicht zu beantworten, weswegen man sich auf die Formulierung „vitale Gravidität" bzw. „vitaler Embryo" beschränken sollte!

Wie schon erwähnt, beginnt der Embryo seine sonographische „Karriere" als „pulsatiles Element". Durch sein rasantes Wachstum nimmt er allerdings schnell an Länge und Gestalt zu, so daß er gegen Ende des 1. Trimenons bereits als „Mensch" erkennbar ist!

Da das Größenwachstum des Embryos schneller verläuft als das der Chorionhöhle, ist eine etwas genauere Schätzung des Gestationsalters durch die CRL möglich (± 3 Tage). Deshalb wird ab der sonographischen Erfaßbarkeit dieses Biometrieparameters die Messung des Chorionhöhlendurchmessers zugunsten der CRL aufgegeben. Die große Genauigkeit der CRL-Vermessung in der Abschätzung des Schwangerschaftsalters bedingt natürlich eine peinlich exakte Vermessung des Embryos. In der Frühphase kann es durchaus problematisch sein, die längste Ausdehnung der relativ strukturlosen „Embryowalze" einzustellen. Gegen Ende des 1. Trimenons nimmt dann nicht nur die natürliche Krümmung des Embryos zu, sondern auch seine Fähigkeit, diese durch aktive Streckbewegungen in unterschiedlichem Maße aufzuheben. In dieser Phase gewinnt die Vermessung des biparietalen Schädeldurchmessers zunehmend an Bedeutung und löst die CRL-Messung ab. Während es bei der CRL-Messung zunächst wirklich nur darauf ankommt, die längste Ausdehnung des Embryos zu erfassen, ist in späteren Wochen eine Darstellung des Embryos in einer Sagittalschnittebene vorzuziehen. So kann das Ausmaß der Krümmung eher beurteilt werden als bei einer entsprechenden Darstellung in der Frontalschnittebene (Abb. 2.4 und 2.5). Schon Leonardo da Vinci legte bei seinen „anatomischen Skizzen" zur Vermessung der „Sitzhöhe" Wert auf die aufrechte Haltung der vermessenen Person, woraus zu erkennen ist, daß weder die CRL-Vermessung an sich, noch die damit verbundenen Schwierigkeiten ein neuzeitliches Problem sind! Obwohl der Embryo intraamnial

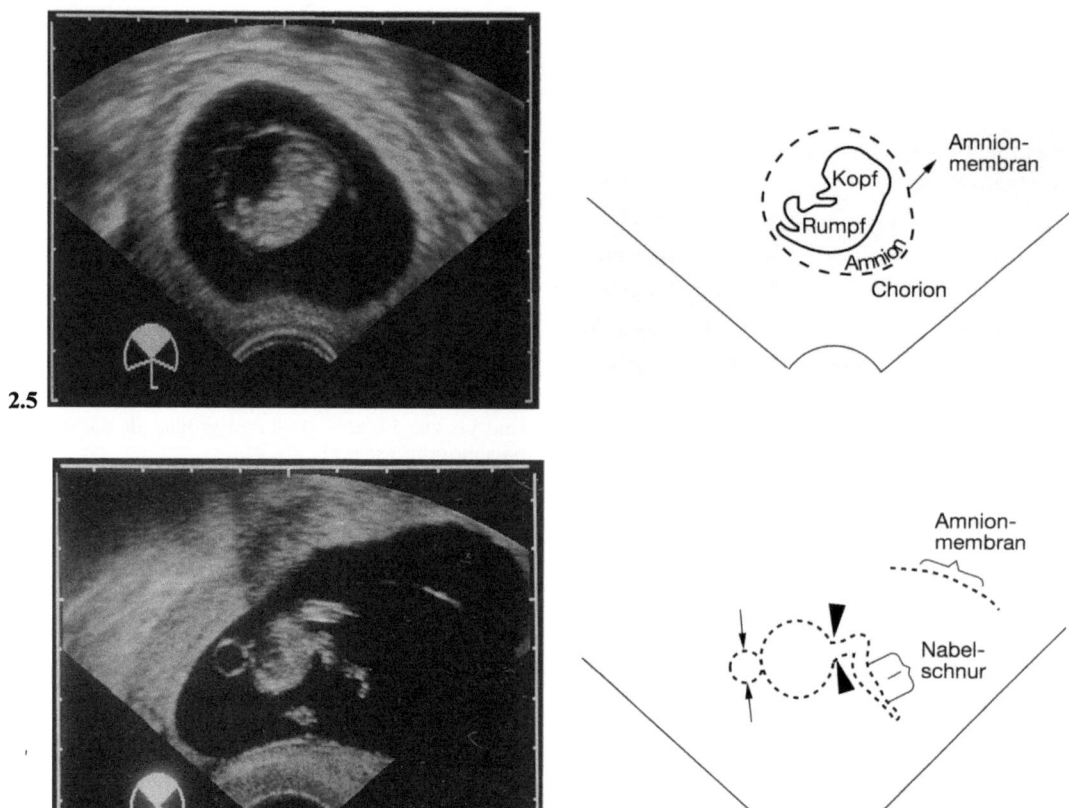

und der Dottersack extraamnial gelegen ist, wird doch immer wieder bei weniger gut auflösenden Geräten, mangelnder Erfahrung oder ungenügender Aufmerksamkeit der Dottersack fälschlicherweise in die CRL-Vermessung miteinbezogen. Andererseits kann in umgekehrter Weise der sich erst im Laufe der 9. SSW teilende gemeinsame Hirnventrikel als Dottersack fehlinterpretiert werden! In diesem Zusammenhang sei noch auf das Problem der embryonalen Fehlbildungsdiagnostik hingewiesen! Immer wieder führen mangelhafte Kenntnisse der normalen Embryonalentwicklung zu fatalen Fehldiagnosen oder Verunsicherungen der werdenden Eltern. Als klassische Beispiele gelten dabei die Fehlinterpretationen des gemeinsamen Hirnventrikels vor der 10. SSW als embryonaler Hydrozephalus oder des zwischen der 9. und 11. SSW

Abb. 2.5. Embryo im Sagittalschnitt mit moderater Körperkrümmung (CRL ebenfalls 26 mm ≙ 9. + 1 SSW)

Abb. 2.6. Abdomenquerschnitt bei einem Embryo in der 11. SSW: Dottersack (→) als „Pseudomeningozele" im dorsalen Bereich und physiologischer Nabelbruch (▸) ventral

vorübergehend auftretenden physiologischen Nabelbruchs als Omphalozele (Abb. 2.6). Auch dorsal der Embryonen plazierte Dottersäcke sind schon als Nackenzysten oder Meningozelen fehlgedeutet worden (Abb. 2.6). Immer wieder diskutiert wird auch die pathognomonische Bedeutung des „Nackenödems" in der Embryonal- und frühen Fetalphase. Allerdings bildet sich das Lymphgefäß-

Das sonographische Erscheinungsbild der Frühschwangerschaft

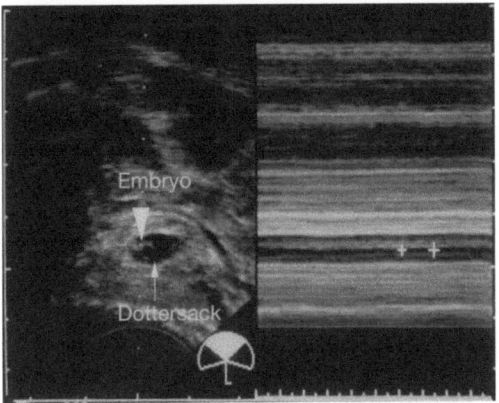

Abb. 2.7. 4 mm (CRL) großer vitaler Embryo extrauterin (Herzfrequenz 89 Schläge/min)

system im Nackenbereich in der Embryonalphase stets unter Auftreten eines mehr oder weniger ausgeprägten passagären Nackenödems aus, so daß Überschätzungen dieses Zeichens vorprogrammiert sind!

Abb. 2.8. Patientin mit vaginaler Blutung und Schmerzen sowie druckdolentem Befund im linken Adnexbereich, hCG 6010 mIE (1. IRP). Aufnahmeultraschall: frühe intrauterine Gravidität (8 mm große Fruchtblase) und Corpus luteum links. Kontrollultraschall: der Adnexbefund links stellt sich neben einem unauffälligen homolateralen Ovar dar. Operativ bestätigte endgültige Diagnose: Tubargravidität (*linke Bildhälfte*) und kleiner intrauteriner Pseudogestationssack (*rechte Bildhälfte*)

Bei Mehrlingsschwangerschaften kommt der Sonographie in der Entdeckung sowie der Verlaufskontrolle eine wesentliche Bedeutung zu. Besteht der begründete Verdacht auf eine höhergradige Gravidität, muß eine sorgfältige echographische Durchmusterung jeder einzelnen Fruchtblase erfolgen. Mehrlingsgraviditäten unterliegen nicht nur einem erhöhten Abort- und Komplikationsrisiko, sondern auch einem erhöhten Fehlbildungsrisiko! Erst mit dem Nachweis mehrerer vitaler Embryonen sollte man aus der Verdachtsdiagnose eine Diagnose machen. Da sich die Chorionhöhlen einer Mehrlingsschwangerschaft durchaus größenmäßig divergent entwickeln können, ist daraus keine Aussage über die Prognose der Schwangerschaft abzuleiten. Bei divergentem Wachstum der Embryonen dagegen sollte die Schwangerschaft aufmerksam sonographisch kontrolliert werden, um evtl. bei Bedarf die Indikation für eine Pränataldiagnostik stellen zu können. Meist läßt sich jedoch die Registrierung unterschiedlicher CRL-Werte durch die bereits beschriebenen Meßprobleme erklären. Läßt sich bei einem hCG-Wert von 750 mIE (SIS) bzw. 1000 mIE (1st IRP) keine intrauterine Fruchtblase nachweisen, kann bei einer symptomlosen Patientin sicherlich 2 Tage zugewartet werden, um nach entsprechend zu erwartender Verdopplung des hCG-Werts sonographisch evtl. eine Mehrlingsgravidität zu entdecken. Zeigt sich

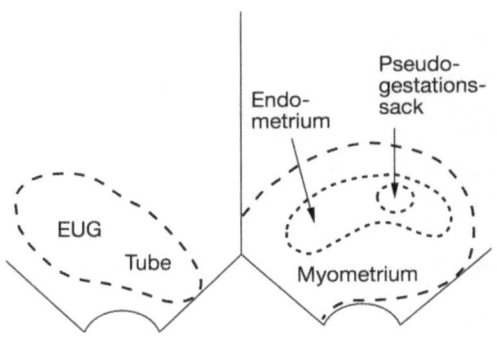

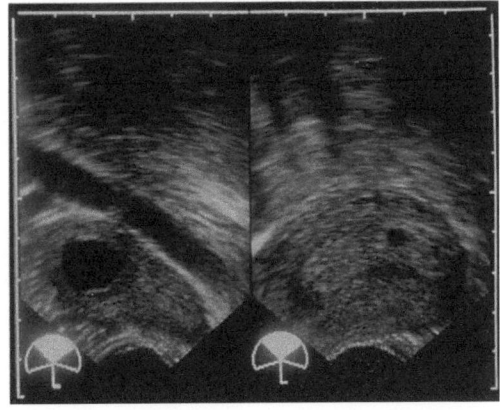

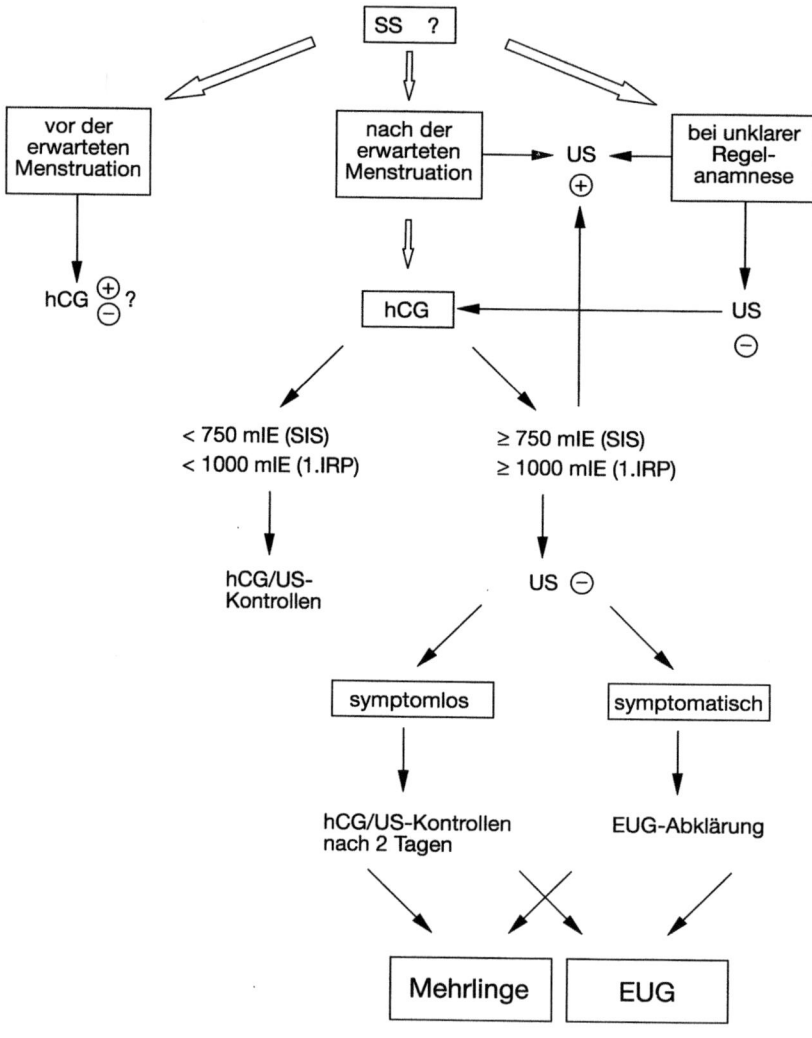

Abb. 2.9. Einsatz von hCG und Ultraschall zum Schwangerschaftsnachweis

dann aber bei einem entsprechenden Hormonwertanstieg immer noch keine Fruchtblase intrauterin, so verstärkt sich der differentialdiagnostisch in Erwägung zu ziehende Verdacht auf eine Extrauteringravidität (EUG) (Abb. 2.9). Da die Koinzidenz einer extra- und einer intrauterinen Schwangerschaft nur etwa 1:30000 beträgt, ist das Fehlen einer intrauterinen Schwangerschaft durchaus ein ernstzunehmendes Warnzeichen. Die Darstellung eines vitalen Embryos oder Fetus gelingt nur in etwa 3% aller Fälle von Extrauteringraviditäten (Abb. 2.7). Ebenfalls in nur 3% aller EUG-Fälle liegt der Sitz der Schwangerschaft nicht nur extrauterin, sondern auch extratubar. Dementsprechend ist bei der Suche nach einem sonographischen Korrelat für eine EUG besonderes Augenmerk auf die Inspektion der Adnexabgänge und – soweit darstellbar – der Tuben zu legen. Findet sich ein auffälliger Adnexbefund (Abb. 2.8), so muß stets versucht werden, ihn vom homolateralen Ovar zu differenzieren. In diesem Zusammenhang ist es wichtig zu wissen, daß der auch für eine EUG notwendige Schwangerschaftsgelbkörper nicht unbedingt auf derselben Seite wie das EUG-Korrelat zu sehen sein muß! Während das Vorhandensein von freier Flüssigkeit im Douglas-Raum bei einer EUG nur als unspezifisches Zeichen gewertet werden kann, ist dem Auftreten eines Pseudogestationssacks (Abb. 2.8) eine spezifischere Bedeutung zuzumessen und ihm entsprechend auch mehr Aufmerksamkeit zu widmen. Durch den schwangerschaftsbedingt anhaltenden Progesteronstimulus auf das Endometrium kommt es wie bei der intrauterinen Gravidität auch bei der EUG zu einer Dezidualisierung des Endometriums.

Diese Deziduasäckchen können mit Sekret aus den endometrialen Drüsen oder mit Blut gefüllt sein, sind in der Regel klein und bleiben in ihrem Wachstum hinter dem einer erwarteten intrauterinen Fruchtblase zurück. Sie können aber in Ausnahmefällen sogar Durchmesser von 4–5 cm (!) erlangen. Obwohl sie im Kavum liegen, d. h. nicht so exzentrisch wie eine intrauterine Fruchtblase, und ihnen auch die eine echte Chorionhöhle umgebende asymmetrisch dicke Trophoblastanlage fehlt, kommt es doch immer wieder zu Verwechslungen mit den als „Windeiern" bekannten Abortivanlagen. Nicht selten wird dabei das eigentliche sonographische Korrelat der EUG mit dem Corpus luteum verwechselt, das homolaterale Ovar aber gar nicht gesucht bzw. gefunden.

2.3 Die gestörte Frühschwangerschaft (Abortdiagnostik, IUP, Uterus- und Ovarialtumoren in der Gravidität)

Nach statistischen Schätzungen enden 30–40% aller angelegten Schwangerschaften im Abort, noch bevor sie klinisch oder sonographisch erfaßbar werden. Die registrierbare Spontanabortrate dagegen wird mit 10–20% angegeben. Ohne einen vorausgegangenen Abort beträgt das Abortrisiko für eine Schwangere etwa 5–8%, bei entsprechend belasteter Vorgeschichte kann es sich auf 10–20% erhöhen (nach Distler 1990).

In etwa 60% der Fälle liegt den spontanen und verhaltenen Aborten eine chromosomale Anomalie zugrunde (50% Trisomien, 25% Monosomien, 15% Triploidien, 5% Tetraploidien, 3–5% Strukturaberrationen). Während es sich dabei in der überwiegenden Mehrzahl um spontan auftretende Fehlentwicklungen handelt, sind nur 3–5% familiär bedingt (Göcke et al. 1985). Gerade der hochauflösenden Vaginalsonographie kommt daher bei der Beurteilung vor allem der verhaltenen Aborte („missed abortion") die Aufgabe zu, bei entsprechenden echomorphologischen Auffälligkeiten am Embryo oder Trophoblasten eine Karyotypisierung des Abortmaterials bzw. eine gezielte embryopathologische Aufarbeitung zu indizieren. Durch diese Vorgehensweise können heute in vielen Fällen, die früher nicht entsprechend bearbeitet werden konnten, Antworten auf die Fragen nach dem „Warum" eines Aborts gegeben werden. Zur Beurteilung des verhaltenen Aborts gehört der sonographische Nachweis „fehlender Vitalitätszeichen". Ein Embryo unter 5 mm CRL muß auch bei ausreichend guter Ultraschalltechnik nicht unbedingt eine Herzaktion aufweisen. Ab 5–6 mm CRL aber sollte nach ausreichend langer Beurteilungszeit ein positiver Vitalitätsnachweis zu erbringen sein. Bei fehlender Abortsymptomatik ist ein 1- bis 2tägiges Zuwarten in Zweifelsfällen sicher angebracht! Ab 1 cm CRL kann bei fehlender Herzaktion – auch wenn die Patientin lieber noch abwarten möchte – von einem sicheren Abort ausgegangen werden.

Auf dem Gebiet der Abortdiagnostik hat die Einführung der Vaginalsonographie viele bisher verschlossene Einblicke in das Abortgeschehen ermöglicht. So konnte beispielsweise nachgewiesen werden, daß in Fällen, die mit der Bezeichnung Windei oder „blighted ovum" charakterisiert wurden, doch noch ein embryonales Korrelat der „im Keim erstickten" Schwangerschaft darzustellen war. Auch das von der abdominalen Ultraschalltechnik her bekannte Abortzeichen eines in der Fruchtblase gelegenen linearen Echos ließ sich vaginalsonographisch als stark reflexgebende Amnionmembran erklären (Abb. 2.10).

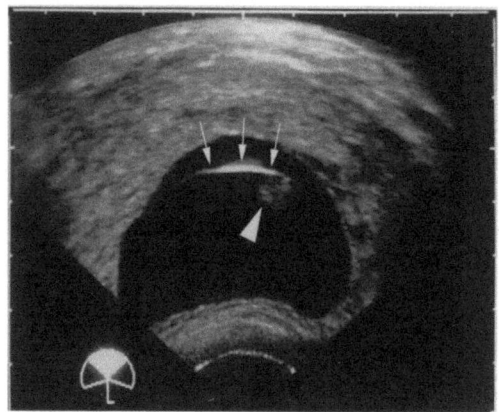

2.10

unbedingt der Abgrenzung gegenüber einem Pseudogestationssack bei einer EUG!

Ebenso wie ein über 1 cm großer lebloser Embryo oder eine über 2,5 cm große leere Fruchtblase kann auch das im Verlauf nachweisbare Abrutschen einer Fruchtblase als sicheres Abortzeichen gewertet werden, wenn keine Mehrlingsgravidität vorliegt. Im letzte-

Abb. 2.10. Stark reflexgebende Amnionmembran (→) bei einem verhaltenen Abort (rechnerisch 12. SSW, Embryo ≙ 8. SSW)

Abb. 2.11. a Extern festgestellter hCG-Abfall, bei Aufnahme ohne Blutungssymptomatik „abgerutschte" Fruchtblase; in der Nacht leichte Blutung; für den nächsten Tag Abortkürettage geplant. **b** Präoperative Ultraschallkontrolle am nächsten Tag: 2. Fruchtblase „in situ"; hCG-Werte steigen wieder; 14 Tage später wird allerdings auch diese Fruchtanlage abortiert

Generell kann ab einem mittleren Chorionhöhlendurchmesser von 2,5 cm der vaginalsonographische Nachweis eines Embryos gefordert werden. Größere leere Fruchtblasen sind als Abortivanlage zu werten, bedürfen aber

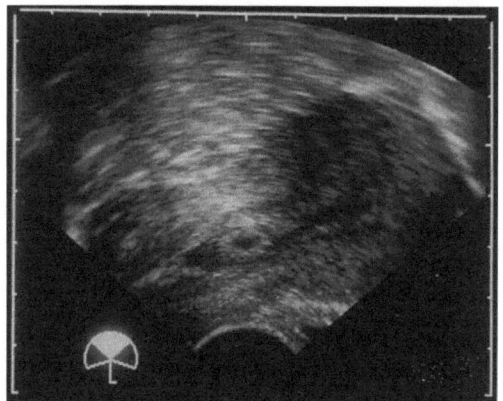
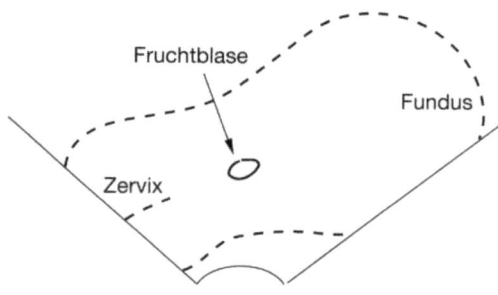

2.11 a

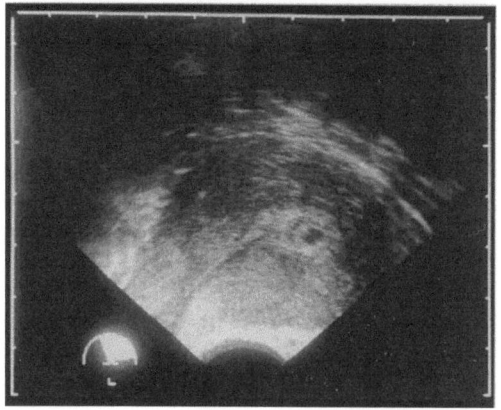
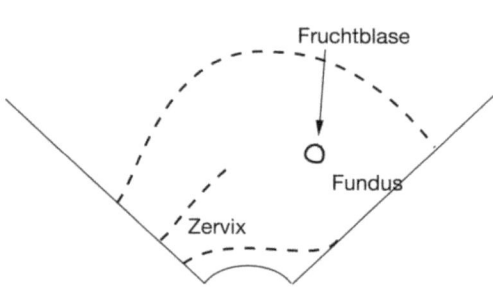

2.11 b

Die gestörte Frühschwangerschaft

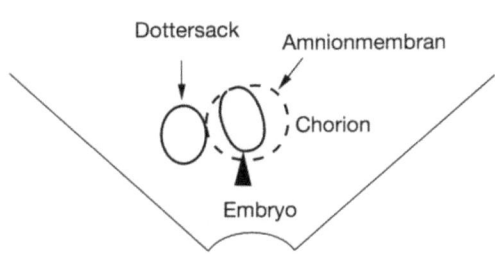

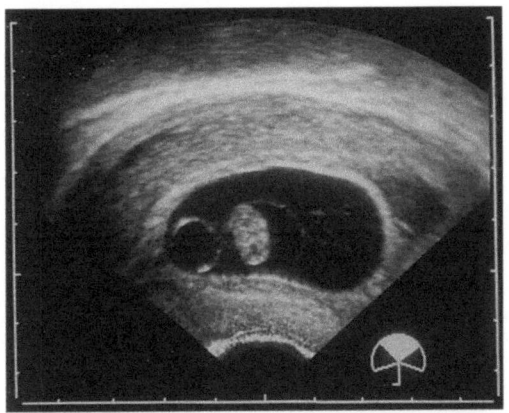

2.12

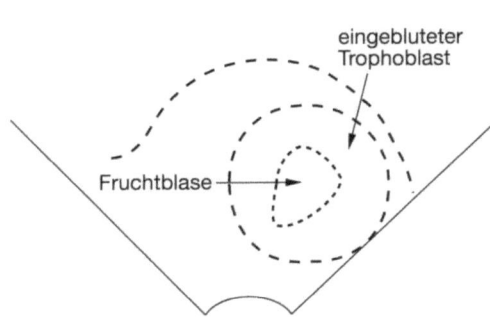

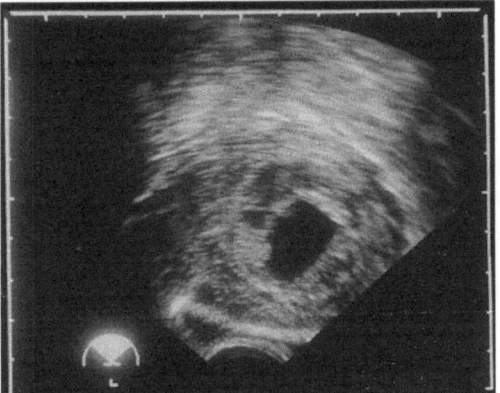

2.13

Abb. 2.12. Verhaltener Abort mit Embryo von 18 mm CRL ≙ 8. + 1 SSW und 12 mm großem hydropischem Dottersack

Abb. 2.13. Kleine intrauterine Fruchtblase umgeben von eingebluteter Trophoblastanlage

ren Fall ist keine Aussage zur Gesamtprognose möglich (Abb. 2.11).

Die Beobachtung intrauteriner Hämatome neben einer Fruchtanlage sind ebenso wie ein zu kleiner oder ein zu großer Dottersack (Abb. 2.12) als prognostisch ungünstig anzusehen, auch wenn ein positiver Vitalitätsnachweis geführt werden kann. In diesen Fällen muß eine engmaschige Ultraschallkontrolle das abwartende Verhalten leiten. Bei fehlender klinischer Symptomatik ist darunter 1 Ultraschallkontrolle pro Woche zu verstehen, bei entsprechender Symptomatik notfalls aber auch tägliche Kontrollen. Einblutungen in die Eihäute können z.T. erhebliche Ausmaße aufweisen, ohne letztlich zum Abort zu führen. Solche Patientinnen bzw. Feten bedürfen allerdings im weiteren Schwangerschaftsverlauf einer gezielten Protokollierung der Wachstumsdynamik, da in diesen Fällen nicht selten eine SGA-Entwicklung („small for gestational age") zu beobachten ist. Prognostisch ungünstiger als Eihauteinblutungen sind Einblutungen im Bereich des Trophoblasten (Abb. 2.13). Zystische Raumforderungen im Trophoblasten müssen aber neben Blutungsherden immer auch noch an ganz andere pathologische Veränderungen denken lassen wie die Triploidie oder die Partialmole. Das Vollbild der Blasenmole dagegen erzeugt meist das demgegenüber andersartige Bild eines total kleinzystisch umgewandelten Kavuminhalts; aus den Zeiten der Abdominalso-

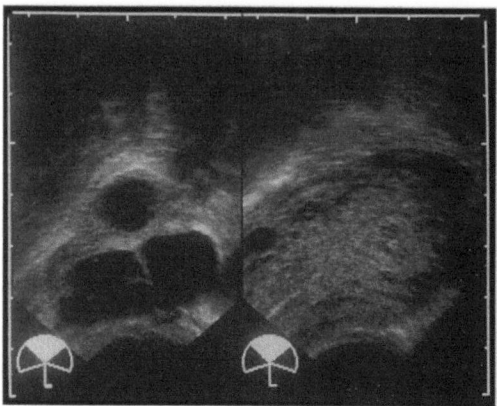

Abb. 2.14. Invasive Blasenmole (*rechts*) mit Luteinzysten am Ovar (*links*)

nographie stammt dafür die Bezeichnung „Schneegestöberbild", wogegen im Zeitalter der hochauflösenden Vaginalsonographie die einzelnen kleinen Zysten durchaus voneinander zu differenzieren sind. Während bei Trophoblasteinblutungen der Verlauf der Schwangerschaft konservativ mittels sonographischer Vitalitätskontrollen betreut wird, ist bei Verdacht auf Triploidie eine genetische Abklärung einzuleiten. Im Fall eines abortiven Schwangerschaftsverlaufs bei moliger Trophoblastdegeneration kommt der Sonographie nicht nur die Rolle zu, Operateur und Pathologen vorzuwarnen, sondern im Verbund mit einer entsprechenden Verlaufskontrolle des hCG-Werts auch die entsprechende Ultraschallnachsorge zur Früherkennung eines potentiellen Rezidivs. Letzteres gilt natürlich in verstärktem Maße für die Fälle mit einer Entartung des Trophoblastgewebes, also bei einem Chorionkarzinom! Auch die häufig dabei zu beobachtenden Luteinzysten am Ovar können klinisch und sonographisch auf eine Fehlentwicklung des Trophoblasten hinweisen (Abb. 2.14).

Oft interessiert nach einer Abortkürettage bei Blasenmole oder nach einer Interruptio aus forensischen Gründen der Befund im Cavum uteri, noch bevor das hCG wieder negativ geworden ist. Dabei sind eine in utero verbliebene Fruchtblase oder größere embryonale Teile wie die Kalotte relativ einfach zu diagnostizieren. Schwieriger ist die sonographische Beantwortung der Frage nach zurückgebliebenen Trophoblastanteilen. Während solche „Plazentareste" in der Regel keine scharfe Abgrenzung zum Myometrium zeigen, ist nach einer erfolgreichen Abortkürettage auch bei noch intrakavitären Blutkoageln meistens eine kontrastreiche scharfe Abgrenzung des Cavum uteri gegenüber dem Myometrium möglich (Abb. 2.15). Der Verlauf des hCG-Titers ist in solchen Fällen allerdings viel sensitiver als die Sonographie, gerade in Zweifelsfällen!

In der Frühschwangerschaft gibt es 2 konkrete Sachverhalte, bei denen über den nor-

Abb. 2.15. Zwei Tage nach Abortkürettage in der 10. SSW: scharf gegen das Myometrium begrenztes Cavum uteri mit Koageln

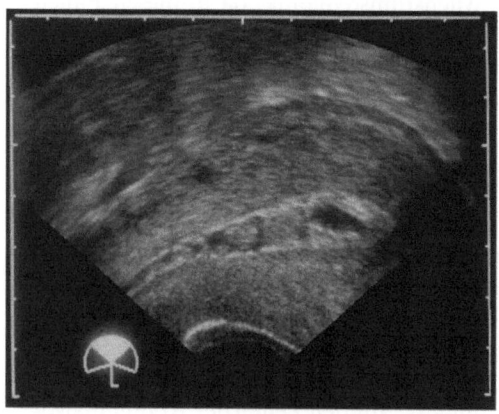
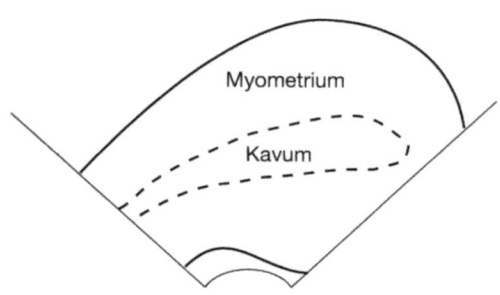

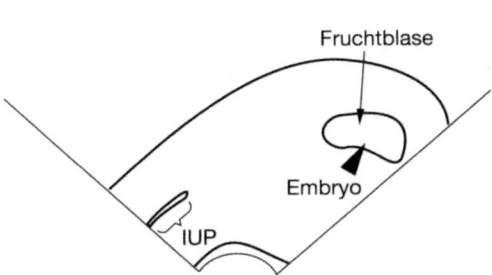
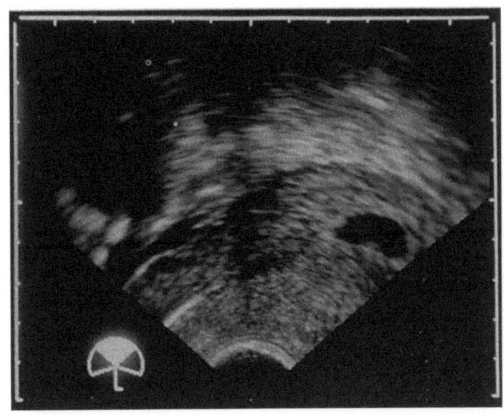
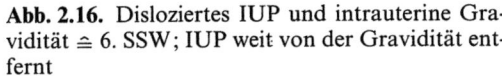

Abb. 2.16. Disloziertes IUP und intrauterine Gravidität ≙ 6. SSW; IUP weit von der Gravidität entfernt

malen medizinischen Rahmen hinausgehende Aspekte bei den Ultraschalluntersuchungen berücksichtigt werden müssen. Dies liegt in beiden Situationen daran, daß es sich nicht im eigentlichen Sinne um „Krankheiten" handelt. Gemeint ist zum einen die Interruptio aus nichtmedizinischen Gründen. Hier wird aus den bekannten Gründen zu fordern sein, daß im Rahmen einer genauen Gestationsaltersbestimmung bereits präoperativ eine exakte Sonographie vorgenommen wird. Die postoperative Kontrolle wurde bereits angesprochen. Zum anderen gilt es in diesem Zusammenhang die bei liegendem IUP eingetretene Schwangerschaft zu erwähnen. In dieser Konfliktsituation müssen in Absprache mit der Schwangeren die erhöhten Risiken sowohl beim Belassen des IUP (Abortrisiko, Infektionsrisiko, Früh- und Totgeburtsrisiko) als auch bei dessen Entfernung (Abortrisiko) im Einzelfall gegeneinander abgewogen werden. Generell kann sonographisch keine Aussage darüber gemacht werden, ob das IUP vor Eintritt der Gravidität bereits disloziert war oder ob es erst durch die Schwangerschaftsanlage disloziert wurde. Es läßt sich aber durch die Ultraschalluntersuchung die räumliche Beziehung zwischen Fruchtanlage und IUP sehr gut dokumentieren und damit das Abortrisiko bei IUP-Extraktion durchaus konkretisieren (Abb. 2.16). Da aus einer großen Anzahl von komplikationslosen Schwangerschaftsverläufen bei liegendem IUP kein Anhaltspunkt für eine entsprechende teratogene Wirkung gefunden werden konnte, liegt weder eine zwingende medizinische Indikation zur Entfernung vor, noch läßt sich in irgendeiner Weise aus solch einer Situation allein eine Indikation zum Schwangerschaftsabbruch konstruieren! Sollte bei der Geburt eines entsprechenden Kindes das IUP nicht auf Anhieb gefunden werden, so ist eine Sonographiekontrolle u. U. von großem Wert, um den Fremdkörper noch in utero oder aber auch gelegentlich in der Plazenta zu lokalisieren.

Auch bei Adnex- oder Uterustumoren, die in der Schwangerschaft auffallen, hilft der Ultraschall, ein dem Einzelfall angepaßtes Prozedere festzulegen. Der häufigste, in der Frühgravidität zu differentialdiagnostischen Problemen führende Adnextumor ist das Corpus luteum in graviditate. Es kann durchaus mehrere Zentimeter groß sein (Abb. 2.17) und die hervorgerufene Schmerzsymptomatik reicht von unklaren Unterbauchbeschwerden bis hin zum „akuten Abdomen" bei entsprechenden Einblutungen oder Stieldrehungen. Sollten die durch einen Schwangerschaftsgelbkörper verursachten Probleme eine operative Intervention notwendig machen, ist bei einer Entfernung des Corpus luteum während des 1. Schwangerschaftstrimenons mit dem Absterben der Frucht zu rechnen. Auch bei

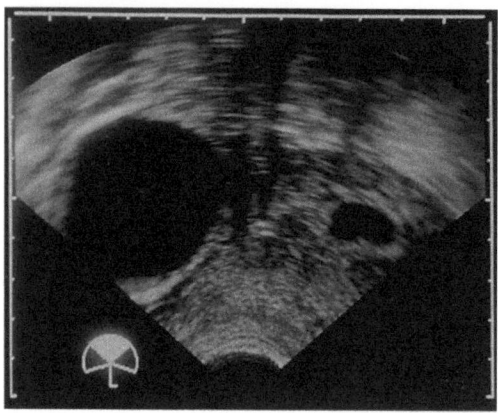 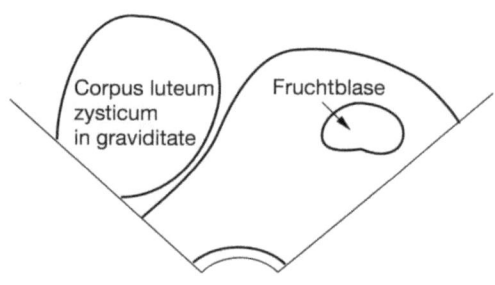

Abb. 2.17. Zirka 4 cm großes, zystisches Corpus luteum als „Adnextumor" bei intrauteriner Gravidität ≙ 6. SSW

anderen, vergleichsweise selteneren Adnextumoren in graviditate versucht man möglichst, einen operativen Eingriff während des 1. Trimenons zu vermeiden. Die operativen Manipulationen erhöhen das Abortrisiko, die notwendige Narkose das teratogene Risiko. Bei den echten Neubildungen des Ovars im reproduktiven Alter handelt es sich häufig um Dermoide, die anläßlich einer Sonographie in der Frühschwangerschaft mehr zufällig entdeckt werden. Die Notwendigkeit zum operativen Vorgehen wird dabei von der Absolutgröße des Tumors sowie von der sonographisch zu kontrollierenden Wachstumsdynamik – die in keiner Weise vorhergesagt werden kann – bestimmt. Mit zunehmendem Gestationsalter nimmt die Überwachbarkeit eines solchen Tumors ab, da er mit wachsendem Uterus ebenfalls seine Lage und seine Zugänglichkeit verändert. Durch diese Verlagerungen erhöht sich zudem auch noch das Risiko einer Stieldrehung.

Bei pathologischen Veränderungen der Cervix uteri hilft die sonographische Zervixlängenmessung am schwangeren Uterus zu entscheiden, ob eine Konisation durchgeführt werden kann oder der Eingriff besser auf eine Portioabschabung beschränkt werden sollte.

Die Myome als häufigste gutartige Uterustumoren können in der Schwangerschaft in vielerlei Weise zu klinisch relevanten Problemen führen. Ist durch sie bedingt in der Frühgravidität die Abortrate erhöht, so können sie am Tragzeitende eine koordinierte Wehentätigkeit stören oder sogar als Geburtshindernis in Erscheinung treten. Auch bei den Myomen kann nicht vorhergesagt werden, ob eine eintretende Schwangerschaft eine wachstumsstimulierende Wirkung ausübt oder nicht. Gerade bei größeren Myomen werden im letzten Schwangerschaftstrimenon immer wieder Erweichungsvorgänge beobachtet, die u. U. sogar eine akute Schmerzsymptomatik verursachen können. Die operative Entfernung eines Myoms in graviditate sollte nur bei dringlicher Indikation erfolgen. In einem solchen Fall sollte unbedingt das 1. Trimenon abgewartet werden, um das Risiko für den Embryo zu minimieren. Andererseits kann auch nicht übermäßig lange zugewartet werden, um bei fortgeschrittenerem Gestationsalter noch eine ausreichende Übersicht im Operationsgebiet zu behalten. Bei entsprechend am Uterus in der Schwangerschaft operierten Patientinnen ist bei der Geburt die Gefahr einer Uterusruptur ständig zu beachten und eine großzügige Indikation zur Sectio caesarea gegeben. Die Aufgabe der Sonographie bei der Betreuung von Schwangeren mit einem Uterus myomatosus liegt sicherlich zum einen in der exakten Lokalisation und Präzisierung der Lagebeziehung zwischen Fruchtanlage und Myom (Abb. 2.18 und 2.19), zum ande-

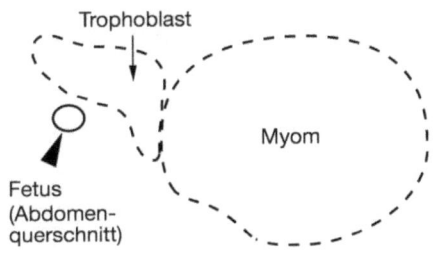
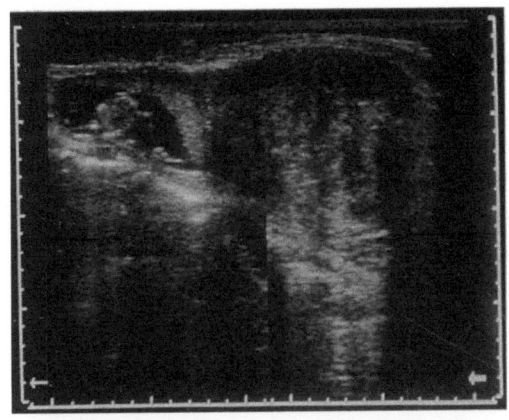
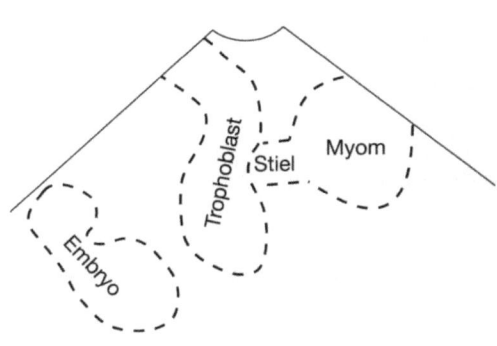
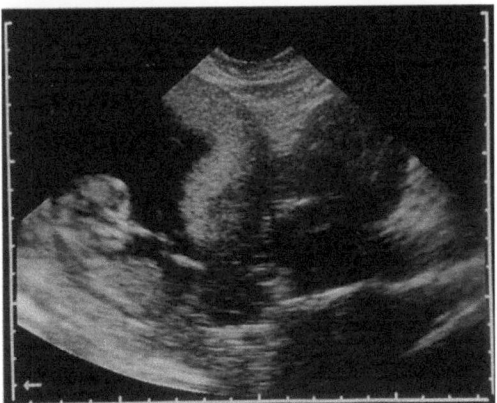

Abb. 2.18. 15 × 14 × 12 cm großes Myom kaudal einer Gravidität in der 14. SSW

Abb. 2.19. In Richtung eines gestielten Myoms schauender Embryo ≙ 12. SSW

ren aber auch in einer exakten Wachstumskontrolle (Ausmessung in 3 Ebenen oder Volumetrie).

2.4 Dokumentationsaufgaben in der geburtshilflichen Sonographie

Die sonographische Untersuchung in der Frühschwangerschaft (1. Trimenon) stellt an den Untersucher Anforderungen, die mit denen der gynäkologischen Sonographie eher als mit denen der Spätschwangerschaft vergleichbar sind. Demnach sollte nicht allein der Embryo, sondern auch der Uterus als Organ sowie beide Adnexe mituntersucht werden. Uterus- und Adnextumoren, die in der Frühgravidität nicht entdeckt wurden, werden später noch viel eher übersehen! Über diese gynäkologischen Aspekte hinaus wird von einem Ultraschallbefund aus dem 1. Schwangerschaftstrimenon eine Aussage über die Vitalität und eine exakte Überprüfung des Gestationsalters erwartet. Da in der Frühschwangerschaft die Zuordnung von Größenmessungen zum Entwicklungsstand der Schwangerschaft am genauesten erfolgen kann, können Fehler in dieser Zeit fatale Auswirkungen auf den späteren Schwangerschaftsverlauf haben. In Zweifelsfällen sind auch dabei mehrere Meßparameter dem Vertrauen auf nur einen einzelnen vorzuziehen. Prinzipiell stehen in der Frühschwangerschaft die Ausmessung der

Chorionhöhle in 3 Durchmessern, die Bestimmung der Scheitel-Steiß-Länge (SSL/CRL) sowie gegen Ende des 1. Trimenons die Messung des biparietalen Kopfdurchmessers (BPD) zur Verfügung. Auf die Unsicherheiten dieser verschiedenen Parameter wurde bereits hingewiesen. Neben der schriftlichen Befundniederlegung muß natürlich auch eine entsprechende Bilddokumentation erfolgen. Ein organbezogen-medianer Sagittalschnitt mit kompletter Erfassung des Uterus bei Erkennbarkeit des Endometriums bzw. Kavums sowie je ein repräsentativer Schnitt jedes Ovars sind bei der gynäkologischen Routinesonographie zu fordern. Dagegen sind in der Frühschwangerschaft vergleichbare Abbildungen nur bei pathologischen Veränderungen notwendig.

Dagegen wird die Darstellung der Chorionhöhle bzw. – wenn bereits darstellbar – des Embryos im sagittalen Längsschnitt für notwendig erachtet sowie ein bildlicher Vitalitätsnachweis (M-mode!), soweit dieser zu erheben ist. Die offzielle Gebührenordnung (s. Anhang) sieht keine präzise Forderung zum Ausmaß der Bilddokumentation vor, betont aber: „Die Bilddokumentation der untersuchten Organe, ggf. als Darstellung mehrerer Organe in einem Bild, ist – mit Ausnahme nicht gestauter Gallenwege und der leeren Harnblase bei Restharnbestimmung – *obligater* Bestandteil der Leistungen". Im weiteren Verlauf der Schwangerschaft wird diese Problematik dadurch verkompliziert, daß eine Dokumentation von Uterus und Ovarien zwar nur noch in Einzelfällen erforderlich ist, dafür der Fetus aber eine große Menge von Details erkennen läßt. Seine gebührentechnische Verarbeitung quasi als „ein Organ" ein-

Tabelle 2.2. Auszug zur Ultraschalldiagnostik aus dem Mutterpaß

Ultraschalldiagnostik

1. Screening 16.–20. SSW
2. Screening 32.–36. SSW

Datum	rechn. SSW	korrigierte SSW nach US-Verlauf	SSL/FS.	BIP	ATD	Herzaktion	Kindsbewegung	Lage	FW-Menge (normal, vermehrt, vermind.)	Placenta (Sitz)	Entwicklung nach US-Befund zeitgerecht u. unauffällig
											ja☐ nein, weil
											ja☐ nein, weil
											ja☐ nein, weil
											ja☐ nein, weil
											ja☐ nein, weil

schließlich Fruchtwasser und Plazenta wird den an die Untersuchung gestellten Forderungen kaum gerecht. Um dennoch den Mutterschaftsrichtlinien und den diagnostischen Möglichkeiten Rechnung zu tragen, ist es bei der systematischen Durchsuchung eines so komplexen Objekts notwendig, sich stets an ein entsprechendes Schema zu halten. Der im Mutterpaß vorgesehene Platz und Umfang kann in diesem Zusammenhang sicher nur als Minimalanforderung aufgefaßt werden (Tabelle 2.2).

Im klinischen Alltag hat es sich bewährt, den geburtshilflichen Ultraschallbefund inhaltlich dahingehend zu gliedern, daß beschreibende Anteile und biometrische Anteile jeweils zusammengefaßt werden. Ein konkretes Fallbeispiel soll dies anhand des an der Philipps-Universität Marburg verwendeten Befunddokumentationsbogens verdeutlichen (Tabelle 2.3).

Die Arbeitsgemeinschaft „Ultraschalldiagnostik" in der Deutschen Gesellschaft für Gynäkologie und Geburtshilfe hat am 10.9.92 die „Mindestanforderungen" für geburtshilfliche Ultraschalluntersuchungen verabschiedet. Diese sind im Anhang B, S. 171 abgedruckt.

Zur Frage der Bilddokumentation kann gesagt werden, daß auf jeden Fall ein Schädel- und ein Rumpfquerschnitt bildlich fixiert werden sollten, auf denen die erstellte Biometrie nachvollzogen werden kann. Fakultativ könnte dann zusätzlich noch dokumentiert werden: CRL bzw. Wirbelsäulenlängsschnitt/Femurdiaphysenlänge/Herzaktion (M-mode)/Magen- und Harnblase/Plazenta/Fruchtwasserdepot.

Tabelle 2.3. Befunddokumentationsbogen mit konkretem Fallbeispiel

2.5 Sonographische Suche bzw. Abklärung von fetalen Entwicklungsstörungen oder Erkrankungen

Daß bei Auffälligkeiten im Verlauf einer Schwangerschaft, wie z. B. Blutungen oder vorzeitigen Wehen, eine sorgfältige sonographische Beurteilung des Fetus erfolgt, ist selbstverständlich. Es können aber auch eine ganze Reihe fetaler Entwicklungsstörungen oder Erkrankungen auftreten, ohne daß dies zu klinischen Auffälligkeiten führt. In diesem Fall kommt dem sonographischen Screening in der Gravidität eine außerordentlich wichtige Aufgabe zu. Ein sonographisches „Massenscreening" aller Schwangeren bringt aber nur so wenig Auffälligkeiten zutage, daß von keinem einzelnen Untersucher praktische Erfahrungen mit jeder denkbaren Entwicklungsstörung erwartet werden können. Daher ist eine Konzentrierung der Problemfälle in spezialisierten Zentren sinnvoll. Andererseits können die wenigen Spezialisten das Massenscreening selbst nicht durchführen. So wird von den Untersuchern an der Basis doch eine umfassende Kenntnis zumindest über den Normalbefund und die Hinweiszeichen auf Abweichungen von der Norm erwartet – nicht dagegen über jede Abweichung selbst!

> Fazit:
> Der Untersucher an der Basis muß die Normabweichung entdecken, der Spezialist die Diagnose stellen.

Da die Ausbildung der einzelnen Ultraschalluntersucher ein Problem für sich darstellt und Qualitätskontrollen auch nur bedingt durchgeführt werden können, wurde versucht, andere Screeningverfahren parallel zur Sonographie zu nutzen. AFP (α-Fetoprotein)-Bestimmungen oder die Tripeldiagnostik (AFP, β-hCG, E_3) aus dem Serum von Schwangeren werden als mögliche Hinweiszeichen für Neuralrohr- oder Bauchwandschlußstörungen, aber auch Trisomien (überwiegend Trisomie 21) gewertet. Die Probleme, die diese biochemischen Tests mit sich bringen, unterstützen ihrerseits aber auch wieder die Forderungen nach einer umfassenderen Ausnutzung der diagnostischen Möglichkeiten, die die Sonographie bietet. Dies erfordert allerdings eine systematische Ausbildung und Sensibilisierung der Ultraschalluntersucher für die oft nur ganz versteckt wahrnehmbaren Hinweiszeichen auf fetale Erkrankungen. Dementsprechend will der folgende Abschnitt dieses Buchs keinesfalls einen Abriß über alle möglichen Entwicklungsstörungen oder Fetalerkrankungen geben. Es soll vielmehr versucht werden, anhand eines systematisierten Untersuchungsgangs die sonographische Durchmusterung des Fetus aufzuzeigen und dabei auf die Problempunkte aufmerksam zu machen. Generell kann die Suche nach Auffälligkeiten am oder im Fetus in 2 grobe Kategorien aufgeteilt werden:

- Konturstörungen und
- Strukturstörungen.

Fällt ein Befund ins Auge, sollte er kurz dokumentiert werden, um dann zunächst die systematische Durchuntersuchung fortsetzen zu können. Nach Abschluß der Gesamtuntersuchung sollte der auffällige Befund und etwaige Zusatzbefunde auf ihre Reproduzierbarkeit hin überprüft werden. Die Zurückstellung der exakten Beurteilung von Auffälligkeiten an den Schluß des Untersuchungsgangs erhöht zum einen die Aufmerksamkeit für die Wahrnehmung zusätzlicher – oft prognostisch viel bedeutsamerer! – Auffälligkeiten und gewährleistet zum anderen, daß die „normalen" Aufgaben der Ultraschalluntersuchung nicht vernachlässigt werden. Nach einer individuell etwas unterschiedlichen Zeit von ca. 15–25 min sinkt die Konzentrationsfähigkeit auch bei Ultraschallspezialisten so weit, daß die Untersuchung zumindest unterbrochen werden sollte, falls die Beurteilung noch kein befriedigendes Ergebnis erbringen konnte. Die Wiederaufnahme nach einer entsprechenden Pause oder evtl. am Folgetag bringt oft mehr Informationen als der Zwang, sofort zu einer „endgültigen" Diagnose zu kommen. Zusätzlich ist dadurch auch die Möglichkeit gegeben, eine evtl. vorhandene Befunddynamik mitzuerfassen!

Bevor die einzelnen Körperregionen abgehandelt werden, noch 2 ganz wesentliche praktische Hinweise: Am Anfang einer jeden Ultraschalluntersuchung am Fetus sollte kurz die Vitalität überprüft werden. Es ist nichts dramatischer als einer werdenden Mutter ihr Kind zu demonstrieren, um dann erst im Verlauf der Untersuchung zu konstatieren, daß es bereits abgestorben ist!

Die Konfrontation der werdenden Mutter/Eltern mit einer sonographisch entdeckten Auffälligkeit – egal, ob diese Diagnose nur vorläufig oder schon endgültig ist – sollte ganz am Ende der Untersuchung vorgenommen werden, wenn sich die Schwangere bereits wieder angekleidet hat. Sie ist dieser Diagnose dann im wahrsten Sinne des Wortes nicht so „schutzlos" ausgeliefert. Die Demonstration entsprechender Auffälligkeiten kann an den erstellten Bilddokumenten in der Regel auch schonender vermittelt werden als am „lebenden Objekt" (s. hierzu auch Kap. 2.7).

Abb. 2.20. Wirbelsäule (*WS*) im sagittalen Längsschnitt, 22. SSW

2.5.1 Wirbelsäule und Schädel

Nach einer kurzen Überprüfung der Vitalität des zu untersuchenden Fetus ist es am zweckmäßigsten, zunächst die Körperlängsachse aufzusuchen. Vom Ende des 1. Trimenons bis weit ins 2. hinein ist es möglich, die Wirbelsäule im Längsschnitt auf einem Bild darzustellen. Der leicht geschwungene Verlauf der Wirbelsäule läßt im Normalfall den segmentalen Aufbau gut erkennen (Abb. 2.20). Wirbelsäulenverkrümmungen wie Gibbusbildungen (Abb. 2.21) machen die Darstellung in einer Ebene zum Problem, wenn sie nicht primär als Konturstörung auffallen.

> *Merke:*
> Alle nicht in der üblichen Art und Weise darstellbaren Organe oder Körperregionen gelten bis zum Beweis des Gegenteils als auffällig!

Besonders anfällig für entsprechende pathologische Veränderungen sind die Endpunkte der Wirbelsäule. Am kranialen Ende sollte auf gar keinen Fall ein Anenzephalus übersehen werden, der durch das Fehlen des Kalottenechos und das typische „Krötenge-

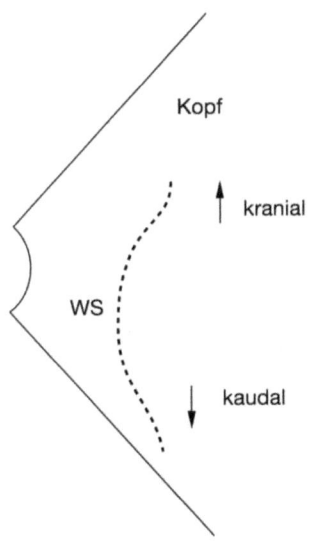

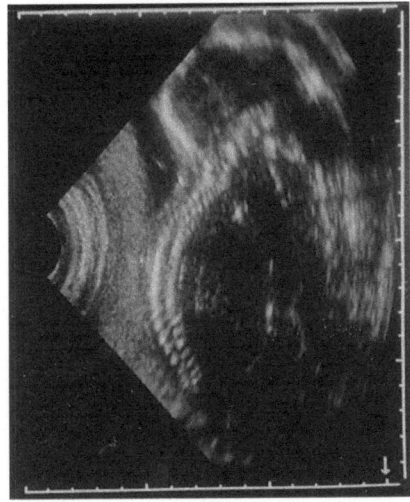

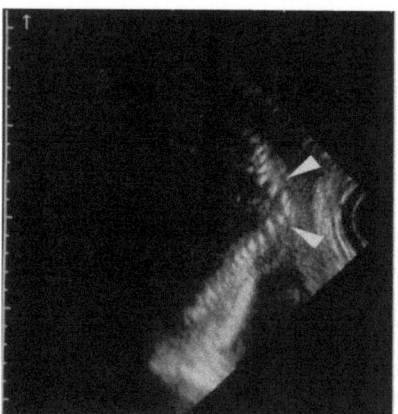

Abb. 2.21. Gibbus (►) im BWS-Bereich (32. + 5 SSW)

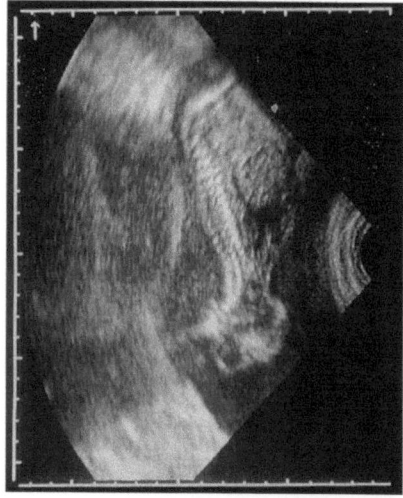

Abb. 2.22. Anenzephalus, 23. SSW (Orbita)

sicht" mit den prominenten Orbitae charakterisiert ist (Abb. 2.22). Assoziierte Fehlbildungen an sich sind beim Anenzephalus selten. Häufig fällt eine durch die ungebremste Kleinhirnsteuerung auftretende Streckstellung der unteren Extremitäten („extended legs") auf. Kalottendefekte mit entsprechenden Meningoenzephalozelen können z. T. eher im Längsschnitt (Abb. 2.23), z. T. aber auch besser im Querschnitt (Abb. 2.24) in Erscheinung treten. Ebenso wichtig wie die Inspizierung des kranialen Endes ist die Beurteilung

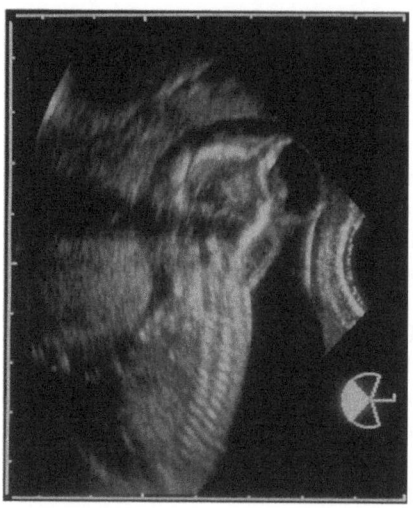

Abb. 2.23. Enzephalozele in der 13. SSW. 46, XX, der (22), t (5;22) (q 33; q 13) mat

des kaudalen Wirbelsäulenendes. Hier treten nicht nur verstärkt Wirbelsäulenschlußstörungen (lumbosakrale Meningomyelozelen) auf, sondern es gilt in ganz besonderem Maße auch, sakrale Steißbeinteratome auszuschließen (Abb. 2.25). Sie sind nicht immer einfach zu entdecken, können aber bei an sich guter Therapierbarkeit zum absoluten Geburtshindernis werden!
Im Rahmen der Konturstörungen der Wirbelsäulenregion gehört ein besonderes Augenmerk dem fetalen Nackenbereich. Viele Entwicklungsstörungen können hier ein entsprechendes sonographisches Korrelat erkennen lassen. Während sich in der Embryonalperiode natürlicherweise ein passagäres Lymphödem im Nackenbereich zeigen kann, ist die Persistenz eines solchen Befunds im 2.

Abb. 2.24. Anatomische Einbuchtung (►): Orbita, pathologische Ausbuchtung (—►): Enzephalozele, 25. SSW

Abb. 2.25. Steißbeinteratom: ca. 12 cm maximaler Durchmesser, ~20. SSW

Abb. 2.26. Amnionmembran, die Nackenödem vortäuscht (20. SSW)

Wirbelsäule und Schädel

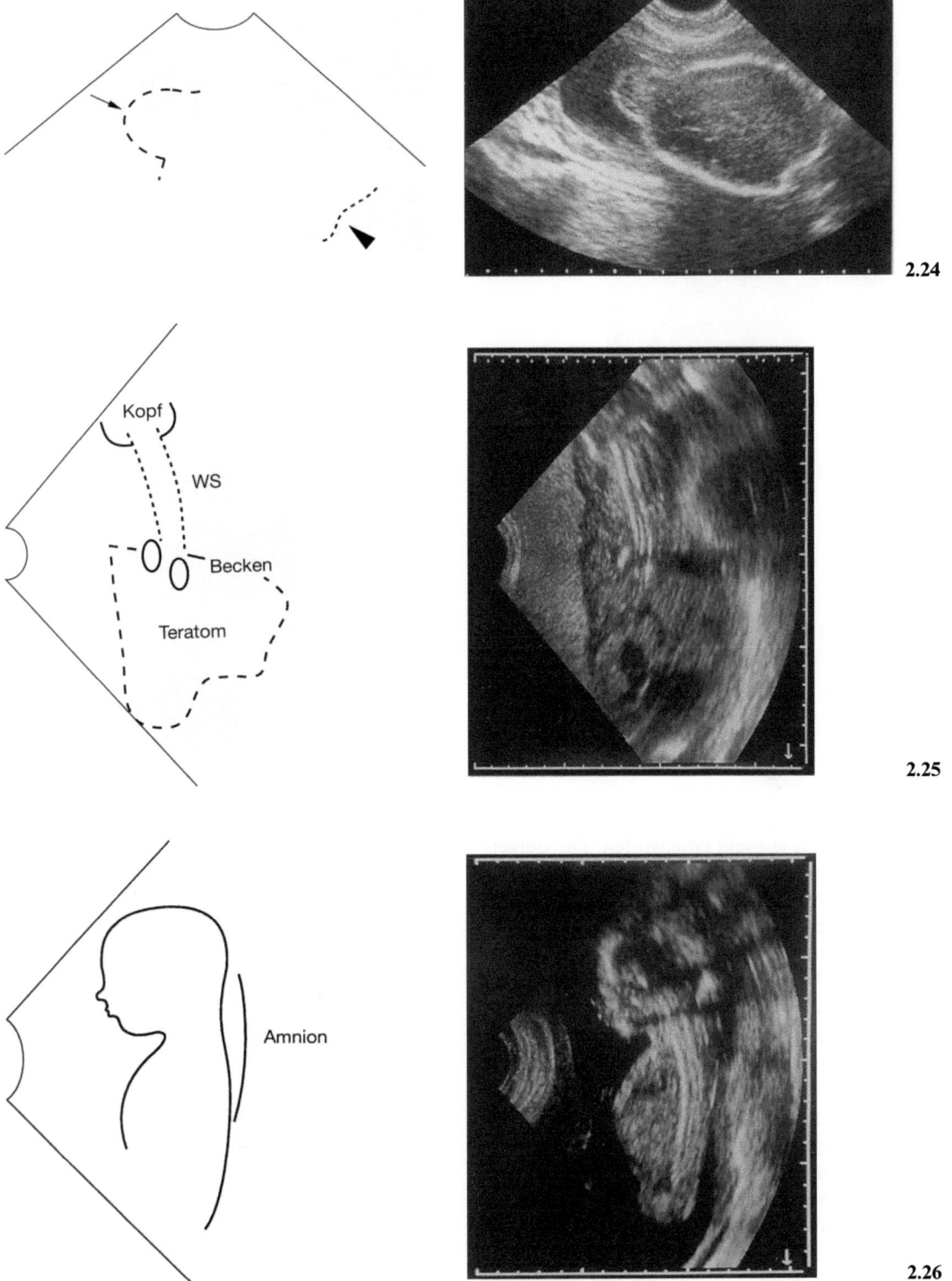

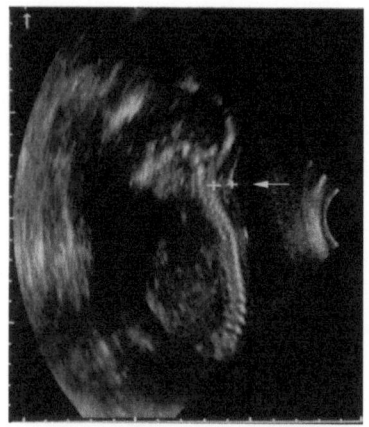
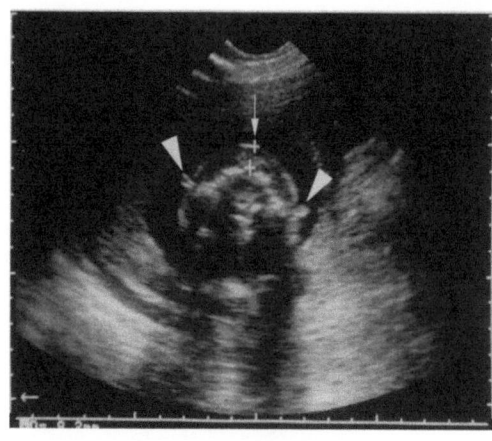

2.27a   2.27b

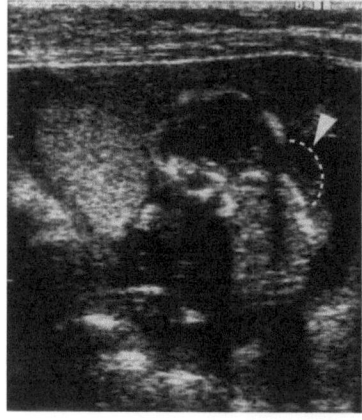
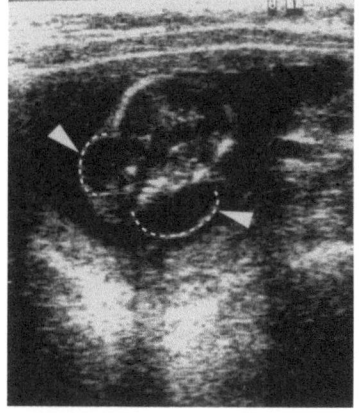

2.28a   2.28b

Trimenon als suspekt einzustufen. Die derzeitige Propagierung dieses Zeichens als „Trisomie-21-Marker" ist aber sicherlich überzogen, zumal weder die Methode des Meßabgriffs standardisiert ist noch genaue bzw. offizielle Normwerte existieren. Der Fetus sollte weder der Amnionmembran anliegen (Abb. 2.26) noch eine Dorsalflexion im Nakkenbereich zeigen. Während die Auffindung solcher „verdickter Nackenfalten" im Längsschnitt am ehesten gelingt (Abb. 2.27a), fordern einige Untersucher die eigentliche Ausmessung im Querschnitt (Abb. 2.27b) (Merz, persönliche Mitteilung). Dabei ist allerdings auf fälschlich hohe Werte durch tangentiale Anschnitte zu achten!

Von der verdickten Nackenfalte zu trennen ist das Hygroma colli oder die eigentlichen

Abb. 2.27. a Verdickte Nackenfalte, 22. SSW, bei nachgewiesener Trisomie 21. **b** Derselbe Fetus mit Nackenfaltenmessung im Querschnitt. *Cave:* die miterfaßten Ohren (▶) können auf „tiefsitzende Ohren", aber auch auf einen zu tangentialen Anschnitt hindeuten!

Abb. 2.28 a, b. Bilaterale dorsale Halszyste bei Turner-Syndrom (45,XO) in der 17. SSW. **a** längs, **b** quer

Nackenzysten. Sie lassen sich im sagittalen Körperlängsschnitt oft nur andeutungsweise erkennen (Abb. 2.28a), da sie in der Regel lateral – oft bilateral! – auftreten. Dabei können sie sowohl dorsal (Abb. 2.28b) als auch ventral lokalisiert sein. Da das Hygroma colli häufig nur eines von mehreren Zeichen einer häufig genetisch bedingten Entwicklungsstörung (Monosomie 45,XO = Turner Syndrom, Trisomie 18 etc.) ist, muß eine sorgfältige Durchuntersuchung eines solchen Fetus erfolgen (Herzfehler!).

> *Merke:*
>
> Ein Fetus mit einer gröberen Entwicklungsstörung stellt oft eine einmalige Gelegenheit dar, auch kleinere Auffälligkeiten aufzuspüren. Trotz aller Dramatik eines solchen Befunds sollte eine entsprechende Chance nicht verschenkt werden, da in der Regel die selbst untersuchten Auffälligkeiten einen wesentlich größeren Lerneffekt besitzen als alle anderen Möglichkeiten der Fortbildung!

Zu differentialdiagnostischen Problemen führen gerade im Nackenbereich immer wieder 2 nichtpathologische Sachverhalte:

- die Darstellung eines Haarschopfs (Abb. 2.29) und
- die Auffindung einer dem Nacken anliegenden Nabelschnur (Abb. 2.30).

Die Frage, ob man nach einer Wirbelsäulenschlußstörung besser im Längs- (Abb. 2.20) oder im Querschnitt (Abb. 2.31) fahnden sollte, kann eindeutig mit einem „nicht oder, sondern *und*" beantwortet werden! Viele Wirbelsäulendefekte lassen sich zwar im Querschnitt besser demonstrieren; um eine Aussage über die Ausdehnung eines solchen Befunds machen zu können, muß aber in jedem Fall eine Darstellung im Quer- und im Längsschnitt erfolgen. Als typische Erscheinungsformen gelten sowohl V- (Abb. 2.32), U- oder W-förmige Einbuchtungen als auch tumorartige Protrusionen (Abb. 2.33). Typischerweise lassen sich im Bereich solcher Defekte die normalerweise vorhandenen Wirbelsäulenstrukturen nicht darstellen. Kommen neben einer normal aussehenden Wirbelsäule tumorartige Formationen zum Vorschein, sollte an Teratome gedacht werden, aber auch an nach dorsal geschlagene Extremitäten. Letztere lassen sich

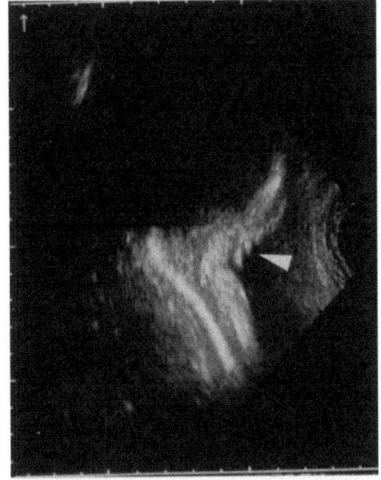

Abb. 2.29. Nackenhaarschopf (▶) in der 31. + 5 SSW

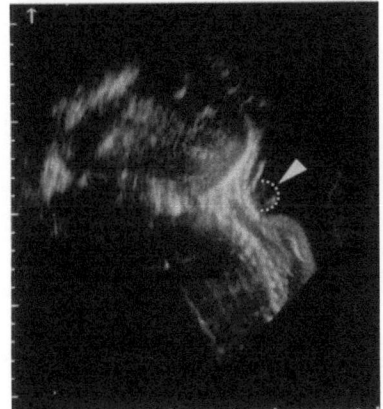

Abb. 2.30. Nabelschnurdarstellung im Nackenbereich (▶)

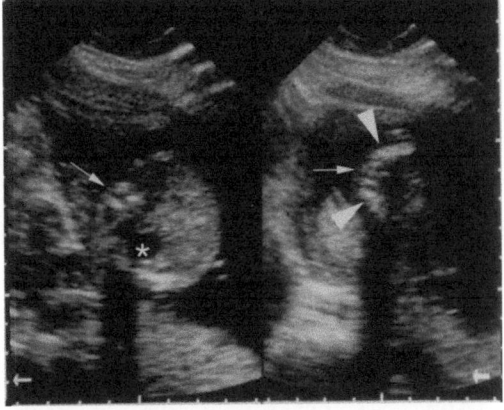

Abb. 2.31. WS-Querschnitt in der 19./20. SSW (→). *Links:* in Höhe der Magenblase (*), *rechts:* in Höhe der Beckenknochen (▶)

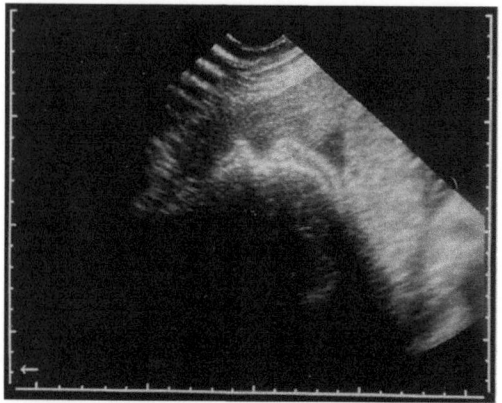
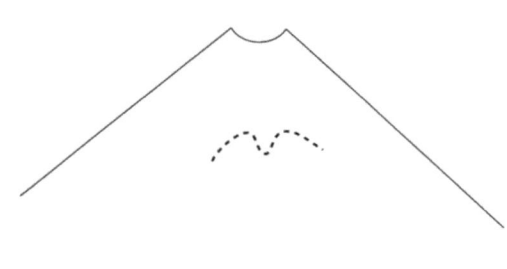
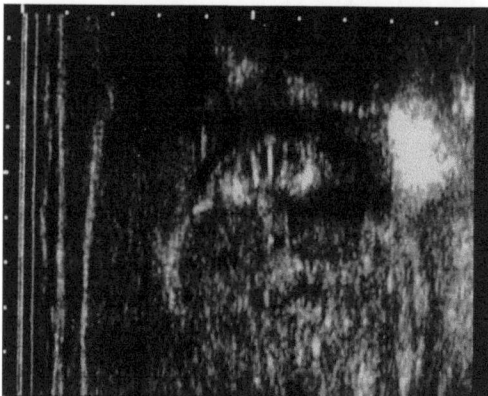
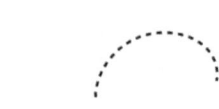
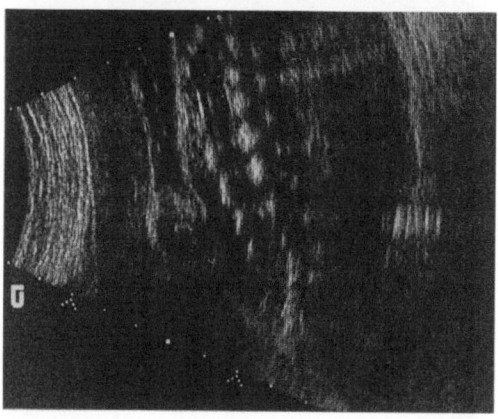
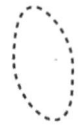

häufig durch die zentral erkennbaren Knochenquerschnitte differenzieren und nach entsprechenden Weckversuchen „beseitigen" (Abb. 2.34). Zur sonographischen Beurteilung einer Wirbelsäulenschlußstörung gehört allerdings nicht nur deren exakte Höhenloka-

Abb. 2.32. WS-Defekt als V-förmige Einkerbung in der 32. + 5 SSW

Abb. 2.33. Lumbale Meningomyelozele als Protrusion aus dem normalen Körperoberflächenniveau in der 24. SSW

Abb. 2.34. Der lumbalen WS aufliegender „Tumor", der sich erst nach multiplen massiven Weckversuchen als Unterarmquerschnitt erweist

Wirbelsäule und Schädel

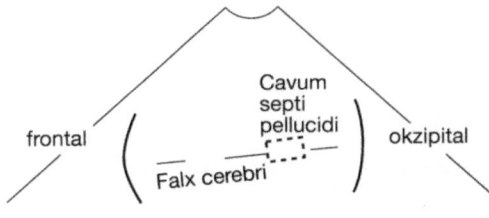

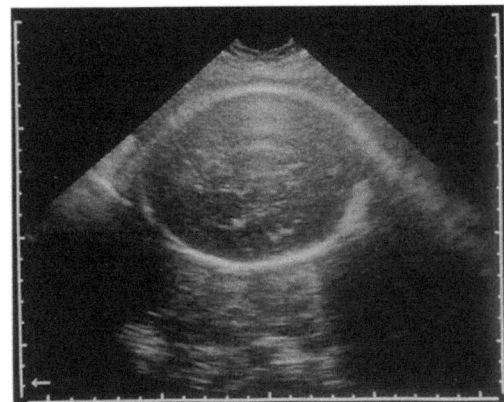

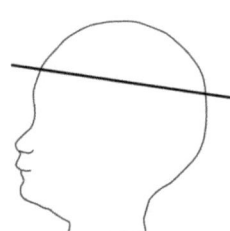

Abb. 2.35. Richtige Meßebene: horizontaler Schädelquerschnitt

lisation – Hilfsstrukturen verwenden: Herz, Nieren, Harnblase! – und dreidimensionale Ausmessung, sondern auch die Überprüfung der Motilität der Extremitäten und des Füllungszustands der fetalen Harnblase, um entsprechende Funktionsausfälle oder -störungen frühzeitig zu erfassen!

Am Schädel selbst ist in jedem Fall die ovoide Kontur der Kalotte im Querschnitt so darzustellen, daß eine diskontinuierliche Abbildung der Falx cerebri wirklich als Mittellinie erkennbar wird einschließlich des Cavum septi pellucidi (Abb. 2.35). Über entsprechend in dieser Meßebene abzugreifende Distanzen (s. Kap. 2.6) kann eine Zuordnung zum Gestationsalter erfolgen. Kommt bei sonst unauffälliger Kontur ein auffälliges Meßergebnis zustande, sollte zunächst die Meßebene kontrolliert werden (Abb. 2.36). Mit der Diagnose „Mikrozephalus" sollte sehr zurückhaltend umgegangen werden, wenn sonst keine Auffälligkeiten am Fetus festgestellt werden können! Die Ermittlung übermäßig großer Meß-

werte muß unbedingt den Ausschluß oder Nachweis eines Hydrozephalus nach sich ziehen. Pathologische Konturstörungen im Kalottenbereich sollten auch von anatomischen Aus- oder Einbuchtungen wie dem tangentialen Anschnitt der Halsregion oder der Orbitae differenziert werden (Abb. 2.24).

Während die Profildarstellung des fetalen Gesichts (Abb. 2.37) häufig im Rahmen des „Babyfernsehens" als „Abfallprodukt" einer Sonographie erfolgt, gehört die sachkundige Beurteilung des fetalen Profils zu den gehobenen Leistungen. Zeigt sich in diesem Bereich eine Menge an Individualität und Normvarianz, so sind für den Geübten aber auch immer wieder pathologische Veränderungen an Stirn, Nase, Mund und Kinn wahrzunehmen (Abb. 2.38). Gewissen dynamischen Vorgängen muß dabei Rechnung getragen werden. So kann der Fetus beispielsweise die Lippen spitzen, aber auch beim Schlucken ein primär auffälliges Profil zeigen, das sich dann wieder normalisiert. Auch eine herausgestreckte Zunge kann, muß aber nicht unbedingt ein Hinweiszeichen auf eine Trisomie 21 sein. Ebenso kann eine leichte Verkantung aus der zu fordernden streng mediosagittalen Schnittebene zu Interpretationsproblemen führen.

Die Suche nach evtl. Lippen-Kiefer-Gaumen-Spalten sollte am zweckmäßigsten in einer den Mund- und Nasenbereich frontal abbildenden Schnittebene erfolgen. In dieser Schnittrichtung erscheint dann häufig das fe-

Geburtshilfe

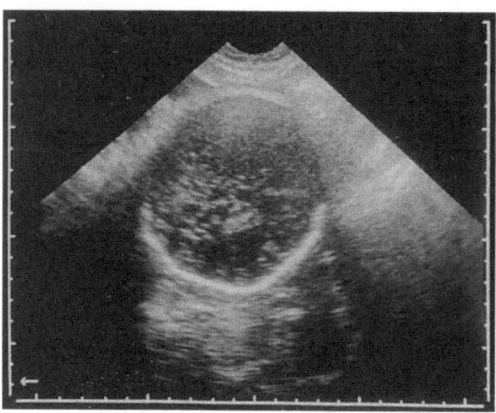

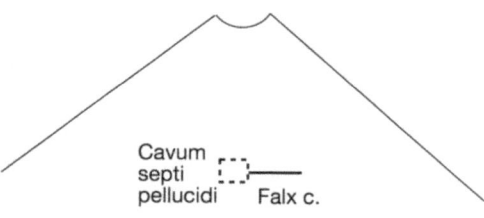

2.36

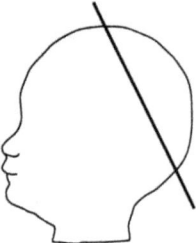

okzipitokoronarer Schädelquerschnitt

Abb. 2.36. Falsche Meßebene: okzipitokoronarer Schädelquerschnitt

Abb. 2.37. Normales Profil, 24./25. SSW

Abb. 2.38. Auffälliges Profil mit Höckernase und fliehendem Kinn bei OFD (oro*fazio*digitales Syndrom) in der 37. SSW

tale Gesicht in einer maskenartigen Aufsicht (Abb. 2.39).

Die bisher behandelten Auffälligkeiten betrafen alle die äußere Kontur der Wirbelsäulenregion und des Schädels. Es gibt in diesem Bereich aber auch Strukturauffälligkeiten zu beachten, die das Gehirn und die mit ihm verbundenen Strukturen wie Ventrikelräume und Plexus chorioidei betreffen.

Die bekannteste Strukturauffälligkeit im fetalen Schädel ist sicherlich der Hydrocephalus internus, eine übermäßige Erweiterung der Ventrikelräume. In der Embryonalperiode ist das Schädelinnere noch natürlicherweise im Sonogramm als zystisches Areal erkennbar, und zwar bis zur 10. SSW als gemeinsamer Hirnventrikel, danach als zweigeteilter. Während des 2. Schwangerschaftstrimenons wird dann als erste Binnenstruktur neben der die beiden Hirnhälften teilenden Falx cerebri der

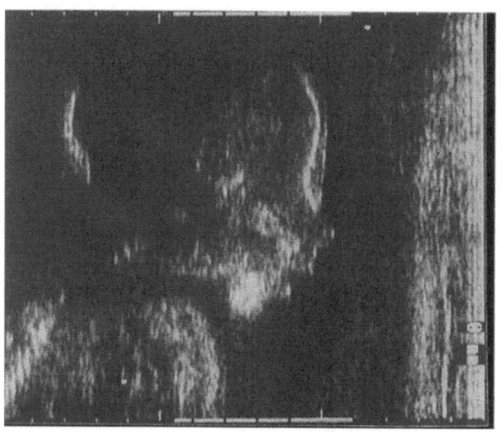

2.37

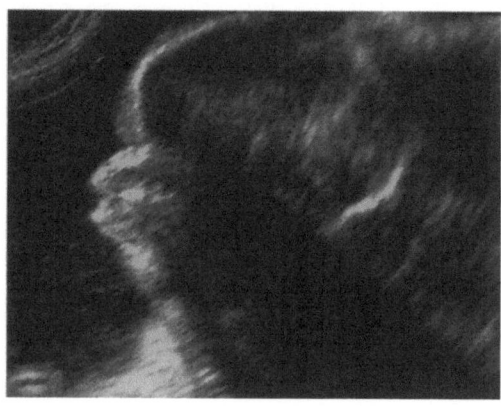

2.38

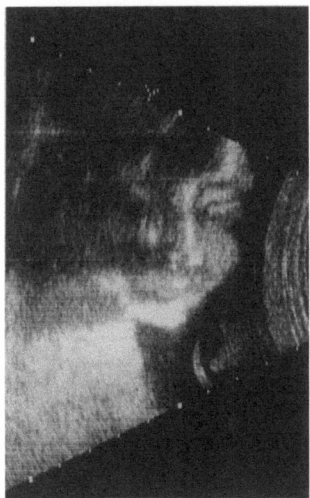

Abb. 2.39. Maskenartige Aufsicht auf das fetale Gesicht in der 28. SSW

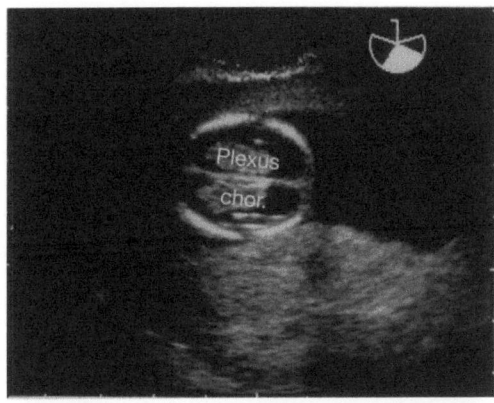

Abb. 2.40. Bei noch normalerweise weiten Liquorräumen in der 13./14. SSW kann bei nachgewiesenem Toxoplasmoseinfekt der Mutter der gewünschte „Hydrozephalusausschluß" nicht erfolgen

paarig angelegte Plexus chorioideus erfaßbar. Er erscheint als relativ echodichtes längliches Gebilde und erst nach und nach werden neben ihm auch weitere Hirnbestandteile sonographisch sichtbar. Es ist also noch weit bis ins 2. Trimenon hinein sehr schwierig, einen Hydrozephalus von den in dieser Zeit üblicherweise noch sehr weiten Ventrikelräumen zu differenzieren (Abb. 2.40). In der Spätschwangerschaft dagegen ist es eher die schon stark die Schallwellenleitung beeinflussende Kalotte, die die sonographische Darstellbarkeit des Gehirns erschwert und einen Hydrozephalus vortäuschen kann (Abb. 2.41). Eine gute Hilfe zur Differenzierung zwischen einem vorgetäuschten und einem realen Hydrozephalus bietet die Erschütterungsprovokation: Stößt man vorsichtig mit der Hand oder dem Schallkopf gegen den fetalen Schädel, wird sich nur bei einem echten Hydrozephalus ein Flottieren der Falx cerebri oder der Plexus chorioidei erkennen lassen. Dies kann entweder auf Videoband oder mittels M-mode über das „Auslenkphänomen" (Abb. 2.42a) dokumentiert werden. Der Ventrikel-/Hemisphärenindex (Abb. 2.42b) ist zur Differenzierung weniger geeignet, da er sowohl vom Schwangerschaftsalter als auch stark von einer ganz exakt symmetrischen Einstellung abhängig ist

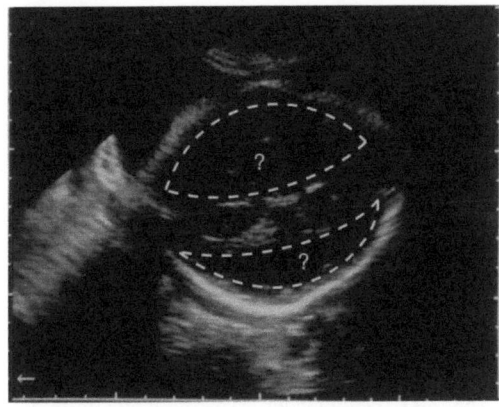

Abb. 2.41. „Pseudohydrozephalus" in der 30. SSW durch unzureichend eingestellten Echotiefenausgleich (*TGC* „time-gain-compensation")

und zudem eine relativ große Varianz aufweist. In entsprechenden Zweifelsfällen ist eher eine kurzfristige Kontrolle zur Überprüfung der Wachstumsdynamik und der Reproduzierbarkeit des Befunds angezeigt. Zudem sollte bei der Verdachtsdiagnose Hydrozephalus stets nach weiteren Auffälligkeiten, besonders nach Wirbelsäulendefekten gesucht werden. Die Dynamik bei der Entwicklung eines Hydrozephalus läßt sich an Veränderungen des erwähnten Ventrikel-/Hemisphärenindexes, an der überproportionalen Zunahme des BPD, FOD und KU sowie an der zunehmenden Ausdünnung des „Hirnmantels" er-

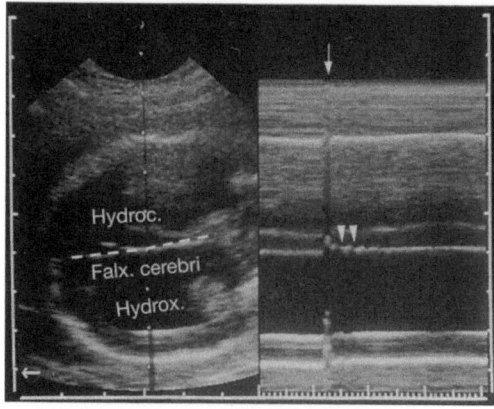
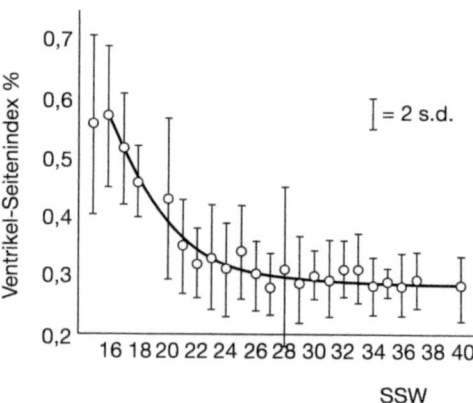

Abb. 2.42. a Echter Hydrozephalus in der 20. SSW. Auslenkphänomen der Falx cerebri (▼▼) nach Stoßpalpation der Kalotte (↓). **b** Ventrikel-/Hemisphärenindex. (Nach Johnson 1983)

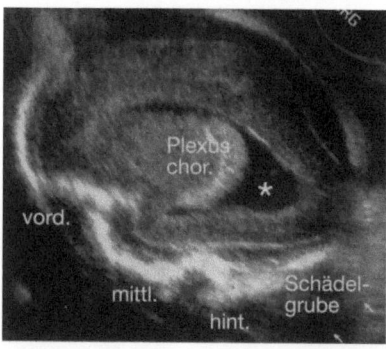

Abb. 2.43. Beginnender Hydrozephalus im Hinterhorn (*), 26. SSW (Vaginalsonogramm!)

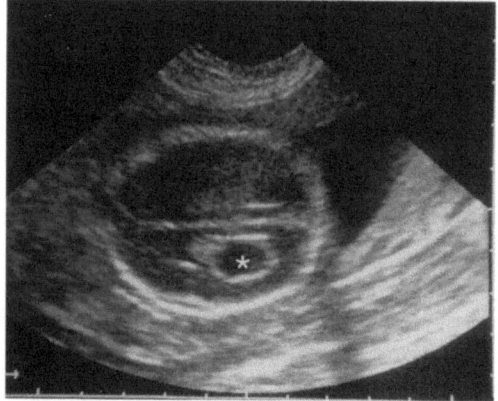

Abb. 2.44. 1,4 × 0,9 cm große, unilaterale Zyste (*) des Plexus chorioideus in der 20. SSW, normaler Karyotyp, spontane Rückbildung

kennen, wobei – wie bereits betont – Verlaufsbeobachtungen Einzelmeßwerten vorzuziehen sind. Die als „Hirnmantel" bezeichnete Struktur entspricht im wesentlichen der komprimierten Großhirnrinde, hat aber in der Regel nicht überall die gleiche Dicke. Daher ist eine Angabe darüber ebenso wie die „magische Grenze" des noch zu tolierenden Großhirnsaums von minimal 1 cm mit Vorsicht zu verwerten. Die klinische Erfahrung hat gezeigt, daß bei so ausgedehnter Komprimierung eher die Größe des Kopfes weiter zunimmt, als daß der Hirnmantel weiter ausgedünnt wird. Bei kaum darstellbarer Hirnrinde sollte eher an die Sonderform der „Hydranenzephalie" gedacht werden, bei der sich außer Stammhirnanteilen in der Kalotte nur eine ungeteilte zystische Raumforderung nachweisen läßt.

Ein meist im Hinterhornbereich beginnender Hydrozephalus (Abb. 2.43) sollte auf jeden Fall differentialdiagnostisch von Zysten des Plexus chorioideus abgegrenzt werden (Abb. 2.44). Diese Plexuszysten zeigen sich meist gegen Ende des 2. Trimenons, wenn sich der dominierende Plexus langsam zugunsten der zunehmenden Hirnmasse zurückbildet. Sie können uni- oder bilateral auftreten und bilden sich in der überwiegenden Zahl der Fälle spontan bis zur 26. SSW wieder zurück, ohne daß sie eine pathologische Bedeutung erlangen würden. Gelegentlich treten sie allerdings auch im Rahmen von Entwicklungsstörungen auf, so daß bei der Entdeckung auf

Thorax einschließlich Herz

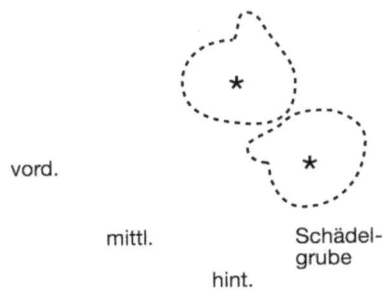
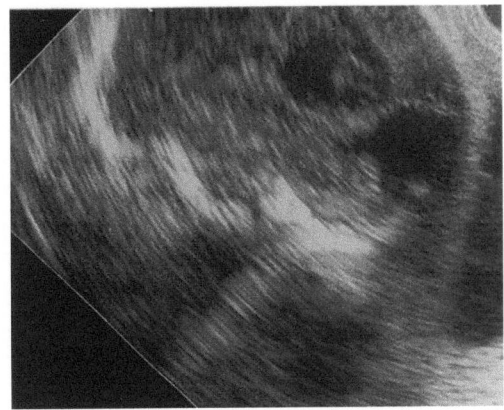

Abb. 2.45. Porenzephale Zysten (*) bei OFD II (Mohr-Syndrom) in der 37. SSW (Vaginalsonogramm!)

jeden Fall eine Karyotypisierung diskutiert werden sollte! Läßt sich bei den Plexuszysten der Zusammenhang mit dem Plexus chorioideus recht gut nachweisen, liegen die dabei differentialdiagnostisch noch zu berücksichtigenden porenzephalen Zysten (Abb. 2.45) zuordnungslos im Gehirn verteilt, haben meist eine irreguläre Binnenstruktur und sind auch wesentlich unschärfer begrenzt. Sie haben gerade bei präpartalem Auftreten eine durchweg schlechte Prognose. Als weitere Strukturauffälligkeit im Gehirn sei noch der beim Dandy-Walker-Syndrom auftretende Hydrozephalus mit gleichzeitiger Entwicklungsstörung des Zerebellums erwähnt; durch den vorherrschenden Aufstau des IV. Ventrikels wird hier die hintere Schädelgrube deutlich erweitert und das Tentorium grenzt sich in unverkennbarer Art und Weise im okzipitalen Bereich dreieckförmig gegen den Rest des Schädelinneren ab. Die sich gegenseitig in Form von Konturveränderungen beeinflussenden pathologischen Veränderungen im ZNS und den dazugehörigen Liquorräumen haben zur Beschreibung typischer Ultraschallerscheinungsbilder wie dem „lemon-sign" oder dem durch die Kompression des Zerebellums hervorgerufenen „banana-sign" geführt.

Bei den nicht rein zystischen oder ganz besonders auch bei den eher solid erscheinenden Strukturauffälligkeiten im Schädelinneren sollte bei dem heutigen Stand der Technik auch eine farbdopplersonographische Abklärung eventueller Zusammenhänge mit dem Gefäßsystem erfolgen.

Tip:

Gerade bei den Kontur- und Strukturauffälligkeiten im Schädelbereich bietet sich bei Schädellage der Einsatz der Vaginalsonographie an! Nicht nur die bessere Auflösung durch die größere Nähe zum Objekt, sondern auch die bessere Vergleichbarkeit mit den postpartal erstellten pädiatrischen Befunden über die Fontanellen legen dieses Vorgehen nahe.

2.5.2 Thorax einschließlich Herz

Eine auffällige Thoraxkontur ergibt sich meistens durch pathologische Veränderungen im Inneren des Brustkorbs. So kann eine Lungenhypoplasie zum „Glockentorax" (Abb. 2.46) führen, eine Flüssigkeitsansammlung (Pleuraerguß/Chylothorax) zum „Faßthorax" (Abb. 2.47). Aber auch skelettale Veränderungen selbst, z. B. das „short-rib-syndrom" (Abb. 2.48), können zu entsprechenden Konturauffälligkeiten führen. Eine glücklicherweise sehr seltene Konturstörung im Thoraxbereich stellt die Ectopia cordis als ventrale Schlußstörung dar.

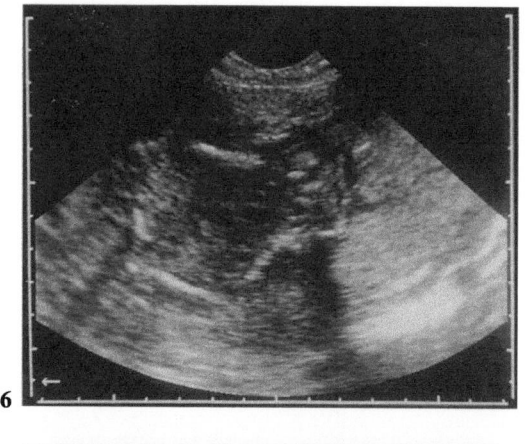
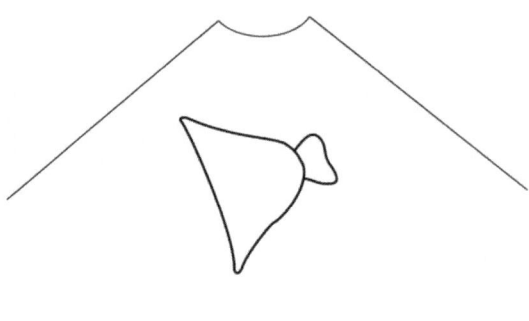

2.46

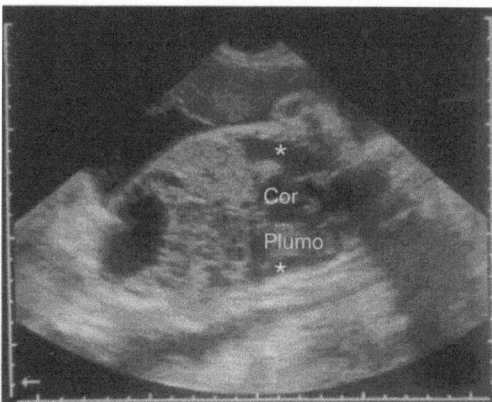
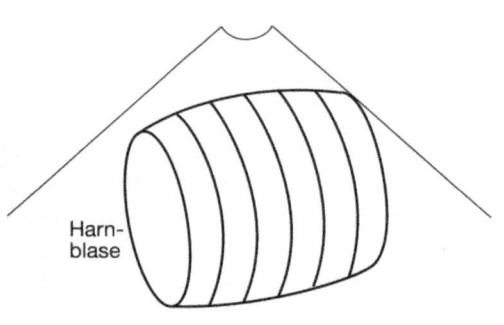

2.47

Flüssigkeitsansammlungen im Thoraxbereich führen eher zu Struktur- als zu Konturauffälligkeiten. Bei liquiden Säumen um die Thoraxorgane ist eine gezielte Durchuntersuchung des gesamten Fetus erforderlich. Zeigt sich eine isolierte Ansammlung nur peripher im Thoraxbereich, kann es sich um einen Chylothorax (Abb. 2.49) handeln. Bei einem Pleuraerguß im Rahmen eines Hydrops fetalis dagegen können meist auch andere pathologische Flüssigkeitsansammlungen wahrgenommen werden, z. B. Perikarderguß (Abb. 2.50), Aszites, Hydrops der äußeren Haut, bei männlichen Feten Hydrozelen (gelegentlich als Frühwarnzeichen!), Hydramnion.

Bei umschriebenen zystischen Formationen im Thorax handelt es sich gelegentlich um die solitär, aber auch multipel auftretenden Ver-

Abb. 2.46. „Glockenthorax", 20. SSW (Potter-Syndrom)

Abb. 2.47. „Faßthorax" bei Chylothorax (*), 29. SSW

änderungen aus dem Formenkreis der „zystischen Lungenmalformationen". Es sollte aber auch immer differentialdiagnostisch an einen Zwerchfelldefekt gedacht werden, der in Form einer Hiatushernie nur die Magenblase kranial des Zwerchfells erkennen lassen kann (Abb. 2.51), aber auch in Form eines Enterothorax zu einer völligen Aufhebung des normalerweise erwarteten Situs führt.

Die Interpretation der Strukturauffälligkeiten des fetalen Herzens gehört sicherlich zu den kompliziertesten sonographischen Aufga-

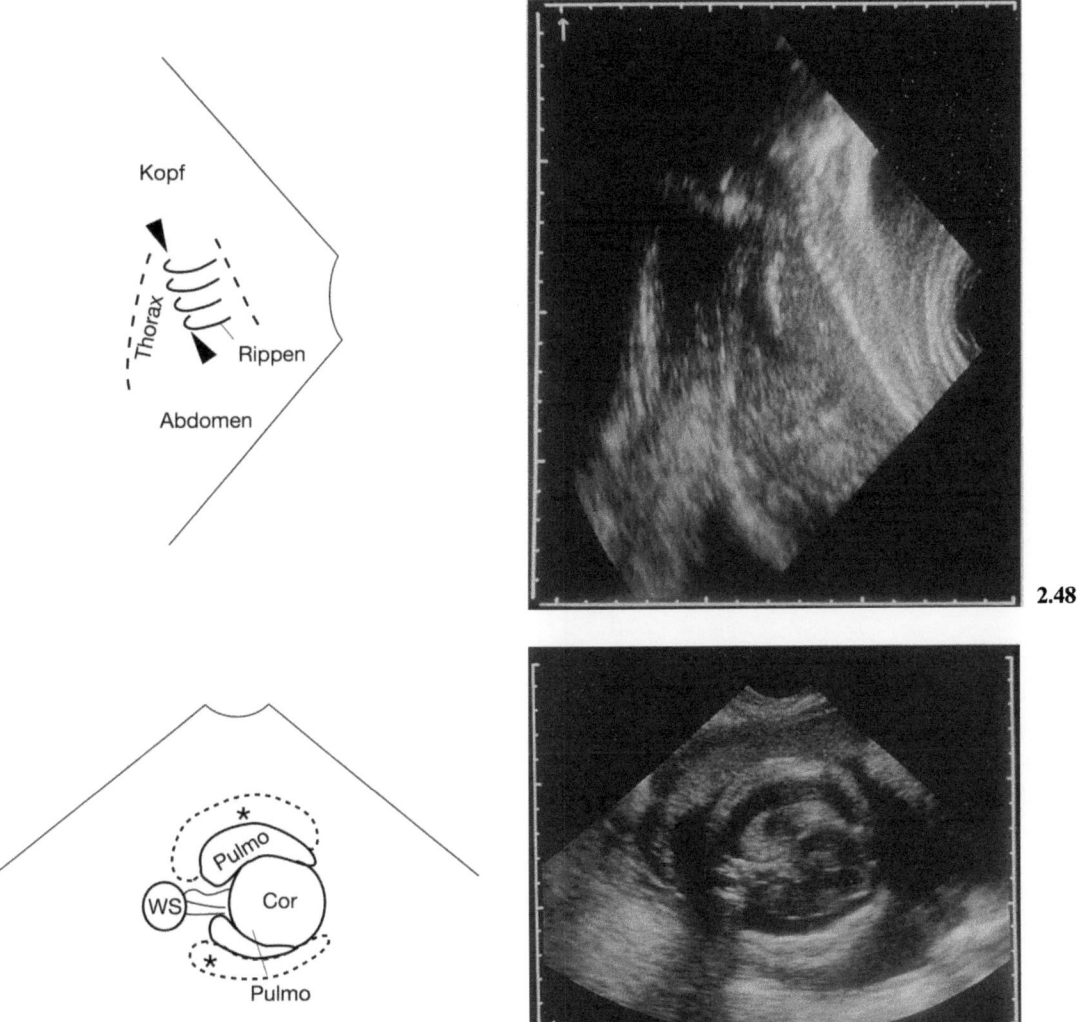

2.48

2.49

Abb. 2.48. Fet mit Zwergwuchs und Mikromelie sowie „short-rib-syndrom"

Abb. 2.49. Chylothorax (*) quer, s. auch Abb. 2.47, (29. SSW)

ben, auch für den „Spezialisten". Die präpartal kaum mit den postpartal vergleichbaren Kreislaufverhältnisse lassen eine ganze Reihe von massiven kardialen Entwicklungsstörungen, z. B. die Transposition der großen Gefäße, relativ unauffällig erscheinen, und sie werden häufig genug übersehen. Der weniger geübte Untersucher sollte sich dadurch aber nicht abschrecken lassen. Durch die gezielte Beurteilung 3 einfacher Kriterien kann nämlich schon eine ganze Menge kardialer Problemfälle sinnvoll vorselektiert werden:

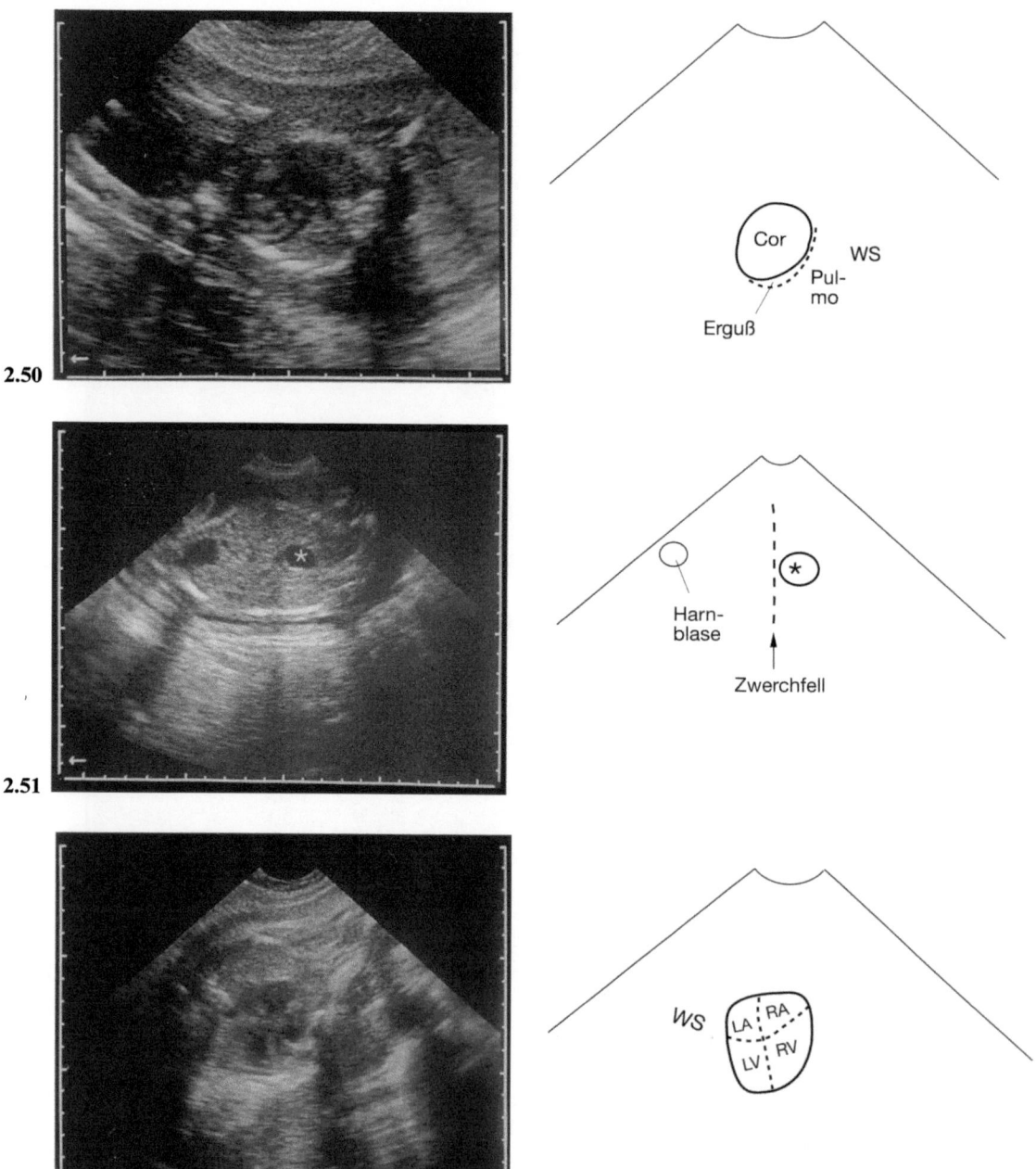

Abb. 2.50. Schmaler Perikarderguß bei Triploidie in der 20./21. SSW

Abb. 2.51. Zwerchfelldefekt: Hiatushernie (∗), 24./25. SSW

Abb. 2.52. Normaler Vierkammerblick, 36. SSW, (*R* rechts, *L* links, *A* Atrium, *V* Ventrikel)

Thorax einschließlich Herz

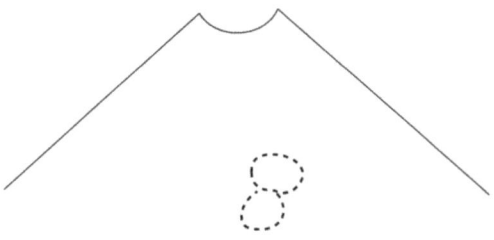

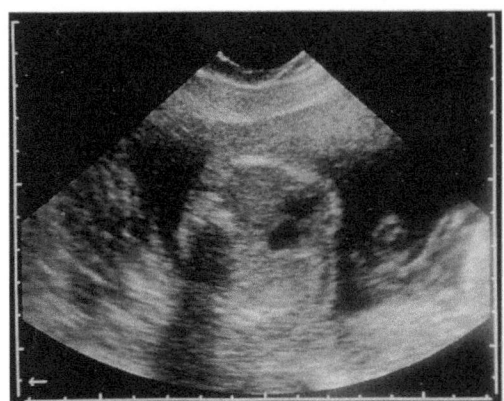

- der Vierkammerblick *muß* einstellbar sein (≙ beide Vorhöfe und beide Herzkammern), (Abb. 2.52 und 2.53),
- die Herzaktion *muß* rhythmisch sein (Abb. 2.54),
- die Nabelschnur *muß* 3 Gefäßanschnitte erkennen lassen (Abb. 2.55 und 2.56).

Eine weitere Abklärung ist unumgänglich, wenn eine oder gar mehrere dieser 3 Forderungen trotz ausreichend langer Beobachtungszeit nicht erfüllt sind. Da viele kardiale

Abb. 2.53. Vierkammerblick in der 21./22. SSW nicht darstellbar: hypoplastisches Linksherz mit Aorten- und Mitralklappenatresie

Abb. 2.54. Vereinzelte Extrasystolen mit kompensatorischer Pause (↓) ein paar Tage vor der Geburt; postpartal unauffälliger Befund

Abb. 2.55. Normale Nabelschnurquerschnitte (2 Arterien *A*, 1 Vene *V*)

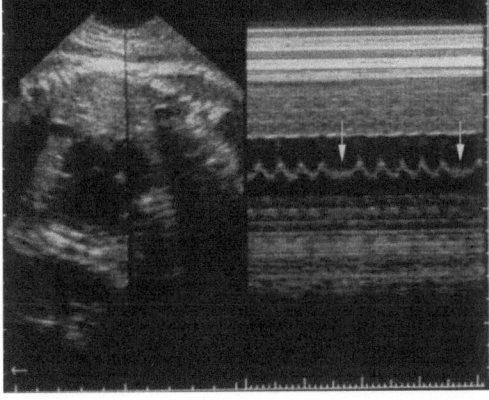

Vitien in Zusammenhang mit pathologischen Veränderungen des Karyotyps stehen, ist eine Chromosomenanalyse ratsam. Der Darstellbarkeit des Vierkammerblicks kommt dabei sicher die größte Bedeutung zu, da Rhythmusstörungen bzw. das Auftreten einer solitä-

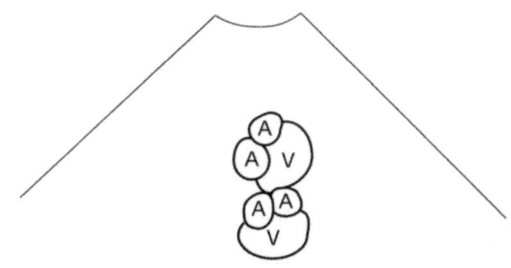

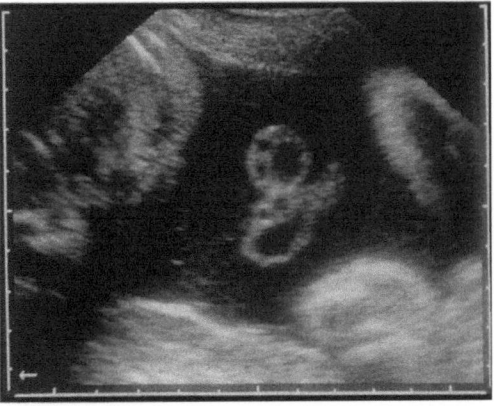

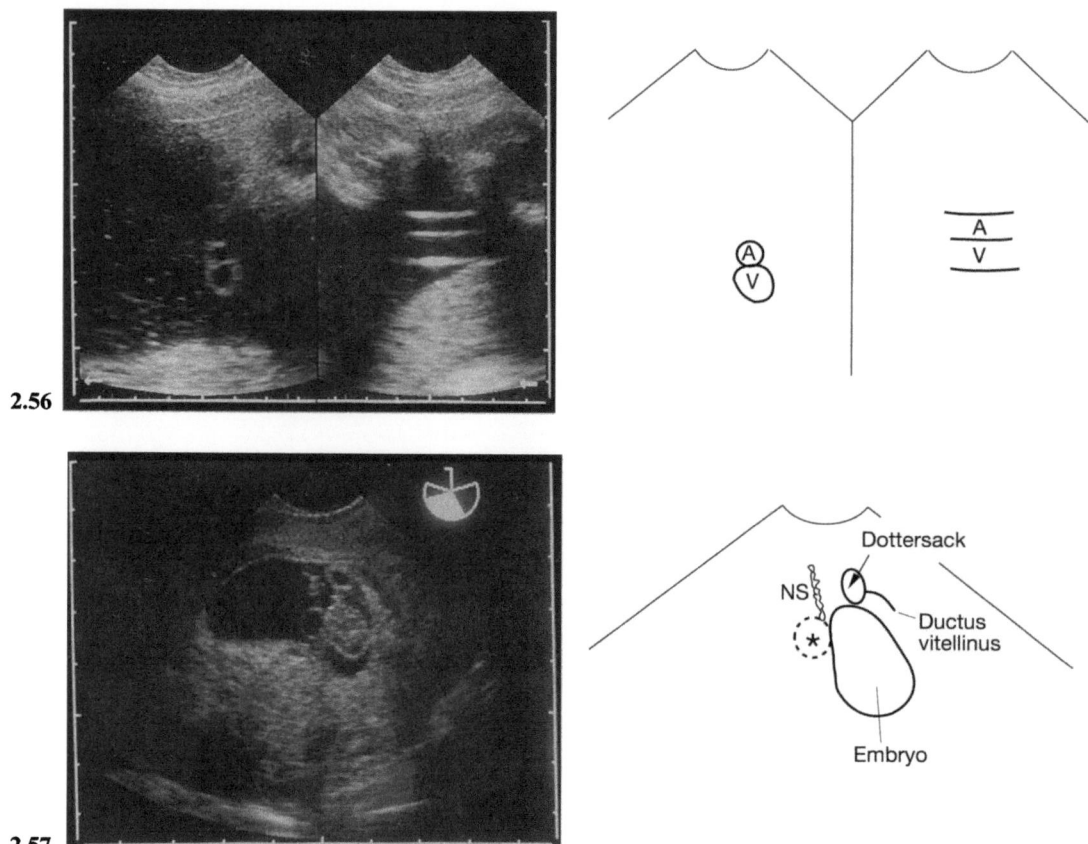

Abb. 2.56. Solitäre Nabelschnurarterie. *Links:* Querschnitt, *rechts:* Längsschnitt (*A* Arterie, *V* Vene)

Abb. 2.57. Nabelschnurzyste (∗) in der 9. + 0 SSW. Spontane Rückbildung, unauffälliger Karyotyp

ren Nabelschnurarterie durchaus auch ohne pathologische Bedeutung sein können. Eine übermäßige Größe des fetalen Herzens oder die durch eine kardiale Dekompensation entstehenden Hydropszeichen sind als vitale Bedrohung zu werten und erfordern eine umgehende Abklärung bzw. Therapie!

2.5.3 Abdomen

Der Eintritt der Nabelschnur in das fetale Abdomen stellt einen typischen Prädilektionsort für eine ganze Reihe von Entwicklungsstörungen dar, die als Konturauffälligkeiten im Sonogramm in Erscheinung treten.

Nabelschnurzysten können in der Embryonalperiode gelegentlich registriert werden (Abb. 2.57), verschwinden aber meist wieder spontan. Finden sich in späteren Stadien der Schwangerschaft zystische Formationen an der Nabelschnur in Nähe der fetalen Bauchwand (Abb. 2.58), muß immer eine Omphalozele mit in Betracht gezogen werden. Zu Verwechslungen mit Nabelschnurkonvoluten können bei einer Gastroschisis die z. T. frei im Amnion flottierenden Dünndarmschlingen (Abb. 2.59) Anlaß geben. Sowohl bei einer Omphalozele als auch bei einer Gastroschisis kann ein für das Gestationsalter zu kleines Abdomen auf die Diagnose hinweisen (Abb. 2.60). Das Verhältnis zwischen verbliebener Abdominalgröße und dem prolabierten

Abdomen

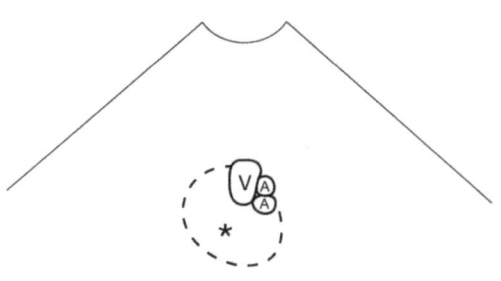

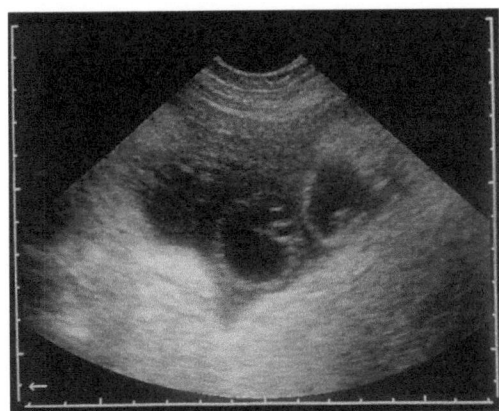

Anteil stellt auch gleichzeitig ein Prognosekriterium dar. Ebenso wichtig für die postpartale Versorgung kann eine Aussage über die Breite der Bruchpforte und den Inhalt des Bruchsacks sein. Zur Prognoseabschätzung muß noch gesagt werden, daß die Gastroschisis nicht, die Omphalozele aber eindeutig mit einem erhöhten Risiko für eine chromosomale Störung belastet ist (Abb. 2.61).

Abb. 2.58. Nabelschnurquerschnitt in der 36. SSW mit überzähligem zystischen Kompartiment (∗): Dünndarmzyste im Sinne einer Omphalozele prolabiert

Abb. 2.59. *Links:* Nabelschnuranschnitt (▻), *rechts:* Dünndarmschlingenkonvolut (→) bei Gastroschisis. 34. SSW, Abdomenquerschnitt ≙ 31./32. SSW

Abb. 2.60. Etwa 2,5 cm große Omphalozele in der 16. SSW, Restabdomen ≙ ~14. SSW; unauffälliger Karyotyp

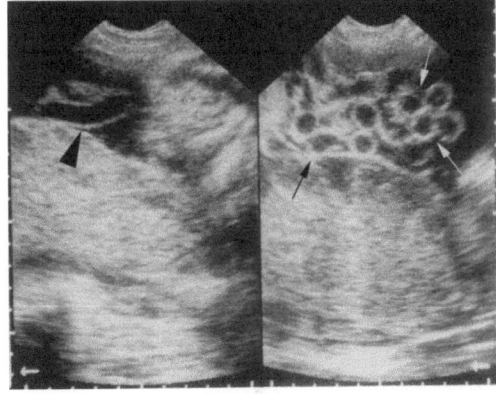

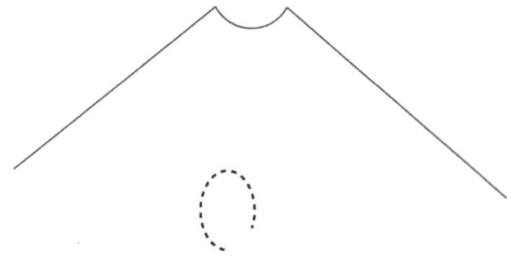

Stenosen oder Atresien im Gastrointestinaltrakt können je nach Lokalisation die verschiedensten charakteristischen Ultraschallerscheinungsbilder hervorrufen. Während die fehlende Darstellbarkeit der „Magenblase" auf eine Ösophagusatresie hinweisen kann,

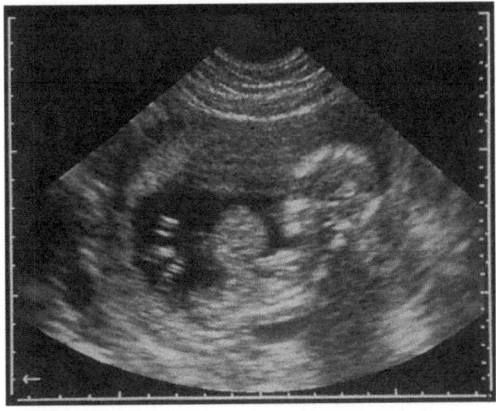

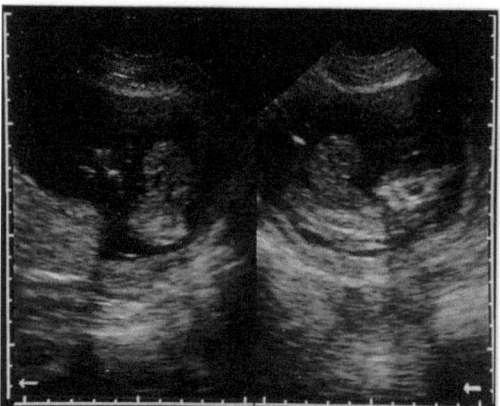
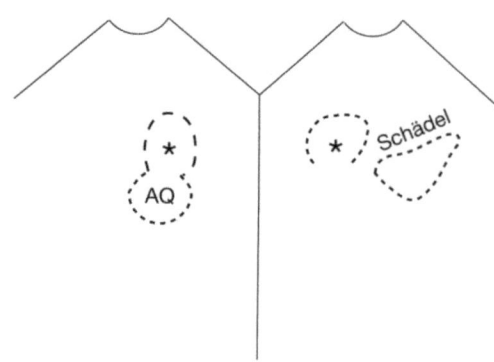

Abb. 2.61. Omphalozele (∗) und Schädelfehlbildung, 17. SSW: Trisomie 18. *Links:* Abdomenquerschnitt, *rechts:* Längsschnitt

Abb. 2.62. Double-bubble-Phänomen bei Duodenalstenose in der 36. + 2 SSW. Farbdopplersonographischer Strömungsnachweis zwischen Magen (*M*) und Duodenum (*D*)

Abb. 2.63. Dünndarmileus (∗) bei Mukoviszidose, 36. SSW (*M* Magenblase)

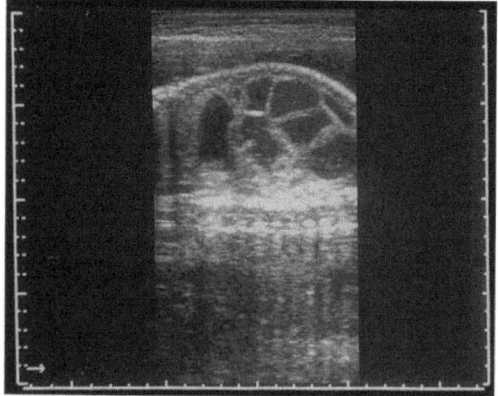

schließt deren Darstellbarkeit dieses Krankheitsbild leider nicht aus, da es durch tracheo-ösophageale Fisteln doch noch zur Magenfüllung kommen kann! Die Duodenalatresie/-stenose führt zum klassischen Bild des Double-bubble-Phänomens mit überfüllter Magen- und Duodenalblase (Abb. 2.62). Weiter aboral gelegene Stops erzeugen unterschiedlich starke Aufstaubilder der betroffenen Darmanteile, die bei einer Analatresie den gesamten Darm betreffen können. Doch auch ganz andere Krankheitsbilder können gelegentlich schon präpartal zu einem Aufstaubild des Darms führen, z. B. die Mukoviszidose (Abb. 2.63). Als Komplikation bei solchen den Darm in seiner Entwicklung und Funk-

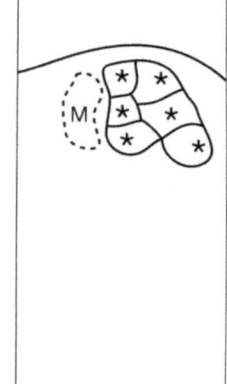

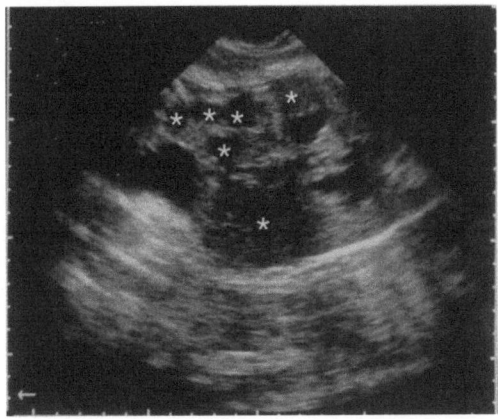

Abb. 2.64. Natürlicherweise stärker gefüllte Darmschlingen (∗) wenige Tage präpartal

tion behindernden Störungen können ebenso wie bei anlagebedingten Darmmalrotationen Ileusbilder auftreten, die durch Nekrosen oder Spontanrupturen zu freier Flüssigkeit im Abdomen führen können. In solchen Fällen ist wiederum nach freier Flüssigkeit in anderen Bereichen zu fahnden, um Aszitesbildungen im Rahmen eines Hydrops demgegenüber differenzieren zu können. Die gelegentlich kurz präpartal auffallenden deutlich gefüllten, aber eben nicht rein zystischen Darmschlingen haben keine pathologische Bedeutung. Sie spiegeln nur die natürlicherweise vor der Geburt gesteigerte Mekoniumproduktion wider (Abb. 2.64).

Im Regelfall finden sich kaudal des Zwerchfells beim Fetus nur 2 gut abgrenzbare zystische Strukturen: die Magenblase und die Harnblase (Abb. 2.65 und 2.66). Daneben sieht man allenfalls noch zufällige Anschnitte des Lebervenensinus und der gelegentlich zu erkennenden fetalen Gallenblase. Finden sich zusätzlich im dorsalen Bereich zystisch erscheinende Auffälligkeiten, dann müssen die Nierenlager bzw. die Nieren selbst genau inspiziert werden. Auf Übersichtsbildern läßt sich nicht immer zweifelsfrei unterscheiden, ob die vermuteten Nierenzysten auch wirklich Zysten (Abb. 2.66) sind oder ob es sich nur um die immer wieder als hyporeflektive Zonen im Nierenparenchym zu beobachtenden Markpyramiden handelt (Abb. 2.65).

Doch nicht nur die Differenzierung zwischen Markpyramiden und Nierenzysten, auch die zwischen Nebennieren und Nieren kann zum Problem werden, da diese zwischen der 20. und 30. SSW etwa gleich groß sind. Sowohl Nebennieren als auch Nieren weisen ein hyperreflektives Zentrum und einen hyporeflektiven Saum auf. Da die Nieren zwar bereits zwischen der 10. und der 20. SSW ihre Funktion aufnehmen, aber ihre stärkste Ent-

Abb. 2.65. Nierenlängsschnitt mit Markpyramiden (*P*); (*M* Magen, *H* Harnblase)

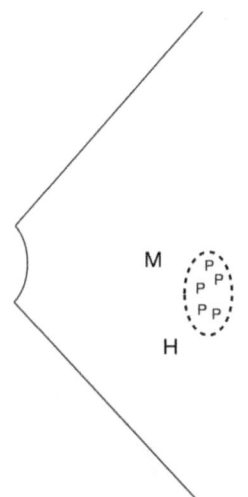
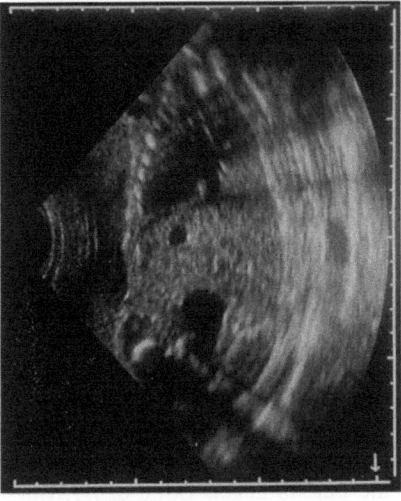

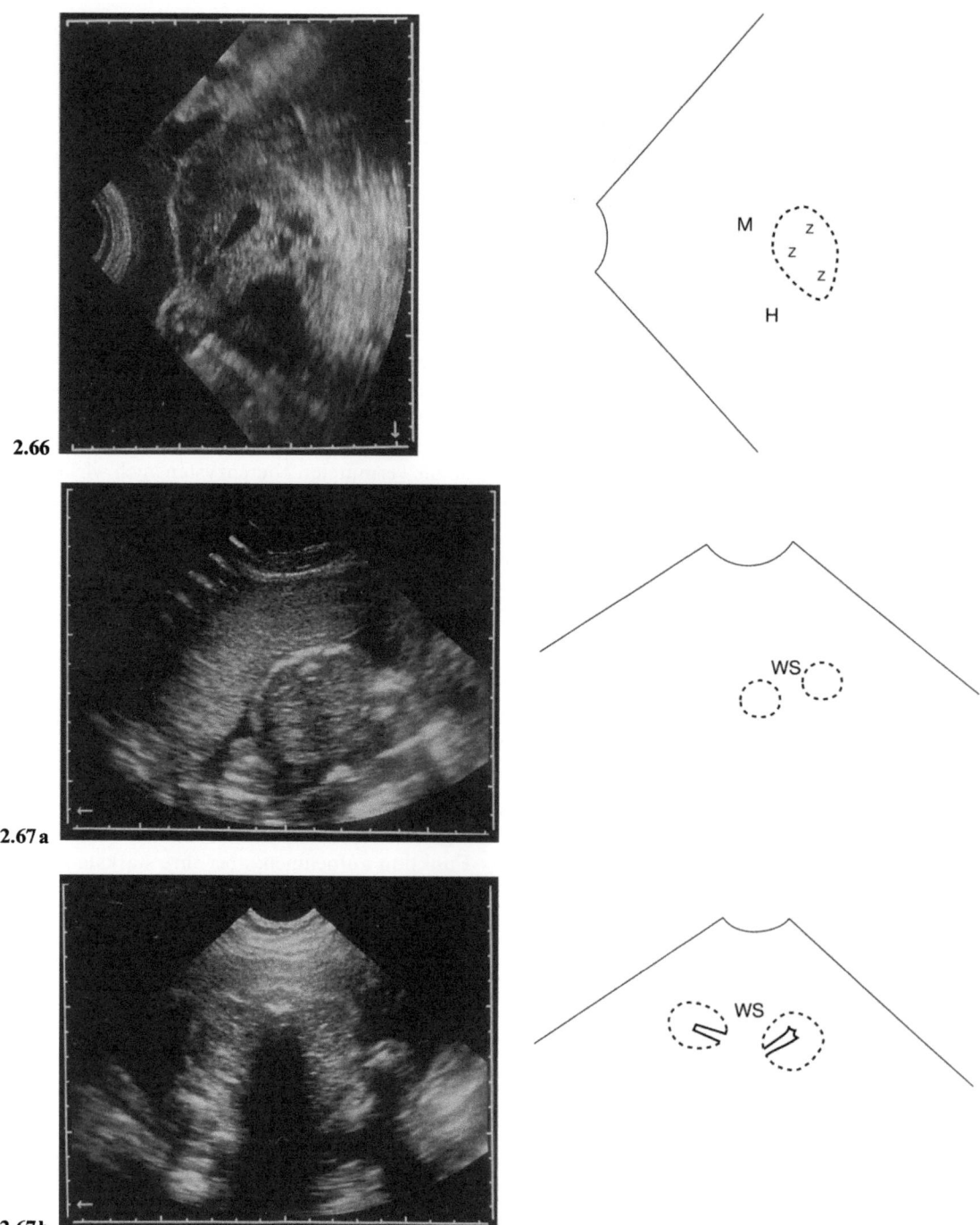

wicklung erst zwischen der 20. und 30. SSW absolvieren, können Entwicklungsstörungen u. U. erst relativ spät auffallen. Andererseits kann eine bereits gegen Ende des 1. oder zu

Abb. 2.66. Nierenlängsschnitt mit multiplen kleinen Zysten (*Z*); (*M* Magen, *H* Harnblase)

Abb. 2.67. a „Nierenlager", 20. SSW, quer. **b** „Nieren" mit zartem Nierenbecken, 27. SSW, quer

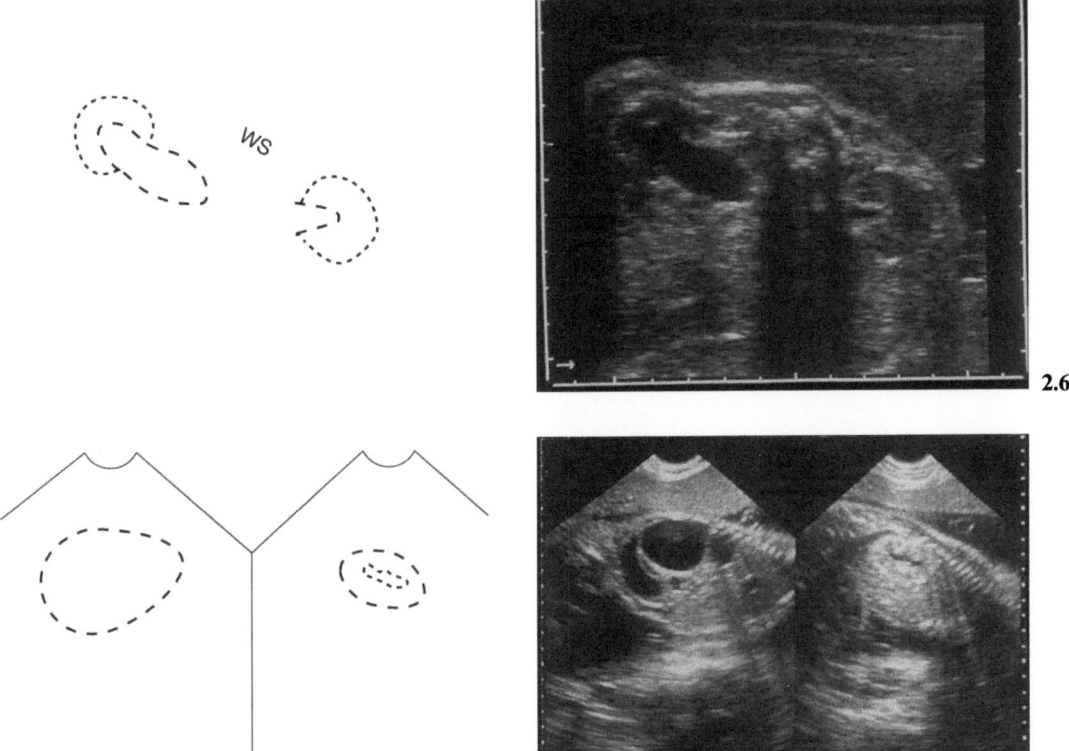

Abb. 2.68. Nierenbeckenaufstau von 12 mm links und 3 mm rechts mit überwiegend „extrarenalem Nierenbecken" links; postpartal unauffällig

Abb. 2.69. 29./30. SSW: großzystische Nierendysplasie links bei auffallend echodichter Niere rechts, die sich postpartal als völlig funktionsfähig erwies

Beginn des 2. Trimenons auffallende Megazystis ohne pathologische Bedeutung und durchaus spontan rückbildungsfähig sein. Ein sicheres Erkennungsmerkmal der Nieren stellt das oft nur sehr zart erkennbare Nierenbeckenkelchsystem (NBKS) dar. Ist dies nicht zweifelsfrei zu identifizieren, sollte man lieber von „Befunden im Nierenlager" sprechen (Abb. 2.67). Gelegentlich zu beobachtende Erweiterungen des NBKS im letzten Schwangerschaftstrimenon sind zunächst meist ohne pathologische Bedeutung für den Fetus und für die Entbindung (Abb. 2.68). Auch wenn die in solchen Fällen vorzunehmende postpartale Kontrolle einen völlig unauffälligen Befund ergibt, sind diese Kinder weiter zu kontrollieren, da sie erfahrungsgemäß in den ersten Lebensjahren gehäuft unter Pyelonephritiden leiden. Kommt es zu größeren zystischen Formationen im Nierenbereich, sollte versucht werden, zwischen Nierenzysten an sich und den durch einen Aufstau bedingten Hydronephrosebildern zu differenzieren. Bei den einzelnen Krankheitsbildern aus dem Formenkreis der zystischen Nierendysplasien müssen uni- und bilaterales Auftreten unterschieden werden. Dabei läßt eine sehr echodichte Niere bei kontralateraler Zystenniere keine Aussage über ihre Funktion nur aufgrund ihres abnormalen Ultraschallerscheinungsbilds zu (Abb. 2.69). Präpartale Punktionen großer Nierenzysten oder hydronephrotischer Sacknieren sollten nur bei entsprechenden Verdrängungserscheinungen bzw. Entwicklungsbehinderungen anderer Organe vorgenommen werden. Auch die prä-

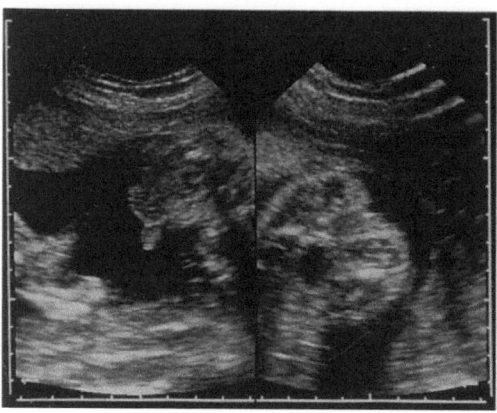 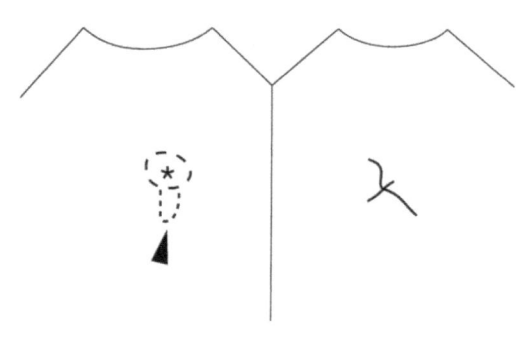

Abb. 2.70. *Links* eindeutige Darstellung von Skrotum (*) und Penis (▸) bei einem Fetus, der in einer anderen Bildeinstellung (*rechts*) auch als weiblich eingestuft werden könnte

partale kontinuierliche Drainage gestauter Kompartimente des ableitenden Harnsystems wird derzeit eher als frustran eingestuft und sollte – wenn überhaupt – nur unter strenger Indikationsstellung in Absprache mit Kinderurologen bzw. -nephrologen erfolgen (s. hierzu auch Kap. 2.7). Bei einseitigen Aufstaubildern muß an eine subpelvine oder prävesikale Abflußbehinderung gedacht werden, bei doppelseitigen Befunden zusätzlich auch noch an eine postvesikale Ursache. In diesem Zusammenhang kann es interessant sein, das fetale Geschlecht zu kennen. Lassen sich beim männlichen Fetus der Penis und das Skrotum evtl. sogar schon mit den deszendierten Hoden darstellen, so ist die Diagnose eines weiblichen Fetus wesentlich unsicherer (Abb. 2.70). In diesem Zusammenhang muß darauf hingewiesen werden, daß sehr früh im 2. Trimenon vorgenommene Diagnosen „männlich" nicht immer zutreffend sind. Bei dem vermeintlich dargestellten Penis handelt es sich nicht selten um die in dieser Zeit bei den weiblichen Feten noch sehr prominente Klitoris. Für die Abklärung eines Harnaufstaubilds jedenfalls kann der Nachweis eines männlichen Fetus die Suche nach dem Grund für den Aufstau in Richtung „Urethralklappe" lenken. Beim Vollbild der in der Regel nur bei männlichen Feten auftretenden Urethralklappen kommt es zu einem extremen Aufstau des gesamten ableitenden Harnsystems einschließlich der Nieren mit konsekutiver Bauchdeckenausdünnung und Verdrängung des gesamten Intestinums sowie zu der die Prognose bestimmenden Lungenhypoplasie. Das Krankheitsbild wird aufgrund des klinischen Aspekts auch als Prune-belly-Syndrom bezeichnet (Abb. 2.71). Für das differentialdiagnostische Denken ist dabei die Beobachtung eines Falls interessant, bei dem ein Prune-belly-Syndrom täuschend ähnlich durch ein anderes Krankheitsbild hervorgerufen wurde: Bei einem weiblichen Fetus war es im Rahmen eines komplexen Mißbildungssyndroms über eine Urethralaplasie ebenfalls zu dem geschilderten Aufstaubild gekommen. Die dabei in der zystischen Struktur im fetalen Abdomen beobachteten solid erscheinenden Anteile entsprachen Darminhalt, der über eine vesikointestinale Fistel dorthin gelangt war. Letztendlich gibt es auch noch funktionelle Urethralobstruktionen, die wechselnd starke Aufstaubilder erzeugen können (Abb. 2.72). Die Prognose der betroffenen Feten wird hauptsächlich durch die bei diesen Krankheitsbildern drohende Lungenhypoplasie bestimmt, die sich in etwa schon an der Fruchtwassermenge ablesen läßt. Je geringer das Fruchtwasserreservoir, um so schlechter ist die Prognose. Weiteren Aufschluß gibt die über invasive Methoden zu ermittelnde Nierenfunktion (s. Kap. 2.7).

Extremitäten

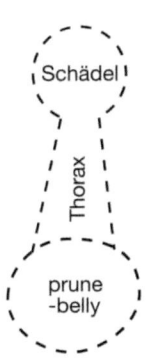

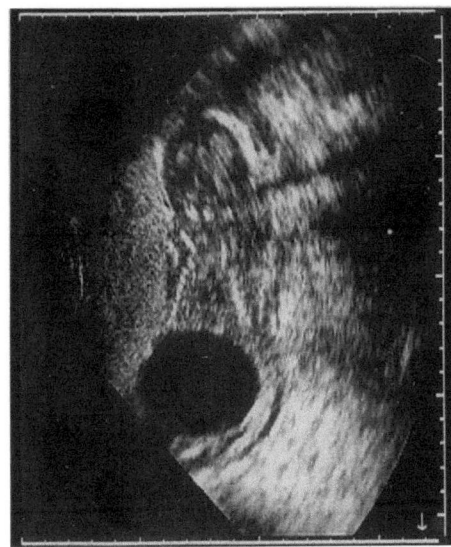

2.71

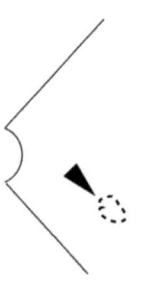

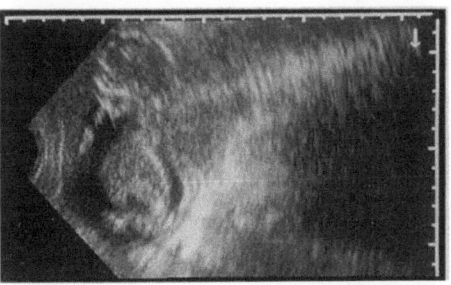

2.72

Abb. 2.71. Prune-belly-Syndrom, 18. SSW, im Abdomen ist nur eine einzige glatt begrenzte, rein zystische Formation zu sehen

Abb. 2.72. Potter-Syndrom mit beidseitigen mikropolyzystischen Nieren und funktioneller Urethralobstruktion (▶ Harnblase), 17. SSW, letaler Verlauf trotz serieller Fruchtwasserersatzinstillation

Bei unabhängig von den Nieren bzw. der Blase auftretenden Zysten im fetalen Abdomen handelt es sich meist um Mesenterialzysten oder, wenn es sich um einen weiblichen Fetus handelt, um Ovarialzysten. Während beim weiblichen Neugeborenen mit Ovarialzysten eher zugewartet wird, solange keine klinische Symptomatik vorliegt, sind präpartal andere Aspekte zu beachten. Bei größeren Ovarialzysten besteht die Gefahr der Stieldrehung mit konsekutiver Nekrose des gesamten Ovars, ohne daß dies anhand klinischer Symptome erkannt werden könnte. Daher ist bei ausreichender Größe und guter Zugänglichkeit auf jeden Fall eine präpartale Punktion zu erwägen (Abb. 2.73). Das Zuwarten, bis Lageveränderungen oder ein Wechsel der Echotextur eine Stieldrehung wahrscheinlich machen, kann dem Fetus bereits ein Ovar kosten! Würde es sich dann um eine Mesenterialzyste gehandelt haben, so entstünde dem Fetus bei verantwortungsbewußtem Vorgehen kein Nachteil aus einer solchen Punktion.

2.5.4 Extremitäten

Während sich die einzelnen Abschnitte der oberen und der unteren Extremitäten bereits

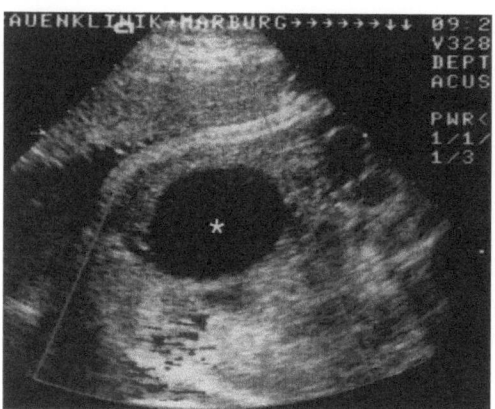

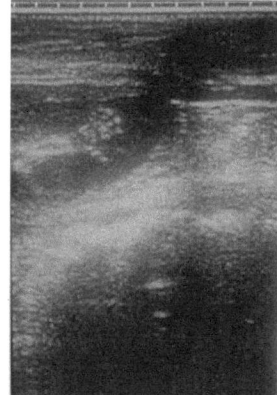

Abb. 2.73. Fetale Ovarialzyste (*), 34. + 4 SSW, 6,1 × 5,4 × 4,7 cm, 65 ml abpunktiert; postpartal spontane Rückbildung der Restzyste, bisher kein Rezidiv (Farbdopplersonogramm)

Abb. 2.75. Unterarm, 17. SSW

Abb. 2.74. a Obere Extremität, 11. SSW; b untere Extremität, 11. SSW

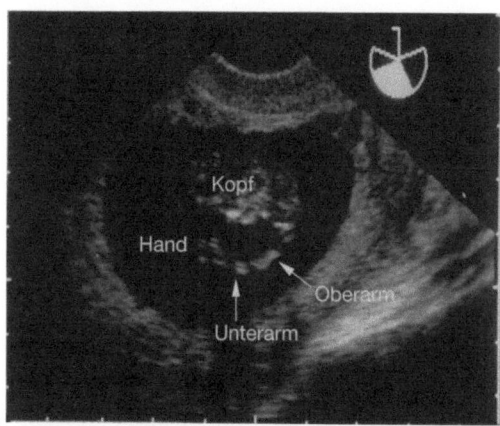

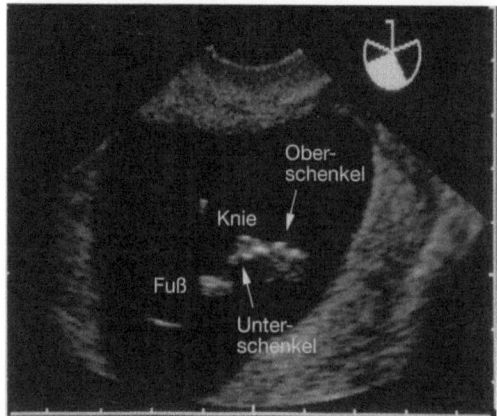

gegen Ende der Embryonalperiode in ihren Grundzügen darstellen lassen (Abb. 2.74), ist eine differenziertere Beurteilung entwicklungsbedingt erst im Laufe des 2. Trimenons möglich (Abb. 2.75). Proximale und distale Abschnitte der Extremitäten lassen sich jeweils durch ihre unterschiedliche Anzahl an langen Röhrenknochen sowohl im Längs- als auch im Querschnitt differenzieren. Trotzdem kommt es immer wieder vor, daß Fälle mit Radiusaplasie trotz mehrmaliger Sonographie unbemerkt bleiben. Dies ist sicherlich nur ein Beispiel für die oft stiefmütterlich vernachlässigte Beurteilung der Extremitäten im Routineultraschall. Obwohl es sicher schwierig ist, alle 4 Extremitäten in jedem Fall zu identifizieren, ist die Beschränkung auf die Vermessung nur einer Femurdiaphyse nicht ausreichend. Dazu muß gesagt werden, daß eine gute Beurteilung der Extremitäten im 2. und zu Beginn des 3. Trimenons erfolgen kann, kaum noch dagegen in den letzten Schwangerschaftswochen aufgrund der beengteren Raumverhältnisse für den Fetus. In dieser Zeit wird es häufig genug sogar schwer, den Femur auf den ersten Blick vom Humerus zu trennen. Bei genauerer Betrachtung gelingt dies dann aber meist doch durch den zuerst beim Femur darstellbaren distalen Epiphysenkern. Neben der Beurteilung der proportionierten Entwicklung der 4 Extremitäten sollte auch noch deren Haltung und Motilität untersucht werden.

Extremitäten

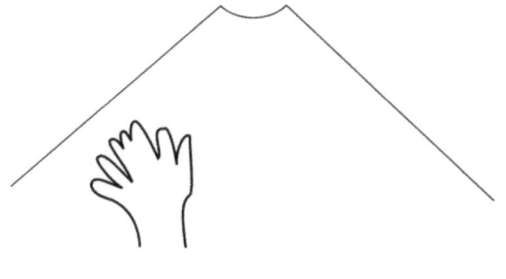

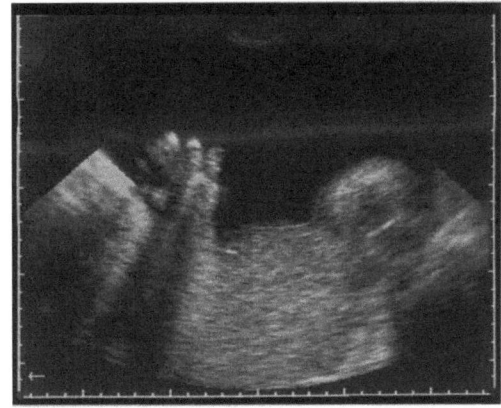

Abb. 2.76. Polysyndaktylie bei orofazio*digitalem* Syndrom, 37. SSW (Hydramnion!)

Amelien oder Dysmelien sind in ihrer Ausprägung äußerst variabel und können durch die diversesten Ursachen bedingt sein, wie durch die Thalidomidkatastrophe in drastischer Weise verdeutlicht wurde. Dabei sind die in diesem Bereich auftretenden Störungen durchaus nicht immer als isoliertes Geschehen zu sehen, sondern können oft nur der am ehesten sichtbare Beleg einer komplexen Erkrankung sein. So ist z. B. das Auftreten von Poly- und Syndaktylien beim orofazio*digitalen* Syndrom einzuschätzen (Abb. 2.76). Auch auf diesem Sektor muß also ein „pathologischer Fingerzeig" die systematische Durchuntersuchung des gesamten Fetus nach sich ziehen.

Die Feststellung proportioniert oder disproportioniert verkürzter langer Röhrenknochen mit evtl. zusätzlich bestehenden Verbiegungen kann oft nur unzureichend präpartal weiter differenziert werden. Kommen dagegen bereits präpartal Frakturen zur Darstellung (Abb. 2.77), dann liegt der Verdacht auf das Vorliegen einer letalen Form der Osteogenesis imperfecta (Typ Vrolik) nahe. Bei diesem Krankheitsbild, das bei entsprechender familiärer Belastung durchaus anhand des sonographischen Erscheinungsbilds schon im 2. Trimenon diagnostiziert werden kann, gelingt oft die Darstellung des Gehirns aufgrund des verminderten Kalksalzgehalts auch der Ka-

lotte besonders gut. Die nichtletale Form (Typ Lobstein) fällt dagegen – wenn überhaupt – präpartal allenfalls durch etwas kurze Knochenmaße auf.

Fehlstellungen, kontrakte Haltungen oder auffällige Bewegungsmuster der Extremitäten können durchaus auf primär dort lokalisierte Erkrankungen zurückzuführen sein. Sie können allerdings auch nur eines von mehreren Zeichen einer komplexeren Störung sein (Abb. 2.78), wie z. B. die „extended legs" beim Anenzephalus. Darüber hinaus können entsprechende Fehlhaltungen natürlich auch auf eine mangelnde Bewegungsfreiheit bei Vorliegen eines Oligohydramnions zurückzuführen

Abb. 2.77. Letale Form der Osteogenesis imperfecta, 22. SSW, mit deutlicher Verbiegung und Frakturierung (↓) des einen Femurs

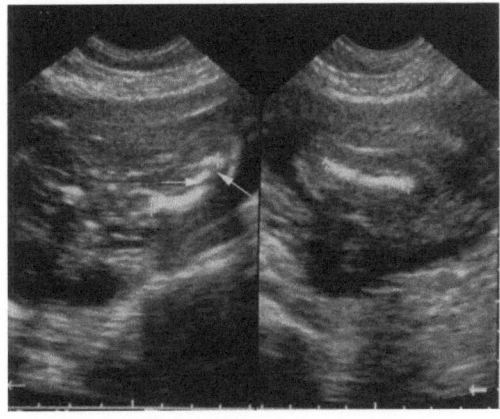

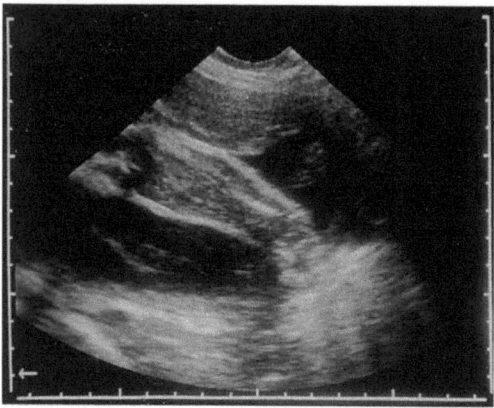 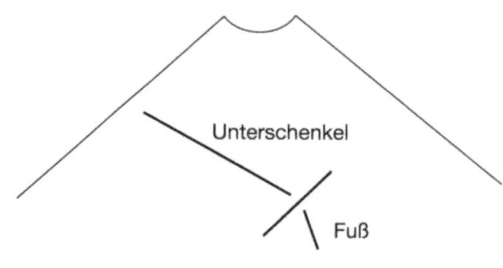

sein. Besteht ein derartiger Verdacht, muß auf jeden Fall versucht werden, die Motilität einer auffälligen Extremität durch äußere Reize (Weckversuche) oder kurzfristige Kontrollen zu überprüfen.

Abb. 2.78. 16jährige Schwangere mit deutlichem Intelligenzdefekt und Fehlhaltung sowie Funktionseinschränkung beider Beine unklarer Genese. Der Fetus zeigt in der 33. SSW ebenfalls eine Fehlhaltung (Klumpfuß?). Postpartal Bestätigung, Karyotyp unauffällig

Allgemeine Anmerkung

Sonographisch solid erscheinende, d.h. hyperreflektive Tumoren sind unabhängig von ihrer Lokalisation und Größe ausgesprochen selten und müssen mit großer Sorgfalt abgeklärt werden. Prinzipiell kommen Teratome, Neuroblastome und andere z.T. auch maligne Tumoren in Frage. Gegenüber den zumindest partiell zystischen Strukturauffälligkeiten sind sie sicherlich nicht nur schwerer zu differenzieren, sondern auch schwerer zu entdecken.

2.6 Sonobiometrie, Wachstumsdynamik, Dopplersonographie; Ultraschallbetreuung spezieller Risikoschwangerschaften; Fruchtwasser-, Plazenta-, Zervixsonographie

2.6.1 Sonobiometrie und Wachstumsdynamik

Betrachtet man den im Mutterpaß für das anhand sonographischer Meßdaten zu ermittelnde Gestationsalter bzw. Wachstumsverhalten des Fetus vorgesehenen Raum, so scheint darin die Hauptaufgabe der geburtshilflichen Routinesonographie zu liegen. Die komplexen Aufgaben der Sonographie in der Schwangerschaft auf die Erfassung scheinbar objektiver Meßdaten zu reduzieren, ist als Versuch durchaus verständlich. Allerdings muß vor der Gefahr gewarnt werden, daß als Ergebnis dieser Bestrebungen neben der Demonstration des Fetus den Eltern gegenüber („Babyfernsehen") nur noch ein minimales Meßprogramm durchgeführt wird. Um einer solchen Entwicklung entgegenzuwirken, wurde in diesem Buch bereits die Sonomorphologie der Sonobiometrie des Fetus absichtlich vorangestellt. Zusätzlich ist es erforderlich, bei der Abhandlung der fetalen Vermessung auf die entsprechenden Problempunkte etwas intensiver einzugehen. Nur wenn die Sonobiometrie in genauer Kenntnis ihrer Schwachstellen exakt durchgeführt wird, ist sie überhaupt klinisch-praktisch zu verwerten!

Der Mutterpaß gibt als abzugreifende Meßstrecken den biparietalen Kopfdurchmesser und den abdominotransversalen Durchmesser vor, definiert die Meßebenen und bie-

Sonobiometrie und Wachstumsdynamik

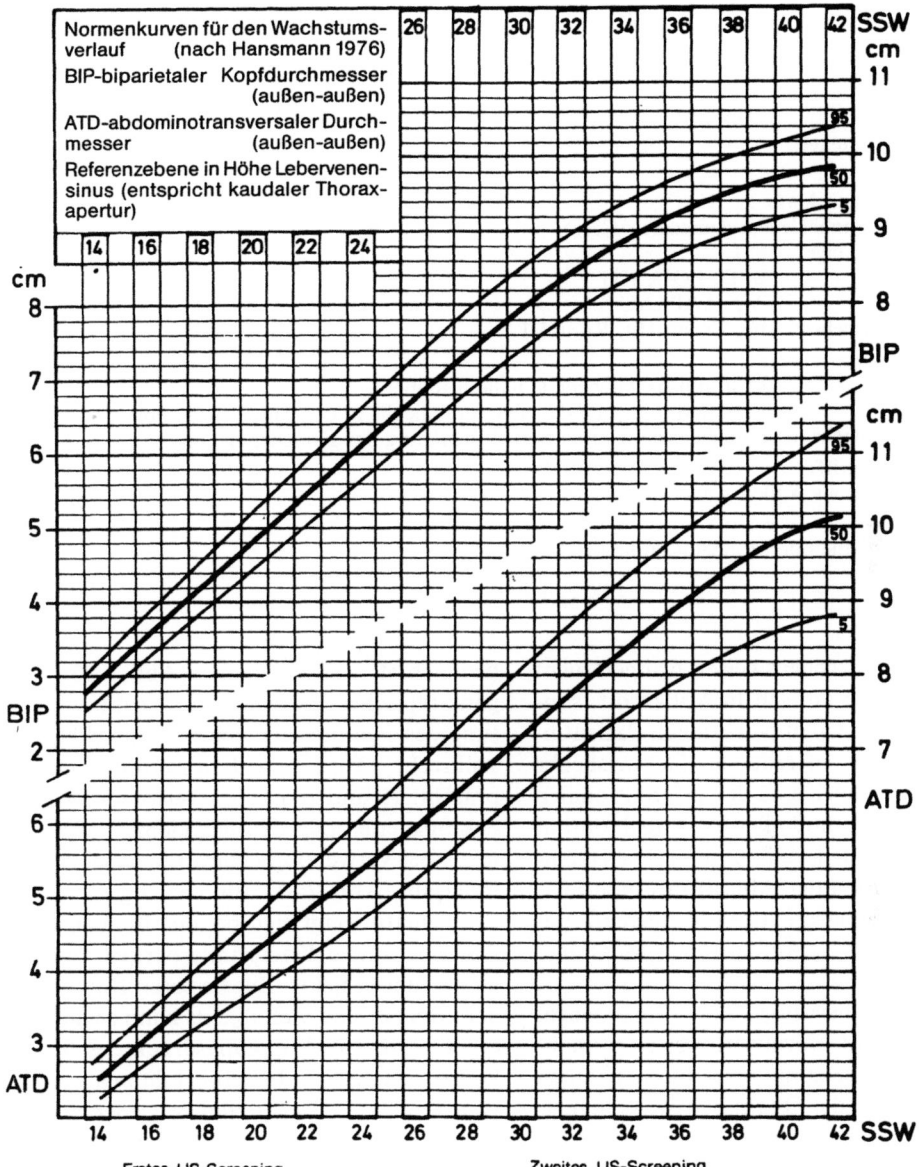

Abb. 2.79. Mutterpaß: Normkurven für den Wachstumsverlauf. (Nach Hansmann 1976)

tet auch ein Normogramm für die Verlaufskontrollen an (Abb. 2.79).

Um über diese Angaben hinaus eine einheitliche Nomenklatur und einheitliche Normkurven zu haben, aber auch, um sich den internationalen Standards anzugleichen, veröffentlichte die Sektion „Ultraschall" der Deutschen Gesellschaft für Gynäkologie und Geburtshilfe eine entsprechende Übersicht über die relevanten Meßparameter und Normdaten in der international üblichen Angabe der abgeschlossenen Schwangerschaftswochen (Rempen, 1991; Merz, 1991), (Tabelle 2.4–2.7).

Tabelle 2.4. Standardisierung der wichtigsten Parameter für die fetale Biometrie. (Modifiziert nach Merz 1991)

1. **Gestationsalter:**
   Abgeschlossene SSW + begonnener Tag p.m. (z. B. 30 + 0 bis 30 + 6 = Tag 210 bis 216)
2. **Schallgeschwindigkeit:**
   1540 m/s
3. **Einheitliche Nomenklatur:**
   Mittlerer Chorionhöhlendurchmesser: CHD
   Scheitel-Steiß-Länge: SSL
   Kopf: BPD, FOD, KU
   Abdomen: AQ, AAP, AU
   Extremitätenknochen: Fe, Ti, Fi, Hu, Ra u. Ul
4. **Referenzebenen:**
   Kopf: Frontookzipitalebene (Thalamushöhe)
   Abdomen: Einmündungsstelle der Vena umbilicalis in den Sinus venae portae
   Extremitätenknochen: Knochenschaft ohne Berücksichtigung der Knochenbiegung
5. **Meßstreckenabgriff:**
   Alle Messungen als Außen-Außen-Messung
6. **Normgrenzen:**
   5. u. 95. Perzentile oder doppelte Standardabweichung

Abweichende Vorgehensweisen bringen nicht nur die Methode an sich in Mißkredit, sondern schaden auch den betroffenen Patientinnen, wenn der betreuende Geburtshelfer wechselt. Im Vergleich zu den internationalen Vorgehensweisen muß allerdings noch darauf hingewiesen werden, daß im angloamerikanischen Sprachraum der Abgriff des biparietalen Kopfdurchmessers traditionsgemäß immer noch als „Außen-Innen-Messung" erfolgt.

Die Standardisierung der Meßebenen, Meßstrecken und Normwerte ist eine unabdingbare Voraussetzung, aber durchaus noch kein Garant für die Qualität bzw. Genauigkeit der Messungen selbst. Oft genug sind die Meßebenen auch nach intensiven Bemühungen durch eine ungünstige Lage des Fetus in utero nicht optimal einzustellen. Auch die Tatsache, daß die genauesten Messungen in Richtung der Schallwellenausbreitung vorgenommen werden sollten, das Meßobjekt diesem Wunsch aber häufig nicht entspricht, erfordert immer wieder Kompromisse bei der Sonobiometrie. Dazu kommt die Beeinflussung durch die unterschiedliche Geometrie der Schallköpfe, die gerade bei der Verwendung von Sektortransducern immer wieder beobachtet werden kann (Abb. 2.80). Ein ganz typisches Beispiel dafür ist die Vermessung des Femurs, der sich fast ausschließlich senkrecht zur Schallausbreitungsrichtung präsentiert und dann bei Verwendung eines Sektorschallkopfes deutlich kleinere Meßwerte als bei Verwendung eines Linearschallkopfes ergibt (Abb. 2.81). Eine noch ganz andere Problematik zeigt sich bei der Biometrie des Abdomens: die Komprimierbarkeit des Untersuchungsobjekts. Zur besseren Darstellung der Grenzen des Meßobjekts kann es notwendig sein, den Ankopplungsdruck des Schallkopfes zu erhöhen. Dies führt dann allerdings beim fetalen Abdomen immer wieder zu einer „meßbaren" Komprimierung. Als Nebeneffekt reagieren viele Feten für den weiteren Untersuchungsablauf unangenehmerweise auf solch einen Druck auch noch mit Bewegungen generell oder mit Thoraxexkursionen. Als Problemlösung für diese Situation bieten sich 2 Möglichkeiten an:

– Mittelwertbildung aus mindestens 3 Messungen (stets besser als das „schönste" Einzelbild), (Abb. 2.82),
– Zuhilfenahme ergänzender Meßstrecken (AAP, AU), (Abb. 2.83).

Tabelle 2.5. Normtabelle zur Schwangerschaftsaltersbestimmung aus dem mittleren Chorionhöhlendurchmesser (CHD), der Scheitel-Steiß-Länge (SSL) und dem biparietalen Durchmesser (BPD) im 1. Trimenon. Streuung (5.–95. Perzentile) für CHD: ±10 Tage, SSL: ±6 Tage, BPD: ±8 Tage. (Nach Rempen 1991)

Vaginale Sonographie – UFK Würzburg
Normtabelle (1. Trimenon)

[mm]	CHD	SSL	BPD	[mm]	CHD	SSL	BPD
		kpl. SSW + Tag				kpl. SSW + Tag	
				40	9 + 3	10 + 5	–
1	–	–	–	41	9 + 4	10 + 5	–
2	4 + 6	6 + 0	–	42	9 + 5	10 + 6	–
3	5 + 0	6 + 1	6 + 6	43	9 + 6	11 + 0	–
4	5 + 1	6 + 2	7 + 1	44	9 + 6	11 + 0	–
5	5 + 2	6 + 3	7 + 3	45	10 + 0	11 + 1	–
6	5 + 2	6 + 4	7 + 5	46	10 + 1	11 + 2	–
7	5 + 3	6 + 5	8 + 0	47	10 + 2	11 + 2	–
8	5 + 4	6 + 6	8 + 2	48	10 + 3	11 + 3	–
9	5 + 5	7 + 0	8 + 4	49	10 + 4	11 + 4	–
10	5 + 5	7 + 1	8 + 6	50	10 + 5	11 + 4	–
11	5 + 6	7 + 2	9 + 1	51	10 + 6	11 + 5	–
12	6 + 0	7 + 3	9 + 3	52	11 + 0	11 + 5	–
13	6 + 1	7 + 4	9 + 5	53	11 + 1	11 + 6	–
14	6 + 2	7 + 5	10 + 0	54	11 + 2	12 + 0	–
15	6 + 2	7 + 6	10 + 2	55	11 + 3	12 + 0	–
16	6 + 3	7 + 6	10 + 4	56	11 + 4	12 + 1	–
17	6 + 4	8 + 0	10 + 6	57	11 + 5	12 + 1	–
18	6 + 5	8 + 1	11 + 1	58	11 + 6	12 + 2	–
19	6 + 6	8 + 2	11 + 3	59	12 + 0	12 + 3	–
20	6 + 6	8 + 3	11 + 5	60	12 + 1	12 + 3	–
21	7 + 0	8 + 4	12 + 0	61	12 + 2	12 + 4	–
22	7 + 1	8 + 5	12 + 2	62	12 + 3	12 + 4	–
23	7 + 2	8 + 5	12 + 4	63	12 + 4	12 + 5	–
24	7 + 3	8 + 6	12 + 6	64	12 + 5	12 + 5	–
25	7 + 4	9 + 0	13 + 1	65	12 + 6	12 + 6	–
26	7 + 4	9 + 1	13 + 3	66	13 + 0	12 + 6	–
27	7 + 5	9 + 2	13 + 5	67	13 + 1	13 + 0	–
28	7 + 6	9 + 3	–	68	13 + 2	13 + 0	–
29	8 + 0	9 + 3	–	69	13 + 3	13 + 1	–
30	8 + 1	9 + 4	–	70	13 + 4	13 + 1	–
31	8 + 2	9 + 5	–	71	13 + 5	13 + 2	–
32	8 + 3	9 + 6	–	72	14 + 0	13 + 2	–
33	8 + 3	9 + 6	–	73	14 + 1	13 + 3	–
34	8 + 4	10 + 0	–	74	–	13 + 3	–
35	8 + 5	10 + 1	–	75	–	13 + 4	–
36	8 + 6	10 + 2	–	76	–	13 + 4	–
37	9 + 0	10 + 2	–	77	–	13 + 4	–
38	9 + 1	10 + 3	–	78	–	13 + 5	–
39	9 + 2	10 + 4	–				

Tabelle 2.6. Normdaten für die Kopf- und Rumpfparameter. Angabe in abgeschlossenen Schwangerschaftswochen p.m. (SSW), 5. Perzentile untere Normgrenze, 95. Perzentile obere Normgrenze. (Modifiziert nach Merz 1991)

SSW	BPD [mm] 5%	50%	95%	FOD [mm] 5%	50%	95%	KU [mm] 5%	50%	95%	AQ [mm] 5%	50%	95%	AAP [mm] 5%	50%	95%	AU [mm] 5%	50%	95%	SSW
12	15	20	24	18	23	28	63	76	90	13	19	25	12	18	24	40	58	76	12
13	19	24	28	23	28	33	77	90	104	17	23	28	15	21	27	50	68	87	13
14	23	28	32	28	33	38	90	104	118	20	26	32	18	24	30	60	79	98	14
15	27	31	36	33	38	43	104	117	132	23	29	35	21	28	34	69	89	109	15
16	30	35	40	38	43	48	117	131	146	26	32	39	24	31	37	79	99	119	16
17	34	39	44	42	48	53	130	144	159	29	36	42	28	34	41	89	110	130	17
18	38	43	48	47	52	58	142	157	172	32	39	46	31	37	44	99	120	141	18
19	41	46	51	51	57	62	155	169	185	35	42	49	34	41	48	108	130	152	19
20	45	50	55	55	61	67	167	182	197	38	45	53	37	44	51	118	140	162	20
21	48	53	58	59	65	71	179	194	210	41	49	56	40	47	54	128	151	173	21
22	51	56	62	63	69	75	190	205	222	45	52	59	43	50	58	138	161	184	22
23	54	60	65	67	73	79	201	217	233	48	55	63	46	54	61	148	171	195	23
24	57	63	68	71	77	83	212	228	245	51	58	66	49	57	65	158	182	205	24
25	60	66	71	74	80	86	223	239	256	54	62	70	53	60	68	167	192	216	25
26	63	69	74	78	84	90	233	249	266	57	65	73	56	64	71	177	202	227	26
27	66	72	77	81	87	93	243	259	277	60	68	76	59	67	75	187	212	238	27
28	69	74	80	84	90	96	253	269	287	63	72	80	62	70	78	197	223	248	28
29	71	77	83	87	93	99	262	279	296	66	75	83	65	73	82	207	233	259	29
30	74	79	85	90	96	102	271	288	306	70	78	87	68	77	85	217	243	270	30
31	76	82	88	92	99	105	279	296	315	73	81	90	71	80	88	227	253	280	31
32	78	84	90	95	101	108	288	305	323	76	85	93	74	83	92	237	264	291	32
33	80	86	92	97	104	110	296	313	332	79	88	97	78	86	95	246	274	302	33
34	82	89	95	99	106	113	303	321	340	82	91	100	81	90	98	256	284	312	34
35	84	91	97	102	108	115	311	328	347	85	94	104	84	93	102	266	295	323	35
36	86	93	99	104	110	117	318	336	355	88	98	107	87	96	105	276	305	334	36
37	88	94	101	105	112	119	324	342	362	92	101	110	90	99	109	286	315	344	37
38	90	96	103	107	114	121	331	349	368	95	104	114	93	103	112	296	325	355	38
39	91	98	104	109	116	123	337	355	375	98	108	117	97	106	115	306	336	365	39
40	93	99	106	110	117	124	343	361	381	101	111	120	100	109	119	316	346	376	40

Sonobiometrie und Wachstumsdynamik

Tabelle 2.7. Normdaten für die langen Extremitätenknochen. Angabe in abgeschlossenen Schwangerschaftswochen p.m. (SSW), 5. Perzentile untere Normgrenze, 95. Perzentile obere Normgrenze. (Modifiziert nach Merz 1991)

SSW	Femur [mm]			Tibia [mm]			Fibula [mm]			Humerus [mm]			Radius [mm]			Ulna [mm]			SSW
	5%	50%	95%	5%	50%	95%	5%	50%	95%	5%	50%	95%	5%	50%	95%	5%	50%	95%	
12	5	9	13	4	7	10	2	5	8	4	8	11	1	5	8	3	6	9	12
13	8	12	16	6	10	13	5	8	11	7	11	14	4	7	11	5	9	12	13
14	11	15	19	9	12	16	8	11	14	10	14	17	7	10	14	8	12	15	14
15	14	18	22	12	15	19	11	14	17	13	16	20	9	13	16	11	14	18	15
16	17	21	25	14	18	21	14	17	20	16	19	23	12	15	19	14	17	21	16
17	20	24	28	17	21	24	16	19	22	18	22	26	14	18	21	17	20	23	17
18	22	27	31	20	23	27	19	22	25	21	25	28	16	20	24	19	23	26	18
19	25	30	34	22	26	30	21	25	28	24	27	31	19	22	26	22	25	29	19
20	28	32	37	25	28	32	24	27	30	26	30	34	21	25	29	24	28	31	20
21	31	35	40	27	31	35	26	30	33	29	32	36	23	27	31	27	30	34	21
22	34	38	42	29	33	37	29	32	35	31	35	39	25	29	33	29	33	36	22
23	36	41	45	32	36	40	31	35	38	33	37	41	27	31	35	31	35	39	23
24	39	43	48	34	38	42	33	37	40	36	40	44	29	33	37	33	37	41	24
25	41	46	51	36	40	44	36	39	42	38	42	46	31	35	39	35	39	43	25
26	44	49	53	38	42	46	38	41	45	40	44	48	32	37	41	37	41	45	26
27	46	51	56	40	45	49	40	43	47	42	46	50	34	38	43	39	43	47	27
28	49	53	58	42	47	51	42	45	49	44	48	52	36	40	44	41	45	49	28
29	51	56	61	44	49	53	43	47	51	46	50	54	37	41	46	43	47	51	29
30	53	58	63	46	50	55	45	49	52	48	52	56	38	43	47	44	48	52	30
31	56	60	65	48	52	57	47	51	54	49	54	58	40	44	49	46	50	54	31
32	58	63	68	50	54	58	48	52	56	51	55	60	41	45	50	47	51	55	32
33	60	65	70	51	56	60	50	54	58	53	57	62	42	47	51	49	53	57	33
34	62	67	72	53	57	62	51	55	59	54	59	63	43	48	52	50	54	58	34
35	64	69	74	54	59	63	53	57	60	55	60	65	44	49	53	51	55	60	35
36	66	71	76	56	60	65	54	58	62	57	61	66	45	50	54	52	56	61	36
37	68	73	78	57	62	66	55	59	63	58	63	67	46	51	55	53	57	62	37
38	69	75	80	59	63	68	56	60	64	59	64	69	47	51	56	54	58	63	38
39	71	76	82	60	64	69	57	61	66	60	65	70	47	52	57	55	59	64	39
40	73	78	84	61	66	70	59	63	67	62	66	71	48	53	58	56	60	65	40

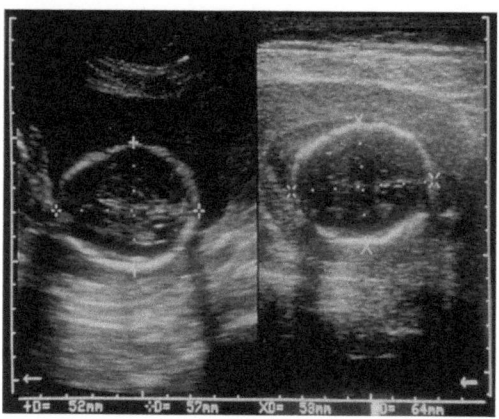

Abb. 2.80. Fetaler Schädel, 20./21. SSW. *Links:* Sektorschallkopf, *rechts:* Linearschallkopf. Identischer BPD bei 7 mm Differenz für die FOD-Werte

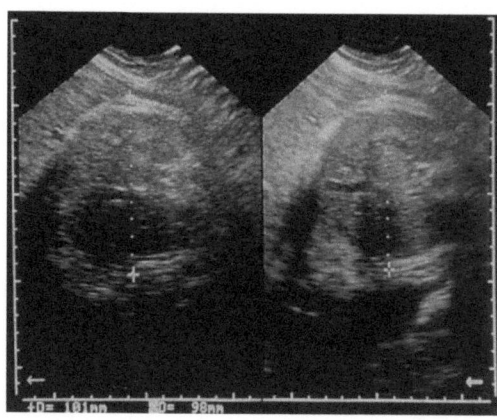

Abb. 2.82. Unter wechselndem Ankopplungsdruck gemessene AQ-Werte gegen Schwangerschaftsende

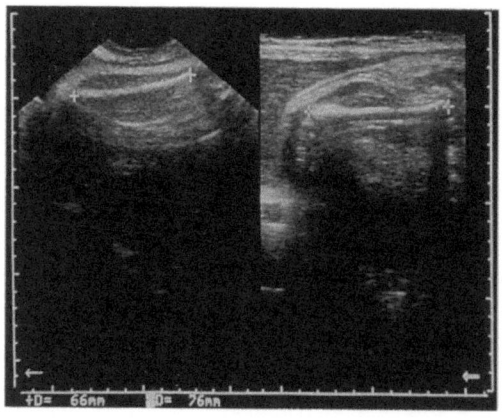

Abb. 2.81. Femur, 39. SSW. *Links:* Sektorschallkopf, *rechts:* Linearschallkopf. Meßdifferenz von 10 mm!

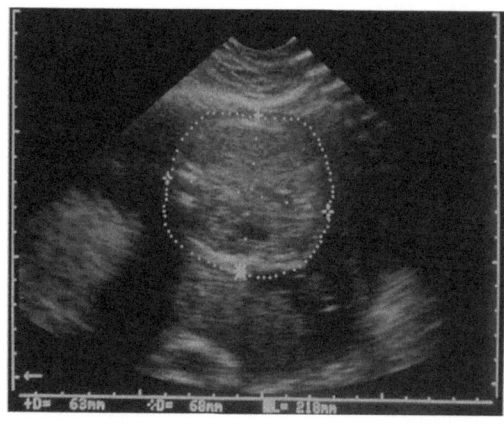

Abb. 2.83. AQ-, AAP- und AU-Messung zur Darstellung einer „umfassenden" Abdomenvermessung

Die Sonobiometrie des Fetus erfolgt letztendlich nicht zum Selbstzweck, sondern soll 3 Hauptaufgaben dienen:

- Kontrolle des fetalen Entwicklungszustands bei „gesichertem Gestationsalter" über entsprechende dem Schwangerschaftsalter zugeordnete Normwerttabellen oder -kurven,
- Bestimmung des fetalen Entwicklungsstands anhand entsprechender Normwerte bei „unbekanntem Gestationsalter",
- Grundlage für die fetale „Gewichtsschätzung" (Tabelle 2.8 und 2.9).

Während für den deutschen Sprachraum die Gewichtsschätzungen hauptsächlich anhand des BPD und des AQ vorgenommen werden, erfolgt dies im angloamerikanischen Sprachraum anhand des AU und des Fe. Unabhängig von den benutzten Meßparametern ist es anscheinend aufgrund der großen Individualität der Feten unmöglich, eine Methode zu entwickeln, die eine größere Vorhersagegenauigkeit besitzt als ±10%. Bei nicht in Schädellage befindlichen Feten wird – ebenso wie bei Hydramnion oder Oligohydramnion – von vornherein eine noch größere Ungenauigkeit (ca. ±15%) in Kauf genommen. Auch bei Gemini ist es allgemein üblich, vom ermittelten Schätzgewicht noch 10% abzuziehen! Die „präzisen" Gewichtsschätztabellen geben zwar auf 1 g genau errechnete Vorhersagen. Da sie allerdings statistisch ermittelt wurden, ist diese Genauigkeit nicht klinisch umzusetzen. Bestenfalls sollten auf 50 oder noch besser auf 100 g auf- oder abgerundete Gewichtsschätzungen abgegeben werden! Und noch eine Einschränkung: ±10% ist die mittlere Ungenauigkeit, nicht die maximale!!! Dem sonobiometrisch ermittelten fetalen Schätzgewicht wird immer wieder zu viel Gewicht bei klinischen Entscheidungen beigemessen und dafür andere „Reifezeichen" vernachlässigt; ein allgemeines Problem der „Zahlengläubigkeit" in der Medizin.

Die Wachstumsdynamik eines Fetus kann natürlich nicht durch eine einzige Messung überprüft werden. Selbst eine 2. Messung erlaubt nur eine Verlaufsbeobachtung. Eine Prognose über das Wachstumsverhalten ist erst möglich, wenn mindestens 3 Messungen innerhalb von 10- bis 14tägigen Abständen vorgenommen wurden. Erst nach mindestens 10 Tagen ist sinnvollerweise eine Sonobiometriekontrolle vorzunehmen, da bei kurzfristigeren Kontrollen durch die Meßungenauigkeit und die Wachstumsgeschwindigkeit besonders im 3. Trimenon sich nur zu oft unberechtigte Verunsicherungen im klinischen Management der Patientinnen ergeben. Die oft gebräuchliche wöchentliche Kontrolle kommt für die Überprüfung eines angezweifelten oder unsicheren Biometrieergebnisses zu spät, für eine Kontrolle der Wachstumsdynamik dagegen zu früh! Besteht der Verdacht auf ein pathologisches Wachstumsverhalten eines Fetus, sollten die anberaumten Kontrollen nicht nur möglichst an ein und demselben Gerät, sondern auch immer von demselben Untersucher durchgeführt werden. Bei unsicheren Befunden dagegen sollte eine kurzfristige Kontrolle durch einen anderen Untersucher und wenn möglich auch noch mit einem anderen Ultraschallgerät oder beispielsweise auch mit einem anderen Transducer erfolgen.

2.6.2 Gestörte Wachstumsdynamik und Dopplersonographie

Fällt eine vom erwarteten Entwicklungsstand abweichende Größe eines Fetus auf, müssen zunächst einige grundsätzliche Fragen geklärt werden:

1. Ist das Gestationsalter wirklich sicher?
2. Wurden die bislang ermittelten Sonobiometrieparameter auch immer nach derselben Rechnungsweise (abgeschlossene oder laufende SSW, Naegele- oder erweiterte Naegel-Regel) dem Gestationsalter zugeordnet?
3. Besteht eine Minus- oder Plusdiskrepanz?
4. Ist eine gleichbleibende oder zunehmende Tendenz zu erkennen?
5. Handelt es sich um eine proportionierte oder dysproportionierte Wachstumsdiskrepanz?

In vielen Fällen wird sich nach Überprüfung der Fragen 1. und 2. bereits das bestehende Problem klären lassen. In den verbleibenden Fällen ist eine differenzierte Abklärung erforderlich. Grob schematisch sind dabei folgende Sachverhalte zu berücksichtigen (Tabelle 2.10, S. 126):

Während der Hydrozephalus relativ schnell abzuklären ist, ist die Diagnose Mikrozephalus bei fehlenden zusätzlichen Auffälligkeiten nur unter Vorbehalt zu stellen. Die üblichsten bzw. häufigsten Ursachen für eine SGA- oder LGA-Entwicklung sind im 1. Fall die Plazentainsuffizienz, im 2. Fall die diabetische Fetopathie.

Bei einem SGA-Fetus fällt in der Gegenüberstellung von Schädel- und Abdomenquerschnitt in der Regel schon vor dem Abgreifen der entsprechenden Meßstrecken das zierliche Bäuchlein auf (Abb. 2.84). Abgegrenzt werden muß dabei die reine Plazentainsuffizienz von Fällen mit Oligohydramnion,

Tabelle 2.8. Mehrparametrische nichtlineare Gewichtsschätzung mittels Ultraschall unter Berücksichtigung des Gestationsalters. Digitalausdruck für die Wochen 30–42. (Nach M. Hansmann, H. Schuhmacher, U. Voigt, 1978)

Gewichtsschätzung für die 30. Woche (Wochenmitte = 30/4 = 207. Tag p.m.)

BIP↓/THQ→	66x	68x	70:	72:	74.	76.	78	80	82	84.	86.	88:	90:	92x	94x	BIP↓/THQ→
40x	211x	212x	222x	240:	267x	301x	343x	391x	446x	505x	570x	638x	711x	786x	863x	40x
42x	261x	262x	271x	290:	317x	351x	393x	441x	496x	555x	620x	688x	760x	836x	913x	42x
44x	312x	313x	323x	341:	368x	403x	444x	493x	547x	607x	671x	740x	812x	887x	965x	44x
46x	365x	366x	376x	394:	421x	456x	498x	546x	600x	660x	724x	793x	865x	940x	1018x	46x
48x	420x	421x	430x	449:	476x	510x	552x	600x	655x	714x	779x	847x	919x	995x	1072x	48x
50x	476x	477x	486x	505:	532x	566x	608x	656x	711x	770x	835x	903x	975x	1051x	1128x	50x
52:	533x	534x	544x	562:	589x	623x	665x	713x	768x	827x	892x	960x	1033x	1108x	1185x	52:
54:	591x	592x	602:	620:	647x	682x	724x	772x	826x	886x	950x	1019x	1091x	1166x	1244x	54:
56:	651x	652x	662:	680:	707:	741x	783x	831x	886x	945x	1010x	1078x	1151x	1226x	1303x	56:
58:	711x	713x	722:	741:	767:	802:	844x	892x	946x	1006x	1070x	1139x	1211x	1286x	1364x	58:
60:	773x	774x	784:	802:	829.	864:	905:	954:	1008:	1068x	1132x	1201x	1273x	1348x	1426x	60:
62:	836x	837x	846:	865:	892.	926.	968.	1016.	1071:	1130x	1195x	1263x	1335x	1411x	1488x	62:
64:	899x	900x	910:	928:	955.	990.	1031.	1080.	1134:	1194:	1258x	1327x	1399x	1474x	1552x	64:
66	963x	964x	974:	992:	1019.	1054.	1095.	1144.	1198.	1258:	1322:	1391x	1463x	1538x	1616x	66
68	1028x	1029x	1039:	1057:	1084.	1119.	1160.	1209.	1263.	1322.	1387.	1455:	1528:	1603x	1681x	68
70	1093x	1095x	1104:	1123:	1149.	1184.	1226.	1274.	1328.	1388.	1452.	1521:	1593:	1668x	1746x	70
72	1159x	1160x	1170:	1188:	1215.	1250.	1292.	1340.	1394.	1454.	1518.	1587:	1659:	1734x	1812x	72
74	1225x	1227x	1236:	1255:	1282.	1316.	1358.	1406.	1460.	1520.	1584.	1653:	1725:	1801x	1878x	74
76	1292x	1293x	1303:	1321:	1348.	1383.	1424.	1473.	1527.	1587.	1651.	1720:	1792:	1867x	1945x	76
78	1359x	1360x	1370x	1388:	1415.	1450.	1491.	1540.	1594.	1654.	1718.	1787:	1859:	1934x	2012x	78
80:	1426x	1427x	1437x	1455:	1482:	1517.	1559.	1607.	1661.	1721.	1785.	1854:	1926:	2001x	2079x	80:
82:	1493x	1495x	1504x	1523:	1550:	1584:	1626.	1674.	1728.	1788.	1852.	1921:	1993:	2068x	2146x	82:
84:	1561x	1562x	1571x	1590:	1617:	1651:	1693:	1741.	1796.	1855.	1920.	1988.	2060:	2136x	2213x	84:
86:	1628x	1629x	1639x	1657:	1684:	1718:	1760:	1809:	1863.	1922.	1987.	2055.	2128:	2203x	2281x	86:
88:	1695x	1696x	1706x	1724x	1751:	1786:	1827:	1876:	1930:	1989.	2054.	2122.	2195:	2270x	2348x	88:
90:	1762x	1763x	1773x	1791x	1818x	1852:	1894:	1943:	1997:	2056:	2121.	2189.	2262:	2337x	2415x	90:
92:	1828x	1830x	1839x	1858x	1884x	1919x	1961:	2009:	2063x	2123:	2187:	2256:	2328:	2403x	2481x	92:
94x	1895x	1896x	1905x	1924x	1951x	1985x	2027x	2075:	2129x	2189x	2254x	2322:	2394:	2470x	2547x	94x
96x	1960x	1962x	1971x	1990x	2016x	2051x	2093x	2141x	2195x	2255x	2319x	2388x	2460x	2535x	2613x	96x
98x	2025x	2027x	2036x	2055x	2082x	2116x	2158x	2206x	2260x	2320x	2384x	2453x	2525x	2601x	2678x	98x
100x	2090x	2091x	2101x	2119x	2146x	2181x	2223x	2271x	2325x	2385x	2449x	2518x	2590x	2665x	2743x	100x

Zeichenerklärung .:\ * = mindestens ein Ultraschallparameter außerhalb der 1.\ 2. \ 3. Standardabweichung

Ultraschallparameter der 30. Woche

Normbereiche	-3STD:	-2STD:	-1STD.	AM	1STD.	2STD.	3STD x
Perzentile	0.13%	2.28%	15.87%	50.00%	84.13%	97.72%	99.87%
Biparietaler Durchmesser = BIP [mm]	68.0	72.0	76.0	80.0	84.0	88.0:	92.0x
Thoraxquerdurchmesser = THQ [mm]	51.0x	58.0	65.0	72.0	79.0	86.0:	93.0x
Kopf – Thorax – Index = BIP/THQ	0.9097x	0.9819:	1.0541.	1.1262	1.1984.	1.2706:	1.3428x
Fetales Gewicht = Gew [g]	480x	770	1060	1350	1640	1930	2220x

Tabelle 2.8 (Fortsetzung)

Gewichtsschätzung für die 31. Woche (Wochenmitte = 30/4 = 207. Tag p.m.)

BIP↓/THQ→	68*	70*	72:	74:	76.	78.	80	82	84	86	88.	90.	92:	94:	96*	BIP↓/THQ→
40*	183*	193*	211*	238*	273*	314*	363*	417*	477*	541*	610*	682*	757:	835*	914*	40*
42*	233*	243*	261*	288*	322*	364*	413*	467*	526*	591*	659*	732*	807*	885*	964*	42*
44*	285*	294*	313*	339*	374*	416*	464*	518*	578*	642*	711*	783*	858*	936*	1015*	44*
46*	338*	347*	366*	392*	427*	469*	517*	571*	631*	695*	764*	836*	911*	989*	1069*	46*
48*	392*	402*	420*	447*	481*	523*	572*	626*	685*	750*	818*	891*	966*	1044*	1123*	48*
50*	448*	458*	476*	503*	537*	579*	627*	682*	741*	806*	874*	947*	1022*	1099*	1179*	50*
52*	505*	515*	533*	560*	595*	636*	685*	739*	798*	863*	931*	1004*	1079*	1157*	1236*	52*
54:	564*	573*	592*	618*	653*	695*	743*	797*	857*	921*	990*	1062*	1137*	1215*	1295*	54:
56:	623*	633*	651:	678*	713*	754*	803*	857*	916*	981*	1049*	1122*	1197*	1275*	1354*	56:
58:	684*	693*	712:	739:	773*	815*	863*	917*	977*	1042*	1110*	1182*	1258*	1335*	1415*	58:
60:	746*	755:	774:	800:	835*	877*	925*	979*	1039*	1103*	1172*	1244*	1319*	1397*	1476*	60:
62:	808*	818*	836:	863:	897:	939:	987*	1042*	1101*	1166*	1234*	1307*	1382*	1459*	1539*	62:
64:	871*	881*	899:	926:	961:	1003:	1051.	1105.	1165.	1229.	1298*	1370*	1445*	1523*	1602*	64:
66:	935*	945*	964:	990:	1025.	1067.	1115.	1169.	1229.	1293.	1362*	1434*	1509*	1587*	1666*	66:
68	1000*	1010*	1028:	1055:	1090.	1131.	1180.	1234.	1294.	1358.	1427.	1499:	1574:	1652:	1731*	68
70	1066*	1075*	1094*	1121:	1155.	1197.	1245.	1299.	1359.	1423.	1492.	1564:	1640:	1717*	1797*	70
72	1132*	1141*	1160*	1186.	1221.	1263.	1311.	1365.	1425.	1489.	1558.	1630.	1705:	1783:	1863*	72
74	1198*	1207*	1226*	1253.	1287.	1329.	1377.	1432.	1491.	1556.	1624.	1696.	1772.	1849:	1929*	74
76	1265*	1274*	1293.	1319.	1354.	1396.	1444.	1498.	1558.	1622.	1691.	1763.	1838.	1916.	1995*	76
78	1331*	1341*	1359.	1386.	1421.	1463.	1511.	1565.	1625.	1689.	1758.	1830.	1905.	1983.	2062*	78
80	1399*	1408*	1427.	1453.	1488.	1530.	1578.	1632.	1692.	1756.	1825.	1897.	1972.	2050.	2130*	80
82	1466*	1475*	1494:	1521.	1555.	1597.	1645.	1700.	1759.	1824.	1892.	1964.	2040.	2117.	2197*	82
84:	1533*	1543*	1561:	1588.	1622.	1664.	1713.	1767.	1826.	1891.	1959.	2032.	2107.	2185.	2264*	84:
86:	1600*	1610*	1628:	1655.	1690:	1731.	1780.	1834.	1894.	1958.	2027.	2099.	2174.	2252.	2331*	86:
88:	1667*	1677*	1695:	1722.	1757.	1798:	1847.	1901.	1961.	2025.	2094.	2166.	2241.	2319.	2398*	88:
90:	1734*	1744*	1762:	1789.	1824.	1865.	1914:	1968.	2028.	2092.	2161.	2233.	2308.	2386.	2465*	90:
92*	1801*	1810*	1829.	1856.	1890.	1932.	1980.	2034.	2094.	2159.	2227.	2299.	2375.	2452.	2532*	92*
94*	1867*	1877*	1895.	1922.	1956.	1998.	2046.	2101.	2160.	2225.	2293.	2366.	2441.	2518*	2598*	94*
96*	1933*	1942*	1961.	1988.	2022.	2064.	2112.	2166.	2226.	2290.	2359.	2431.	2507*	2584*	2664*	96*
98*	1998*	2007*	2026.	2053.	2087.	2129.	2177.	2232.	2291.	2356.	2424.	2497*	2572*	2649*	2729*	98*
100*	2063*	2072*	2091.	2117.	2152.	2194.	2242.	2296.	2356.	2420.	2489*	2561*	2636*	2714*	2794*	100*
102*	2126*	2136*	2155.	2181.	2216.	2258.	2306.	2360.	2420.	2484*	2553*	2625*	2700*	2778*	2857*	102*
104*	2190*	2199*	2218.	2244.	2279.	2321.	2369.	2423.	2483*	2547*	2616*	2688*	2763*	2841*	2921*	104*
106*	2252*	2261*	2280.	2307.	2341.	2383.	2431.	2486.	2545*	2610*	2678*	2750*	2826*	2903*	2983*	106*
108*	2313*	2323*	2341*	2368.	2403.	2444.	2493.	2547.	2607*	2671*	2740*	2812*	2887*	2965*	3044*	108*

Zeichenerklärung .:\ * = mindestens ein Ultraschallparameter außerhalb der 1.\2.\3. Standardabweichung

Ultraschallparameter der 31. Woche

Normbereiche	-3STD:	-2STD:	-1STD:	AM	1STD.	2STD.	3STD*
Perzentile	0,13%	2,28%	15,87%	50,00%	84,13%	97,72%	99,87%
Biparietaler Durchmesser = BIP [mm]	70,5*	74,5:	78,5.	82,5	86,5.	90,5:	94,5*
Thoraxquerdurchmesser = THQ [mm]	53,2*	60,5:	67,7.	75,0	82,2.	89,5:	96,7*
Kopf – Thorax – Index = BIP/THQ	0.8990*	0.9702:	1.0413.	1.1125	1.1837.	1.2548:	1.3260*
Fetales Gewicht = Gew [g]	600*	900:	1200.	1500	1800.	2100:	2400*

Tabelle 2.8 (Fortsetzung)

Gewichtsschätzung für die 32. Woche (Wochenmitte = 30/4 = 207. Tag p.m.)

BIP↓ THQ→	70*	72*	74:	76:	78.	80.	82	84	86	88	90.	92.	94:	96:	98*	100*	102*	BIP↓ THQ→
40*	183*	202*	228*	263*	305*	353*	407*	467*	531*	600*	672*	747*	825*	905*	985*	1067*	1148*	40*
42*	233*	252*	278*	313*	355*	403*	457*	517*	581*	650*	722*	797*	875*	954*	1035*	1117*	1198*	42*
44*	285*	303*	330*	364*	406*	454*	509*	568*	633*	701*	774*	849*	926*	1006*	1087*	1168*	1250*	44*
46*	338*	356*	383*	417*	459*	507*	562*	621*	686*	754*	827*	902*	979*	1059*	1140*	1221*	1303*	46*
48*	392*	411*	437*	472*	514*	562*	616*	676*	740*	809*	881*	956*	1034*	1113*	1194*	1276*	1357*	48*
50*	448*	466*	493*	528*	570*	618*	672*	732*	796*	865*	937*	1012*	1090*	1169*	1250*	1332*	1413*	50*
52*	505*	524*	550*	585*	627*	675*	729*	789*	853*	922*	994*	1069*	1147*	1227*	1307*	1389*	1470*	52*
54*	564*	582*	609*	643*	685*	733*	788*	847*	912*	980*	1053*	1128*	1206*	1285*	1366*	1447*	1529*	54*
56:	623*	642*	668*	703*	745*	793*	847*	907*	971*	1040*	1112*	1187*	1265*	1345*	1425*	1507*	1588*	56:
58:	684*	702*	729:	764*	805*	854*	908*	968*	1032*	1101*	1173*	1248*	1326*	1405*	1486*	1567*	1649*	58:
60:	745*	764*	791*	825:	867:	915*	970*	1029*	1094*	1162*	1235*	1310*	1387*	1467*	1548*	1629*	1710*	60:
62:	808*	827*	853*	888:	930:	978:	1032*	1092*	1156*	1225*	1297*	1372*	1450*	1529*	1610*	1692*	1773*	62:
64:	871*	890*	917:	951:	993.	1041.	1096.	1155*	1220*	1288*	1360*	1436*	1513*	1593*	1673*	1755*	1836*	64:
66.	935*	954*	981.	1015.	1057.	1105.	1160.	1219.	1284*	1352*	1425*	1500*	1577*	1657*	1738*	1819*	1900*	66.
68.	1000*	1019.	1046.	1080.	1122.	1170.	1224.	1284.	1348.	1417.	1489*	1565*	1642*	1722*	1802*	1884*	1965*	68.
70.	1066.	1084.	1111.	1146.	1187.	1236.	1290.	1349.	1414.	1482.	1555.	1630*	1708*	1787*	1868*	1949*	2031*	70.
72	1132.	1150*	1177.	1211.	1253.	1301.	1356.	1415.	1480.	1548.	1621.	1696.	1773*	1853*	1934*	2015*	2097*	72
74.	1198.	1216.	1243.	1278.	1319.	1368.	1422.	1482.	1546.	1615.	1687.	1762.	1840*	1919*	2000*	2081*	2163*	74.
76	1265*	1283.	1310.	1344.	1386.	1434.	1489.	1548.	1613.	1681.	1754.	1829.	1906.	1986.	2067*	2148*	2230*	76
78	1331*	1350*	1377.	1411.	1453.	1501.	1556.	1615.	1680.	1748.	1820.	1896.	1973.	2053.	2134*	2215*	2296*	78
80	1399*	1417*	1444.	1478.	1520.	1568.	1623.	1682.	1747.	1815.	1888.	1963.	2041.	2120.	2201.	2282*	2364*	80
82	1466*	1484*	1511.	1546.	1587.	1636.	1690.	1750.	1814.	1883.	1955.	2030.	2108.	2187.	2268*	2349*	2431*	82
84	1533*	1552*	1578.	1613.	1655.	1703.	1757.	1817.	1881.	1950.	2022.	2097.	2175.	2254.	2335*	2417*	2498*	84
86	1600*	1619*	1646*	1680*	1722.	1770.	1824.	1884.	1948.	2017.	2089.	2165.	2242.	2322.	2402*	2484*	2565*	86.
88.	1667*	1686*	1713*	1747*	1789.	1837.	1891.	1951.	2015.	2084.	2156.	2232.	2309.	2389.	2469*	2551*	2632*	88.
90.	1734*	1753*	1780*	1814*	1856.	1904.	1958.	2018.	2082.	2151.	2223.	2298.	2376.	2456.	2536*	2618*	2699*	90.
92.	1801*	1819*	1845*	1880*	1922.	1971.	2025.	2085.	2149.	2218.	2290.	2365.	2443.	2522.	2603*	2684*	2766*	92.
94*	1867*	1885*	1912*	1947*	1989.	2037.	2091.	2151.	2215.	2284.	2356.	2431.	2509.	2588.	2669*	2751*	2832*	94*
96*	1933*	1951*	1978*	2013*	2054.	2103.	2157.	2216.	2281.	2349.	2422.	2497.	2575.	2654.	2735*	2816*	2898*	96*
98.	1998*	2016*	2043*	2078*	2119.	2168.	2222.	2282.	2346.	2415.	2487.	2562.	2640.	2719*	2800*	2881*	2963*	98.
100*	2063*	2081*	2108*	2142*	2184.	2232.	2287.	2346.	2411.	2479.	2552.	2627.	2704.	2784*	2865*	2946*	3028*	100*
102*	2126*	2145*	2172*	2206*	2248.	2296.	2351.	2410.	2475.	2543.	2616.	2691.	2768*	2848*	2929*	3010*	3091*	102*
104*	2190*	2208*	2235*	2269*	2311.	2359.	2414.	2473.	2538.	2606.	2679.	2754*	2831*	2911*	2992*	3073*	3155*	104*
106*	2252*	2270*	2297*	2332*	2373.	2422.	2476.	2536.	2600.	2669.	2741.	2816*	2894*	2973*	3054*	3135*	3217*	106*
108*	2313*	2332*	2359*	2393*	2435.	2483.	2537.	2597.	2661.	2730.	2802.	2877*	2955*	3035*	3115*	3197*	3278*	108*
110*	2374*	2392*	2419*	2453*	2495.	2544.	2598.	2657.	2722.	2790.	2863.	2938*	3016*	3095*	3176*	3257*	3339*	110*
112*	2433*	2451*	2478*	2513*	2554.	2603.	2657.	2717.	2781.	2850.	2922.	2997*	3075*	3154*	3235*	3316*	3398*	112*
114*	2491*	2509*	2536*	2571*	2612.	2661.	2715.	2775.	2839.	2908.	2980.	3055*	3133*	3212*	3293*	3375*	3456*	114*
116*	2548*	2566*	2593*	2628*	2669*	2718.	2772.	2831.	2896.	2964.	3037.	3112*	3190*	3269*	3350*	3431*	3513*	116*

Zeichenerklärung. .\ : \ * = mindestens ein Ultraschallparameter außerhalb der 1.\ 2.\ 3. Standardabweichung

Ultraschallparameter der 32. Woche

Normbereiche Perzentile	−3STD: 0,13%	−2STD: 2,28%	−1STD: 15,87%	AM 50,00%	1STD. 84,13%	2STD: 97,72%	3STD. 99,87%
Biparietaler Durchmesser = BIP [mm]	73,0*	77,0:	81,0.	85,0.	89,0.	93,0:	97,0*
Thoraxquerdurchmesser = THQ [mm]	55,0*	62,5:	70,0.	77,5.	85,0.	92,5:	100,0*
Kopf − Thorax − Index = BIP/THQ	0,8901*	0,9592:	1,0284.	1,0975.	1,1666.	1,2358:	1,3049*
Fetales Gewicht = Gew [g]	600*	950:	1300.	1650.	2000.	2350:	2700*

Tabelle 2.8 (Fortsetzung)

Gewichtsschätzung für die 33. Woche (Wochenmitte = 30/4 = 207. Tag p.m.)

BIP/THQ	70	72	74	76	78	80	82	84	86	88	90	92	94	96	98	100	102	104	106	BIP/THQ
42*	239*	257*	284*	318*	360*	408*	463*	522*	587*	655*	728*	803*	880*	960*	1041*	1122*	1204*	1284*	1364*	42*
44*	290*	309*	335*	370*	412*	460*	514*	574*	638*	707*	779*	854*	932*	1011*	1092*	1174*	1255*	1336*	1416*	44*
46*	343*	362*	388*	423*	465*	513*	567*	627*	691*	760*	832*	907*	985*	1064*	1145*	1227*	1308*	1389*	1469*	46*
48*	398*	416*	443*	477*	519*	567*	622*	681*	746*	814*	887*	962*	1039*	1119*	1200*	1281*	1363*	1443*	1523*	48*
50*	454*	472*	499*	533*	575*	623*	678*	737*	802*	870*	943*	1018*	1095*	1175*	1256*	1337*	1419*	1499*	1579*	50*
52*	511*	529*	556*	591*	632*	681*	735*	794*	859*	927*	1000*	1075*	1153*	1232*	1313*	1394*	1476*	1557*	1636*	52*
54*	569*	588*	614*	649*	691*	739*	793*	853*	917*	986*	1058*	1133*	1211*	1291*	1371*	1453*	1534*	1615*	1695*	54*
56*	629*	647*	674*	709*	750*	799*	853*	912*	977*	1045*	1118*	1193*	1271*	1350*	1431*	1512*	1594*	1675*	1754*	56*
58*	689*	708*	735*	769*	811*	859*	913*	973*	1037*	1106*	1178*	1254*	1331*	1411*	1491*	1573*	1654*	1735*	1815*	58*
60:	751*	770*	796*	831*	873*	921*	975*	1035*	1099*	1168*	1240*	1315*	1393*	1472*	1553*	1635*	1716*	1797*	1877*	60:
62:	814*	832*	859*	893*	935*	983*	1038*	1097*	1162*	1230*	1303*	1378*	1455*	1535*	1616*	1697*	1779*	1859*	1939*	62:
64:	877*	895*	922*	957*	998:	1047:	1101*	1161*	1225*	1294*	1366*	1441*	1519*	1598*	1679*	1760*	1842*	1923*	2003*	64:
66:	941*	960*	986*	1021*	1063:	1111*	1165:	1225*	1290*	1358*	1430*	1505*	1583*	1662*	1743*	1825*	1906*	1987*	2067*	66:
68:	1006*	1024*	1051*	1086*	1127:	1176:	1230*	1290*	1354*	1423*	1495*	1570*	1648*	1727*	1808*	1889*	1971*	2052*	2131*	68:
70:	1071*	1090*	1117*	1151*	1193*	1241*	1295*	1355*	1419*	1488*	1560*	1635*	1713*	1793*	1873*	1955*	2036*	2117*	2197*	70:
72:	1137*	1156*	1182*	1217*	1259*	1307:	1361*	1421*	1485*	1554*	1626*	1701*	1779*	1858*	1939*	2021*	2102*	2183*	2263*	72:
74:	1203*	1222*	1249*	1283*	1325*	1373*	1428*	1487*	1552*	1620*	1692*	1768*	1845*	1925*	2005*	2087*	2168*	2249*	2329*	74:
76	1270*	1289*	1315*	1350*	1392*	1440*	1494*	1554*	1618*	1687*	1759*	1834*	1912*	1991*	2072*	2154*	2235*	2316*	2396*	76
78	1337*	1355*	1382*	1417*	1458*	1507:	1561*	1621*	1685*	1754*	1826*	1901*	1979*	2058*	2139:	2221*	2302*	2383*	2463*	78
80	1404*	1423*	1449*	1484*	1526*	1574*	1628*	1688*	1752*	1821*	1893*	1968*	2046*	2126*	2206*	2288*	2369*	2450*	2530*	80
82	1471*	1490*	1517*	1551*	1593*	1641*	1695*	1755*	1819*	1888*	1960*	2035*	2113*	2193*	2273*	2355*	2436*	2517*	2597*	82
84	1539*	1557*	1584*	1618*	1660*	1708*	1763*	1822*	1887*	1955*	2028*	2103*	2180*	2260*	2341*	2422*	2504*	2584*	2664*	84
86	1606*	1624*	1651*	1686*	1727:	1776*	1830*	1890*	1954*	2023*	2095*	2170*	2248*	2327*	2408*	2490*	2571*	2652*	2731*	86
88	1673*	1691*	1718*	1753*	1794*	1843*	1897*	1957*	2021*	2090*	2162*	2237*	2315*	2394*	2475*	2556*	2638*	2719*	2799*	88
90	1740*	1758*	1785*	1820*	1861*	1910*	1964*	2024*	2088*	2157*	2229*	2304*	2382*	2461*	2542*	2623*	2705*	2786*	2865*	90
92	1806*	1825*	1852*	1886*	1928*	1976*	2030*	2090*	2154*	2223*	2295*	2371*	2448*	2527*	2608*	2690*	2771*	2852*	2932*	92
94:	1873*	1891*	1918*	1952*	1994*	2042*	2097*	2156*	2221*	2289*	2362*	2437*	2514*	2594*	2675*	2756*	2838*	2918*	2998*	94:
96:	1938*	1957*	1984*	2018*	2060*	2108*	2162*	2222*	2286*	2355*	2427*	2502*	2580*	2660*	2740*	2822*	2903*	2984*	3064*	96:
98:	2003*	2022*	2049*	2083*	2125*	2173*	2228*	2287*	2352*	2420*	2492*	2568*	2645*	2725*	2806*	2887*	2968*	3049*	3129*	98:
100:	2068*	2087*	2113*	2148*	2190*	2238*	2292*	2352*	2416*	2485*	2557*	2632*	2710*	2789*	2870*	2952*	3033*	3114*	3194*	100:
102:	2132*	2150*	2177*	2212*	2254*	2302*	2356*	2416*	2480*	2549*	2621*	2696*	2774*	2853*	2934*	3016*	3097*	3178*	3258*	102:
104:	2195*	2214*	2240*	2275*	2317*	2365*	2419*	2479*	2543*	2612*	2684*	2759*	2837*	2917*	2997:	3079*	3160*	3241*	3321*	104:
106*	2257*	2276*	2303*	2337*	2379*	2427*	2482*	2541*	2606*	2674*	2746*	2822*	2899*	2979*	3060*	3141*	3222*	3303*	3383*	106*
108*	2319*	2337*	2364*	2399*	2440*	2489*	2543*	2602*	2667*	2735*	2808*	2883*	2961*	3040*	3121*	3202*	3284*	3365*	3444*	108*
110*	2379*	2398*	2424*	2459*	2501*	2549*	2603*	2663*	2727*	2796*	2868*	2943*	3021*	3101*	3181*	3263*	3344*	3425*	3505*	110*
112*	2438*	2457*	2484*	2518*	2560*	2608*	2663*	2722*	2786*	2855*	2927*	3003*	3080*	3160*	3240*	3322*	3403*	3484*	3564*	112*
114*	2496*	2515*	2542*	2576*	2618*	2666*	2721*	2780*	2845*	2913*	2986*	3061*	3138*	3218*	3299*	3380*	3461*	3542*	3622*	114*
116*	2553*	2572*	2599*	2633*	2675*	2723*	2777*	2837*	2901*	2970*	3042*	3118*	3195*	3275*	3355*	3437*	3518*	3599*	3679*	116*
118*	2609*	2627*	2654*	2689*	2730*	2779*	2833*	2893*	2957*	3026*	3098*	3173*	3251*	3330*	3411*	3492*	3574*	3655*	3734*	118*
120*	2663*	2681*	2708*	2743*	2784*	2833*	2887*	2947*	3011*	3080*	3152*	3227*	3305*	3384*	3465*	3546*	3628*	3709*	3789*	120*
122*	2716*	2734*	2761*	2795*	2837*	2885*	2940*	2999*	3064*	3132*	3205*	3280*	3357*	3437*	3518*	3599*	3681*	3761*	3841*	122*

Zeichenerklärung .\:\ * = mindestens ein Ultraschallparameter außerhalb der 1.\2.\3. Standardabweichung

Ultraschallparameter der 33. Woche

Normbereiche	–3STD.	–2STD;	–1STD.	AM	1STD.	2STD;	3STD*
Perzentile	0,13%	2,28%	15,87%	50,00%	84,13%	97,72%	99,87%
Biparietaler Durchmesser = BIP [mm]	75,5*	79,5	83,5.	87,5	91,5	95,5.	99,5.
Thoraxquerdurchmesser = THQ [mm]	58,7*	66,5;	74,2.	82,0.	89,7.	97,5.	105,2.
Kopf–Thorax–Index = BIP/THQ	0,8830*	0,9491;	1,0152.	1,0812	1,1473.	1,2134;	1,2795*
Fetales Gewicht = Gew [g]	590*	1000:	1410.	1820	2230.	2640:	3050:

Tabelle 2.8 (Fortsetzung)

Gewichtsschätzung für die 34. Woche (Wochenmitte = 30/4 = 207. Tag p.m.)

BIP↓/THQ→	72	74	76	78	80	82	84	85	88	90	92	94	96	98	100	102	104	106	108	BIP↓/THQ→
36x	171x	198x	232x	274x	322x	376x	436x	500x	569x	641x	717x	794x	874x	954x	1036x	1117x	1198x	1278x	1356x	36x
38x	217x	244x	279x	320x	369x	423x	482x	547x	615x	688x	763x	841x	920x	1001x	1082x	1164x	1245x	1324x	1402x	38x
40x	265x	292x	327x	368x	417x	471x	531x	595x	664x	736x	811x	889x	968x	1049x	1130x	1212x	1293x	1373x	1451x	40x
42x	315x	342x	377x	418x	467x	521x	580x	645x	713x	786x	861x	939x	1018x	1099x	1180x	1262x	1343x	1422x	1500x	42x
44x	367x	393x	428x	470x	518x	572x	632x	696x	765x	837x	912x	990x	1070x	1150x	1232x	1313x	1394x	1474x	1552x	44x
46x	420x	447x	481x	523x	571x	625x	685x	749x	818x	890x	965x	1043x	1123x	1203x	1285x	1366x	1447x	1527x	1605x	46x
48x	474x	501x	536x	577x	626x	680x	739x	804x	872x	945x	1020x	1098x	1177x	1258x	1339x	1421x	1502x	1581x	1659x	48x
50x	530x	557x	592x	633x	682x	736x	795x	860x	928x	1001x	1076x	1154x	1233x	1314x	1395x	1477x	1558x	1637x	1715x	50x
52x	587x	614x	649x	690x	739x	793x	853x	917x	986x	1058x	1133x	1211x	1290x	1371x	1452x	1534x	1615x	1695x	1773x	52x
54x	646x	673x	707x	749x	797x	851x	911x	975x	1044x	1116x	1192x	1269x	1349x	1429x	1511x	1592x	1673x	1753x	1831x	54x
56x	705x	732x	767x	808x	857x	911x	971x	1035x	1104x	1176x	1251x	1329x	1408x	1489x	1570x	1652x	1733x	1813x	1891x	56x
58x	766x	793x	827x	869x	917x	972x	1031x	1096x	1164x	1236x	1312x	1389x	1469x	1550x	1631x	1712x	1793x	1873x	1951x	58x
60:	828x	854x	889x	931x	979x	1033x	1093x	1157x	1226x	1298x	1373x	1451x	1531x	1611x	1693x	1774x	1855x	1935x	2013x	60:
62:	890x	917x	952x	993x	1042x	1096x	1155x	1220x	1288x	1361x	1436x	1514x	1593x	1674x	1755x	1837x	1918x	1997x	2075x	62:
64:	954x	980x	1015x	1057x	1105x	1159x	1219x	1283x	1352x	1424x	1499x	1577x	1656x	1737x	1819x	1900x	1981x	2061x	2139x	64:
66:	1018x	1044x	1079x	1121x	1169x	1223x	1283x	1347x	1416x	1488x	1563x	1641x	1721x	1801x	1883x	1964x	2045x	2125x	2203x	66:
68:	1082x	1109x	1144x	1185x	1234x	1288x	1348x	1412x	1481x	1553x	1628x	1706x	1785x	1866x	1947x	2029x	2110x	2190x	2268x	68:
70.	1148x	1175x	1209x	1251x	1299x	1353x	1413x	1477x	1546x	1618x	1694x	1771x	1851x	1931x	2013x	2094x	2175x	2255x	2333x	70.
72.	1214x	1241x	1275x	1317x	1365x	1419x	1479x	1543x	1612x	1684x	1759x	1837x	1917x	1997x	2079x	2160x	2241x	2321x	2399x	72.
74.	1280x	1307x	1341x	1383x	1431x	1486x	1545x	1610x	1678x	1751x	1826x	1903x	1983x	2064x	2145x	2227x	2307x	2387x	2465x	74.
76.	1347x	1373x	1408x	1450x	1498x	1552x	1612x	1676x	1745x	1817x	1892x	1970x	2050x	2130x	2212x	2293x	2374x	2454x	2532x	76.
78.	1414x	1440x	1475x	1517x	1565x	1619x	1679x	1743x	1812x	1884x	1959x	2037x	2116x	2197x	2279x	2360x	2441x	2521x	2599x	78.
80	1481x	1508x	1542x	1584x	1632x	1686x	1746x	1810x	1879x	1951x	2027x	2104x	2184x	2264x	2346x	2427x	2508x	2588x	2666x	80
82	1548x	1575x	1609x	1651x	1699x	1754x	1813x	1878x	1946x	2019x	2094x	2171x	2251x	2332x	2413x	2494x	2575x	2655x	2733x	82
84	1615x	1642x	1677x	1718x	1767x	1821x	1880x	1945x	2013x	2086x	2161x	2239x	2318x	2399x	2480x	2562x	2643x	2722x	2800x	84
86	1682x	1709x	1744x	1785x	1834x	1888x	1948x	2012x	2081x	2153x	2228x	2306x	2385x	2466x	2547x	2629x	2710x	2790x	2868x	86
88	1749x	1776x	1811x	1853x	1901x	1955x	2015x	2079x	2148x	2220x	2295x	2373x	2452x	2533x	2615x	2696x	2777x	2857x	2935x	88
90	1816x	1843x	1878x	1919x	1968x	2022x	2082x	2146x	2215x	2287x	2362x	2440x	2519x	2600x	2681x	2763x	2844x	2924x	3002x	90
92	1883x	1910x	1944x	1986x	2034x	2089x	2148x	2213x	2281x	2353x	2429x	2506x	2586x	2667x	2748x	2829x	2910x	2990x	3068x	92
94	1949x	1976x	2010x	2052x	2101x	2155x	2214x	2279x	2347x	2420x	2495x	2573x	2652x	2733x	2814x	2896x	2977x	3056x	3134x	94
96.	2015x	2042x	2076x	2118x	2166x	2220x	2280x	2345x	2413x	2485x	2561x	2638x	2718x	2798x	2880x	2961x	3042x	3122x	3200x	96.
98.	2080x	2107x	2141x	2183x	2231x	2286x	2345x	2410x	2478x	2551x	2626x	2703x	2783x	2864x	2945x	3027x	3107x	3187x	3265x	98.
100:	2145x	2172x	2206x	2248x	2296x	2350x	2410x	2474x	2543x	2615x	2690x	2768x	2848x	2928x	3010x	3091x	3172x	3252x	3330x	100:
102:	2209x	2235x	2270x	2312x	2360x	2414x	2474x	2538x	2607x	2679x	2754x	2832x	2912x	2992x	3074x	3155x	3236x	3316x	3394x	102:
104:	2272x	2299x	2333x	2375x	2423x	2477x	2537x	2601x	2670x	2742x	2818x	2895x	2975x	3055x	3137x	3218x	3299x	3378x	3457x	104:
106:	2334x	2361x	2395x	2437x	2485x	2540x	2599x	2664x	2732x	2805x	2880x	2957x	3037x	3118x	3199x	3281x	3361x	3441x	3519x	106:
108:	2395x	2422x	2457x	2498x	2547x	2601x	2661x	2725x	2794x	2866x	2941x	3019x	3098x	3179x	3260x	3342x	3423x	3503x	3581x	108:
110:	2456x	2483x	2517x	2559x	2607x	2661x	2721x	2785x	2854x	2926x	3002x	3079x	3159x	3239x	3321x	3402x	3483x	3563x	3641x	110:
112x	2515x	2542x	2576x	2618x	2666x	2721x	2780x	2845x	2913x	2986x	3061x	3138x	3218x	3299x	3380x	3462x	3542x	3622x	3700x	112x
114x	2573x	2600x	2634x	2676x	2724x	2779x	2838x	2903x	2971x	3044x	3119x	3196x	3276x	3357x	3438x	3520x	3600x	3680x	3758x	114x
116x	2630x	2657x	2691x	2733x	2781x	2836x	2895x	2960x	3028x	3100x	3176x	3253x	3333x	3414x	3495x	3576x	3657x	3737x	3815x	116x
118x	2685x	2712x	2747x	2788x	2837x	2891x	2951x	3015x	3084x	3156x	3231x	3309x	3388x	3469x	3550x	3632x	3713x	3793x	3871x	118x
120x	2740x	2766x	2801x	2843x	2891x	2945x	3005x	3069x	3138x	3210x	3285x	3363x	3442x	3523x	3605x	3686x	3767x	3847x	3925x	120x
122x	2792x	2819x	2853x	2895x	2944x	2998x	3057x	3122x	3190x	3263x	3338x	3416x	3495x	3576x	3657x	3739x	3820x	3899x	3977x	122x
124x	2843x	2870x	2905x	2946x	2995x	3049x	3108x	3173x	3241x	3314x	3389x	3467x	3546x	3627x	3708x	3790x	3871x	3950x	4028x	124x
126x	2893x	2919x	2954x	2996x	3044x	3098x	3158x	3222x	3291x	3363x	3438x	3516x	3595x	3676x	3758x	3839x	3920x	4000x	4078x	126x
128x	2940x	2967x	3002x	3043x	3092x	3146x	3205x	3270x	3338x	3411x	3486x	3564x	3643x	3724x	3805x	3887x	3968x	4047x	4125x	128x
130x	2986x	3013x	3047x	3089x	3137x	3192x	3251x	3316x	3384x	3457x	3532x	3609x	3689x	3770x	3851x	3933x	4013x	4093x	4171x	130x
132x	3030x	3057x	3091x	3133x	3181x	3236x	3295x	3360x	3428x	3500x	3576x	3653x	3733x	3814x	3895x	3976x	4057x	4137x	4215x	132x

Zeichenerklärung .:\ * = mindestens ein Ultraschallparameter außerhalb der 1.\ 2.\ 3. Standardabweichung

Ultraschallparameter der 34. Woche

Normbereiche	−3STD:	−2STD:	−1STD:	AM	1STD.	2STD:	3STD:
Perzentile	0,13%	2,28%	15,87%	50,00%	84,13%	97,72%	99,87%
Biparietaler Durchmesser = BIP [mm]	77,5x	81,5:	85,5:	89,5;	93,5;	97,5;	101,5x
Thoraxquerdurchmesser = THQ [mm]	59,7x	68,0;	76,2;	84,5;	92,7;	101,0;	109,2x
Kopf − Thorax − Index = BIP/THQ	0,8717x	0,9370;	1,0022;	1,0675	1,1328;	1,1980;	1,2633x
Fetales Gewicht = Gew [g]	760	1180	1600	2020	2440	2860	3280x

Tabelle 2.8 (Fortsetzung)

Gewichtsschätzung für die 35. Woche (Wochenmitte = 30/4 = 207. Tag p.m.)

BIP↓/THQ↓	74*	76*	78*	80*	82*	84:	86.	88.	90	92	94	96.	98.	100:	102:	104*	106*	108*	110*	BIP↓/THQ↓
40*	360*	394*	436*	485*	539*	598*	663*	731*	804*	879*	957*	1036*	1117*	1198*	1280*	1361*	1440*	1518*	1594*	40*
42*	410*	444*	486*	534*	589*	648*	713*	781*	854*	929*	1006*	1086*	1167*	1248*	1329*	1410*	1490*	1568*	1644*	42*
44*	461*	496*	538*	586*	640*	700*	764*	833*	905*	980*	1057*	1137*	1218*	1300*	1381*	1462*	1542*	1620*	1696*	44*
46*	514*	549*	591*	639*	693*	753*	817*	886*	958*	1033*	1111*	1190*	1271*	1353*	1434*	1515*	1595*	1673*	1749*	46*
48*	569*	603*	645*	693*	748*	807*	872*	940*	1013*	1088*	1165*	1245*	1326*	1407*	1488*	1569*	1649*	1727*	1803*	48*
50*	625*	659*	701*	749*	804*	863*	928*	996*	1068*	1144*	1221*	1301*	1382*	1463*	1544*	1625*	1705*	1783*	1859*	50*
52*	682*	716*	758*	807*	861*	920*	985*	1053*	1126*	1201*	1279*	1358*	1439*	1520*	1602*	1683*	1762*	1840*	1916*	52*
54*	740*	775*	817*	865*	919*	979*	1043*	1112*	1184*	1259*	1337*	1416*	1497*	1579*	1660*	1741*	1821*	1899*	1975*	54*
56*	800*	834*	876*	924*	979*	1038*	1103*	1171*	1244*	1319*	1397*	1476*	1557*	1638*	1720*	1801*	1880*	1958*	2034*	56*
58*	861*	895*	937*	985*	1039*	1099*	1163*	1232*	1304*	1379*	1457*	1537*	1617*	1699*	1780*	1861*	1941*	2019*	2095*	58*
60*	922*	957*	998*	1047*	1101*	1161*	1225*	1294*	1366*	1441*	1519*	1598*	1679*	1761*	1842*	1923*	2003*	2081*	2157*	60*
62:	985*	1019*	1061*	1109*	1164*	1223*	1288*	1356*	1428*	1504*	1581*	1661*	1742*	1823*	1904*	1985*	2065*	2143*	2219*	62:
64:	1048*	1083*	1124*	1173*	1227*	1287*	1351*	1420*	1492*	1567*	1645*	1724*	1805*	1886*	1968*	2049*	2128*	2207*	2282*	64:
66:	1112*	1147*	1188*	1237*	1291*	1351*	1415*	1484*	1556*	1631*	1709*	1788*	1869*	1950*	2032*	2113*	2193*	2271*	2347*	66:
68:	1177*	1212*	1253*	1302*	1356*	1415*	1480*	1548*	1621*	1696*	1774*	1854*	1934*	2015*	2097*	2178*	2257*	2335*	2411*	68:
70:	1242*	1277*	1319*	1367*	1421*	1480*	1545*	1614*	1686*	1761*	1839*	1919*	1999*	2081*	2162*	2243*	2323*	2401*	2477*	70:
72:	1308*	1343*	1385*	1433*	1487*	1547*	1611*	1680*	1752*	1827*	1905*	1984*	2065*	2147*	2228*	2309*	2389*	2467*	2543*	72:
74:	1375*	1409*	1451*	1499*	1553*	1613*	1677*	1746*	1818*	1893*	1971*	2051*	2131*	2213*	2294*	2375*	2455*	2533*	2609*	74:
76:	1441*	1476*	1518*	1566*	1620*	1680*	1744*	1813*	1885*	1960*	2038*	2117*	2198*	2280*	2361*	2442*	2522*	2600*	2676*	76:
78:	1508*	1543*	1584*	1633*	1687*	1747*	1811*	1880*	1952*	2027*	2105*	2184*	2265*	2346*	2428*	2509*	2589*	2667*	2742*	78:
80	1575*	1610*	1652*	1700*	1754*	1814*	1878*	1947*	2019*	2094*	2172*	2251*	2332*	2414*	2495*	2576*	2656*	2734*	2810*	80
82	1643*	1677*	1719*	1767*	1821*	1881*	1945*	2014*	2086*	2162*	2239*	2319*	2399*	2481*	2562:	2643*	2723*	2801*	2877*	82
84	1710*	1744*	1786*	1834*	1889*	1948*	2013*	2081*	2154*	2229*	2306*	2386*	2467*	2548:	2630:	2710*	2790*	2868*	2944*	84
86	1777*	1812*	1853*	1902*	1956*	2015*	2080*	2149*	2221*	2296*	2374*	2453*	2534*	2615:	2697:	2778*	2857*	2935*	3011*	86
88	1844*	1879*	1920*	1969*	2023*	2082*	2147*	2215*	2288*	2363*	2441*	2520*	2601*	2682:	2764:	2845*	2924*	3002*	3078*	88
90	1911*	1946*	1987*	2036*	2090*	2150*	2214*	2282*	2355*	2430*	2508*	2587*	2668*	2749:	2831:	2912*	2991*	3069*	3145*	90
92	1978*	2012*	2054*	2102*	2156*	2216*	2280*	2349*	2421*	2496*	2574*	2654*	2734*	2816:	2897:	2978*	3058*	3136*	3212*	92
94	2044*	2078*	2120*	2168*	2223*	2282*	2347*	2415*	2487*	2563*	2640*	2720*	2801*	2882:	2963:	3044*	3124*	3202*	3278*	94
96	2109*	2144*	2186*	2234*	2288*	2348*	2412*	2481*	2553*	2628*	2706*	2786*	2866*	2948:	3029:	3110*	3190*	3268*	3344*	96
98.	2175*	2209*	2251*	2299*	2353*	2413*	2477*	2546*	2618*	2694*	2771*	2851*	2931*	3013:	3094:	3175*	3255*	3333*	3409*	98.
100.	2239*	2274*	2316*	2364*	2418*	2478*	2542*	2611*	2683*	2758*	2836*	2915*	2996*	3078:	3159:	3240*	3320*	3398*	3474*	100.
102.	2303*	2338*	2379*	2427*	2482*	2542*	2605*	2674*	2747*	2822*	2900*	2979*	3060*	3141:	3223:	3304*	3384*	3462*	3538*	102.
104.	2366*	2401*	2443*	2491*	2545*	2605*	2669*	2738*	2810*	2885*	2963*	3042*	3123*	3205:	3286:	3367*	3447*	3525*	3601*	104.
106.	2429*	2463*	2505*	2553*	2607*	2667*	2731*	2800*	2872*	2948*	3025*	3105*	3185*	3267:	3348:	3429*	3509*	3587*	3663*	106.
108*	2490*	2525*	2566*	2615*	2669*	2728*	2793*	2861*	2934*	3009*	3087*	3166*	3247*	3328:	3410:	3491*	3570*	3648*	3724*	108*
110*	2550*	2585*	2627*	2675*	2729*	2789*	2853*	2922*	2994*	3069*	3147*	3226*	3307*	3389:	3470:	3551*	3631*	3709*	3785*	110*
112*	2610*	2644*	2686*	2734*	2788*	2848*	2912*	2981*	3053*	3129*	3206*	3286*	3367*	3448:	3529:	3610*	3690*	3768*	3844*	112*
114*	2668*	2702*	2744*	2792*	2846*	2906*	2970*	3039*	3111*	3187*	3264*	3344*	3424*	3506:	3587:	3668*	3748*	3826*	3902*	114*
116*	2724*	2759*	2801*	2849*	2903*	2963*	3027*	3096*	3168*	3243*	3321*	3401*	3481*	3563:	3644:	3725*	3805*	3883*	3959*	116*
118*	2780*	2815*	2856*	2905*	2959*	3019*	3083*	3151*	3224*	3299*	3377*	3456*	3537*	3618:	3700:	3781*	3860*	3938*	4014*	118*
120*	2834*	2869*	2910*	2959*	3013*	3073*	3137*	3206*	3278*	3353*	3431*	3510*	3591*	3672:	3754:	3835*	3915*	3993*	4068*	120*
122*	2887*	2921*	2963*	3011*	3066*	3125*	3190*	3258*	3330*	3406*	3483*	3563*	3644*	3725:	3806:	3887*	3967*	4045*	4121*	122*
124*	2938*	2972*	3014*	3062*	3117*	3176*	3241*	3310*	3381*	3457*	3535*	3614*	3695*	3776:	3857:	3938*	4018*	4096*	4172*	124*
126*	2987*	3022*	3063*	3112*	3166*	3225*	3290*	3359*	3431*	3506*	3584*	3663*	3744*	3825:	3907:	3988*	4067*	4145*	4221*	126*
128*	3035*	3069*	3111*	3159*	3214*	3273*	3338*	3406*	3478*	3554*	3631*	3711*	3792*	3873:	3954:	4035*	4115*	4193*	4269*	128*
130*	3081*	3115*	3157*	3205*	3259*	3319*	3383*	3452*	3524*	3600*	3677*	3757*	3837*	3919:	4000:	4081*	4161*	4239*	4315*	130*
132*	3125*	3159*	3201*	3249*	3303*	3363*	3427*	3496*	3568*	3644*	3721*	3801*	3881*	3963:	4044:	4125*	4205*	4283*	4359*	132*
134*	3167*	3201*	3243*	3291*	3345*	3405*	3469*	3538*	3610*	3685*	3763*	3843*	3923*	4005:	4086:	4167*	4247*	4325*	4401*	134*
136*	3206*	3241*	3283*	3331*	3385*	3445*	3509*	3578*	3650*	3725*	3803*	3883*	3963*	4045:	4126:	4207*	4287*	4365*	4441*	136*

Zeichenerklärung .:\ * = mindestens ein Ultraschallparameter außerhalb der 1.\2.\3. Standardabweichung

Ultraschallparameter der 35. Woche

Normbereiche Perzentile	-3STD 0,13%	-2STD 2,28%	-1STD 15,87%	AM 50,00%	1STD 84,13%	2STD 97,72%	3STD 99,87%
Biparietaler Durchmesser = BIP [mm]	80,0*	84,0:	88,0.	92,0	96,0.	100,0:	104,0*
Thoraxquerdurchmesser = THQ [mm]	61,5*	70,0:	79,5.	87,0	95,5.	104,0:	112,5*
Kopf – Thorax – Index = BIP/THQ	0,8634*	0,9264:	0,9895.	1,0525	1,1155.	1,1786:	1,2416*
Fetales Gewicht = Gew [g]	890*	1345:	1800.	2255	2710.	3165:	3620*

Tabelle 2.8 (Fortsetzung)

Gewichtsschätzung für die 36. Woche (Wochenmitte = 30/4 = 207. Tag p.m.)

BIP\THQ	74*	76*	78*	80*	82:	84:	86.	88.	90	92	94	96	98.	100.	102:	104:	106*	108*	110*	BIP\THQ
42*	484*	519*	561*	609*	663*	723*	787*	855*	928*	1003*	1081*	1160*	1241*	1323*	1404:	1485:	1565*	1643*	1719*	42*
44*	536*	572*	612*	660*	715*	774*	839*	907*	980*	1055*	1132*	1212*	1293*	1374*	1455:	1536*	1616*	1694*	1770*	44*
46*	589*	623*	665*	713*	768*	827*	892*	960*	1033*	1108*	1185*	1265*	1346*	1427*	1509*	1589*	1669*	1747*	1823*	46*
48*	643*	678*	720*	768*	822*	882*	946*	1015*	1087*	1162*	1240*	1319*	1400*	1482*	1563*	1644*	1724*	1802*	1878*	48*
50*	699*	734*	776*	824*	878*	938*	1002*	1071*	1143*	1218*	1296*	1375*	1456*	1538*	1619*	1700*	1780*	1858*	1934*	50*
52*	756*	791*	833*	881*	935*	995*	1059*	1128*	1200*	1275*	1353*	1433*	1513*	1595*	1676*	1757*	1837*	1915*	1991*	52*
54*	815*	849*	891*	939*	994*	1053*	1118*	1186*	1259*	1334*	1411*	1491*	1572*	1653*	1735*	1815*	1895*	1973*	2049*	54*
56*	874*	909*	951*	999*	1053*	1113*	1177*	1246*	1318*	1393*	1471*	1551*	1631*	1713*	1794*	1875*	1955*	2033*	2109*	56*
58*	935*	970*	1011*	1060*	1114*	1173*	1238*	1306*	1379*	1454*	1532*	1611*	1692*	1773*	1855*	1936*	2015*	2094*	2169*	58*
60*	997*	1031*	1073*	1121*	1176*	1235*	1300*	1368*	1440*	1516*	1593*	1673*	1754*	1835*	1917*	1997*	2077*	2155*	2231*	60*
62*	1059*	1094*	1136*	1184*	1238*	1298*	1362*	1431*	1503*	1578*	1656*	1735*	1816*	1898*	1979*	2060*	2140*	2218*	2294*	62*
64:	1123*	1157*	1199*	1247*	1301*	1361*	1425*	1494*	1566*	1642*	1719*	1799*	1879*	1961*	2042*	2123*	2203*	2281*	2357*	64:
66:	1187*	1221*	1263*	1311*	1366*	1425*	1490*	1558*	1630*	1706*	1783*	1863*	1944*	2025*	2106*	2187*	2267*	2345*	2421*	66:
68:	1252*	1286*	1328*	1376*	1430*	1490*	1554*	1623*	1695*	1770*	1848*	1928*	2008*	2090*	2171*	2252*	2332*	2410*	2486*	68:
70:	1317*	1352*	1393*	1442*	1496*	1555*	1620*	1688*	1761*	1836*	1914*	1993*	2074*	2155*	2237*	2318*	2397*	2475*	2551*	70:
72:	1383*	1417*	1459*	1507*	1562*	1621*	1686*	1754*	1827*	1902*	1979*	2059*	2140*	2221*	2303*	2383*	2463*	2541*	2617*	72:
74.	1449*	1484*	1525*	1574*	1628*	1688*	1752*	1821*	1893*	1968*	2046*	2125*	2206*	2287*	2369*	2450*	2530*	2608*	2683*	74.
76.	1516*	1550*	1592*	1640*	1695*	1754*	1819*	1887*	1960*	2035:	2112*	2192*	2273*	2354*	2435*	2516*	2596*	2674*	2750*	76.
78.	1583*	1617*	1659*	1707*	1762*	1821*	1886*	1954*	2026*	2102*	2179*	2259*	2339*	2421*	2502*	2583*	2663*	2741*	2817*	78.
80.	1650*	1684*	1726*	1774*	1829*	1888*	1953*	2021*	2094*	2169*	2246*	2326*	2407*	2488*	2570*	2650*	2730*	2808*	2884*	80.
82.	1717*	1752*	1793*	1842*	1896*	1956*	2020*	2089*	2161*	2236*	2314*	2393*	2474*	2555*	2637*	2718*	2797*	2876*	2951*	82.
84.	1784*	1819*	1861*	1909*	1963*	2023*	2087*	2156*	2228*	2303*	2381*	2460*	2541*	2623*	2704:	2785*	2865*	2943*	3019*	84.
86.	1852*	1886*	1928*	1976*	2030*	2090*	2154*	2223*	2295*	2370*	2448*	2528*	2608*	2690*	2771*	2852*	2932*	3010*	3086*	86.
88.	1919*	1953*	1995*	2043*	2097:	2157*	2221*	2290*	2362*	2438*	2515*	2595*	2675*	2757*	2838*	2919*	2999*	3077*	3153*	88.
90	1985*	2020*	2062*	2110*	2164*	2224*	2288*	2357*	2429*	2504*	2582*	2662*	2742*	2824*	2905*	2986*	3066*	3144*	3220*	90
92	2052*	2087*	2128*	2177*	2231*	2290*	2355*	2423*	2496*	2571*	2649*	2728*	2809*	2890*	2972*	3053*	3132*	3210*	3286*	92
94	2118*	2153*	2194*	2243*	2297:	2357*	2421*	2490*	2562*	2637*	2715*	2794*	2875*	2957*	3038*	3119*	3199*	3277*	3353*	94
96	2184*	2219*	2260*	2309*	2363*	2423*	2487*	2555*	2628:	2703*	2781*	2860*	2941*	3022*	3104*	3185*	3264*	3342*	3418*	96
98	2249*	2284*	2325*	2374*	2428*	2488*	2552*	2621*	2693*	2768*	2846*	2925*	3006*	3087*	3169*	3250*	3330*	3408*	3483*	98
100.	2314*	2348*	2390*	2438*	2493*	2552*	2617*	2685*	2758*	2833*	2910*	2990*	3071*	3152*	3234*	3314*	3394*	3472*	3548*	100.
102.	2378*	2412*	2454*	2502*	2557*	2616*	2681*	2749*	2821*	2897*	2974*	3054*	3135*	3216*	3297*	3378*	3458*	3536*	3612*	102.
104.	2441*	2475*	2517*	2565*	2620*	2679*	2744*	2812*	2885*	2960*	3037*	3117*	3198*	3279*	3361*	3441*	3521*	3599*	3675*	104.
106.	2503*	2538*	2579*	2628*	2682*	2742*	2806*	2875*	2947*	3022*	3099*	3179*	3260*	3341*	3423*	3504*	3584*	3662*	3737*	106.
108*	2564*	2599*	2641*	2689*	2743*	2803*	2867*	2936*	3008*	3083*	3161*	3240*	3321*	3403*	3484*	3565*	3645*	3723*	3799*	108*
110*	2625*	2659*	2701*	2749*	2804*	2863*	2928*	2996*	3069*	3144*	3221*	3301*	3382*	3463*	3545*	3625*	3705*	3783*	3859*	110*
112*	2684*	2719*	2760*	2809*	2863*	2923*	2987*	3056*	3128*	3203*	3281*	3360*	3441*	3522*	3604*	3685*	3765*	3843*	3918*	112*
114*	2742*	2777*	2818*	2867*	2921*	2981*	3045*	3114*	3186*	3261*	3339*	3418*	3499*	3580*	3662*	3743*	3823*	3901*	3976*	114*
116*	2799*	2834*	2875*	2924*	2978*	3037*	3102*	3170*	3243*	3318*	3396*	3475*	3556*	3637*	3719*	3800*	3879*	3957*	4033*	116*
118*	2855*	2889*	2931*	2979*	3033*	3093*	3157*	3226*	3298*	3373*	3451*	3531*	3611*	3693*	3774*	3855*	3935*	4013*	4089*	118*
120*	2909*	2943*	2985*	3033*	3087*	3147*	3211*	3280*	3352*	3428*	3505*	3585*	3665*	3747*	3828*	3909*	3988*	4067*	4143*	120*
122*	2961*	2996*	3037*	3086*	3140*	3200*	3264*	3333*	3405*	3480*	3558*	3637*	3718*	3800*	3881*	3962*	4042*	4120*	4196*	122*
124*	3012*	3047*	3089*	3137*	3191*	3251*	3315*	3384*	3456*	3531*	3609*	3688*	3769*	3851*	3932*	4013*	4093*	4171*	4247*	124*
126*	3062*	3096*	3138*	3186*	3240*	3300*	3364*	3433*	3505*	3581*	3658*	3738*	3818*	3900*	3981*	4062*	4142*	4220*	4296*	126*
128*	3109*	3144*	3186*	3234*	3288*	3348*	3412*	3481*	3553*	3628*	3706*	3785*	3866*	3948*	4029*	4110*	4190*	4268*	4344*	128*
130*	3155*	3190*	3231*	3280*	3334*	3394*	3458*	3527*	3599*	3674*	3752*	3831*	3912*	3993*	4075*	4156*	4236*	4314*	4389*	130*
132*	3199*	3234*	3275*	3324*	3378*	3438*	3502*	3571*	3643*	3718*	3796*	3875*	3956*	4037*	4119*	4200*	4279*	4358*	4433*	132*
134*	3241*	3276*	3317*	3366*	3420*	3479*	3544*	3612*	3685*	3760*	3838*	3917*	3998*	4079*	4161*	4242*	4321*	4399*	4475*	134*
136*	3281*	3315*	3357*	3406*	3460*	3519*	3584*	3652*	3725*	3800*	3878*	3957*	4038*	4119*	4201*	4282*	4361*	4439*	4515*	136*
138*	3319*	3353*	3395*	3443*	3498*	3557*	3622*	3690*	3762*	3838*	3915*	3995*	4076*	4157*	4238*	4319*	4399*	4477*	4553*	138*

Zeichenerklärung .:\ * = mindestens ein Ultraschallparameter außerhalb der 1.\2.\3. Standabweichung

Ultraschallparameter der 36. Woche

Normbereiche	-3STD*	-2STD:	-1STD.	AM	1STD.	2STD:	3STD*
Perzentile	0.13%	2.28%	15.87%	50.00%	84.13%	97.72%	99.87%
Biparietaler Durchmesser = BIP [mm]	81.0	85.0:	89.0:	93.0	97.0	101.0:	105.0*
Thoraxquerdurchmesser = THQ [mm]	63.8*	72.5:	81.3.	90.0	98.8.	107.5:	116.3*
Kopf - Thorax - Index = BIP/THQ	0,8527:	0,9147:	0,9767.	1,0387	1,1008.	1,1628:	1,2248*
Fetales Gewicht = Gew [g]	1000:	1500:	2000.	2500	3000.	3500:	4000*

Gestörte Wachstumsdynamik und Dopplersonographie 119

Tabelle 2.8 (Fortsetzung)

Gewichtsschätzung für die 37. Woche (Wochenmitte = 30/4 = 207. Tag p.m.)

BIP↓ THQ→	76*	78*	80*	82*	84*	86:	88.	90.	92	94	96	98	100.	102.	104:	106:	108:	110:	112*	BIP↓ THQ→
44*	650*	692*	740*	794*	854*	919*	987*	1059*	1135*	1212*	1292*	1372*	1454*	1535*	1616*	1696:	1774:	1850:	1923*	44*
46*	703*	745*	793*	848*	907*	972*	1040*	1112*	1188*	1265*	1345*	1425*	1507*	1588*	1669*	1749:	1827:	1903:	1976*	46*
48*	758*	799*	848*	902*	962*	1026*	1095*	1167*	1242*	1320*	1399*	1480*	1561*	1643*	1723*	1804:	1882:	1957:	2030*	48*
50*	814*	855*	904*	958*	1018*	1082*	1151*	1223*	1298*	1376*	1455*	1536*	1617*	1699*	1780*	1860:	1938:	2013:	2086*	50*
52*	871*	913*	961*	1015*	1075*	1139*	1208*	1280*	1355*	1433*	1512*	1593*	1675*	1756*	1837*	1917*	1995:	2071:	2143*	52*
54*	929*	971*	1019*	1074*	1133*	1198*	1266*	1338*	1414*	1491*	1571*	1652*	1733*	1814*	1895*	1975*	2053:	2129:	2202*	54*
56*	989*	1031*	1079*	1133*	1193*	1257*	1326*	1398*	1473*	1551*	1630*	1711*	1793*	1874*	1955*	2035*	2113:	2189:	2261*	56*
58*	1049*	1091*	1140*	1194*	1253*	1318*	1386*	1459*	1534*	1611*	1691*	1772*	1853*	1935*	2016*	2095*	2173:	2249:	2322*	58*
60*	1111*	1153*	1201*	1255*	1315*	1379*	1448*	1520*	1596*	1673*	1753*	1833*	1915*	1996*	2077*	2157*	2235:	2311:	2384*	60*
62*	1174*	1215*	1264*	1318*	1378*	1442*	1511*	1583*	1658*	1736*	1815*	1896*	1977*	2059*	2140*	2220*	2298:	2373:	2446*	62*
64*	1237*	1279*	1327*	1381*	1441*	1505*	1574*	1646*	1721*	1799*	1879*	1959*	2041*	2122*	2203*	2283*	2361:	2437:	2510*	64*
66:	1301*	1343*	1391*	1445*	1505*	1569*	1638*	1710*	1786*	1863*	1943*	2023*	2105*	2186*	2267*	2347*	2425:	2501:	2574*	66:
68:	1366*	1408*	1456*	1510*	1570*	1634*	1703*	1775*	1850*	1928*	2007*	2088*	2170*	2251*	2332*	2412*	2490:	2566:	2639*	68:
70:	1431*	1473*	1521*	1576*	1635*	1700*	1768*	1841*	1916*	1993*	2073*	2154*	2235*	2317*	2397*	2477*	2555:	2631:	2704*	70:
72:	1497*	1539*	1587*	1642*	1701*	1766*	1834*	1906*	1982*	2059*	2139*	2220*	2301*	2382*	2463*	2543*	2621:	2697:	2770*	72:
74:	1564*	1605*	1654*	1708*	1767*	1832*	1900*	1973*	2048*	2126*	2205*	2286*	2367*	2449*	2530*	2609*	2687:	2763:	2836*	74:
76.	1630*	1672*	1720*	1774*	1834*	1898*	1967*	2039*	2115*	2192*	2272*	2352*	2434*	2515*	2596*	2676*	2754:	2830:	2903*	76.
78.	1697*	1739*	1787*	1841*	1901*	1965*	2034*	2106*	2182*	2259*	2339*	2419*	2501*	2582*	2663*	2743*	2821:	2897:	2970*	78.
80.	1764*	1806*	1854*	1908*	1968*	2033*	2101*	2173*	2249*	2326*	2406*	2487*	2568*	2649*	2730*	2810*	2888:	2964:	3037*	80.
82.	1832*	1873*	1922*	1976*	2035*	2100*	2168*	2241*	2316*	2394*	2473*	2554*	2635*	2717*	2798*	2877*	2955:	3031:	3104*	82.
84	1899*	1940*	1989*	2043*	2103*	2167*	2236*	2308*	2383*	2461*	2540*	2621*	2702*	2784*	2865*	2945*	3023:	3099:	3171*	84
86	1966*	2008*	2056*	2110*	2170*	2234*	2303*	2375*	2450*	2528*	2607*	2688*	2770*	2851*	2932*	3012*	3090:	3166:	3239*	86
88	2033*	2075*	2123*	2177*	2237*	2301*	2370*	2442*	2517*	2595*	2675*	2755*	2837*	2918*	2999*	3079*	3157:	3233:	3306*	88
90	2100*	2142*	2190*	2244*	2304*	2368*	2437*	2509*	2584*	2662*	2741*	2822*	2904*	2985*	3066*	3146*	3224:	3300:	3373*	90
92	2166*	2208*	2257*	2311*	2370*	2435*	2503*	2576*	2651*	2729*	2808*	2889*	2970*	3052*	3133*	3212*	3290:	3366:	3439*	92
94	2233*	2274*	2323*	2377*	2437*	2501*	2570*	2642*	2717*	2795*	2874*	2955*	3036*	3118*	3199*	3278*	3357:	3432:	3505*	94
96	2298*	2340*	2388*	2443*	2502*	2567*	2635*	2708*	2783*	2860*	2940*	3021*	3102*	3184*	3264*	3344*	3422:	3498:	3571*	96
98	2364*	2405*	2454*	2508*	2567*	2632*	2700*	2773*	2848*	2926*	3005*	3086*	3167*	3249*	3330*	3409*	3487:	3563:	3636*	98
100	2428*	2470*	2518*	2572*	2632*	2696*	2765*	2837*	2913*	2990*	3070*	3151*	3232*	3313*	3394*	3474*	3552:	3628:	3701*	100
102.	2492*	2534*	2582*	2636*	2696*	2760*	2829*	2901*	2977*	3054*	3134*	3214*	3296*	3377*	3458*	3538*	3616:	3692:	3765*	102.
104.	2555*	2597*	2645*	2700*	2759*	2824*	2892*	2964*	3040*	3117*	3197*	3278*	3359*	3440*	3521*	3601*	3679:	3755:	3828*	104.
106.	2618*	2659*	2708*	2762*	2821*	2886*	2954*	3027*	3102*	3180*	3259*	3340*	3421*	3503*	3583*	3663*	3741:	3817:	3890*	106.
108.	2679*	2721*	2769*	2823*	2883*	2947*	3016*	3088*	3163*	3241*	3320*	3401*	3483*	3564*	3645*	3725*	3803:	3879:	3952*	108.
110:	2739*	2781*	2829*	2883*	2943*	3008*	3076*	3149*	3224*	3301*	3381*	3462*	3543*	3624*	3705*	3785*	3863:	3939:	4012*	110:
112:	2799*	2840*	2889*	2943*	3002*	3067*	3135*	3208*	3283*	3361*	3440*	3521*	3602*	3684*	3765*	3844*	3922:	3998:	4071*	112:
114:	2857*	2898*	2947*	3001*	3061*	3125*	3194*	3266*	3341*	3419*	3498*	3579*	3660*	3742*	3823*	3902*	3981:	4056:	4129*	114:
116:	2913*	2955*	3003*	3057*	3117*	3182*	3250*	3323*	3398*	3476*	3555*	3636*	3717*	3799*	3880*	3959*	4037:	4113:	4186*	116:
118:	2969*	3011*	3059*	3113*	3173*	3237*	3306*	3378*	3453*	3531*	3610*	3691*	3773*	3854*	3935*	4015*	4093:	4169:	4242*	118:
120*	3023*	3065*	3113*	3167*	3227*	3291*	3360*	3432*	3507*	3585*	3665*	3745*	3827*	3908*	3989*	4069*	4147:	4223:	4296*	120*
122*	3076*	3117*	3166*	3220*	3280*	3344*	3413*	3485*	3560*	3638*	3717*	3798*	3878*	3961*	4042*	4122*	4200:	4275:	4348*	122*
124*	3127*	3168*	3217*	3271*	3331*	3395*	3464*	3536*	3611*	3689*	3768*	3849*	3930*	4012*	4093*	4173*	4251:	4326:	4399*	124*
126*	3176*	3218*	3266*	3320*	3380*	3444*	3513*	3585*	3660*	3738*	3818*	3898*	3980*	4061*	4142*	4222*	4300:	4376:	4449*	126*
128*	3224*	3265*	3314*	3368*	3428*	3492*	3561*	3633*	3708*	3786*	3865*	3946*	4027*	4109*	4190*	4270*	4348:	4423:	4496*	128*
130*	3270*	3311*	3360*	3414*	3473*	3538*	3606*	3679*	3754*	3832*	3911*	3992*	4073*	4155*	4236*	4315*	4393:	4469:	4542*	130*
132*	3314*	3355*	3404*	3458*	3517*	3582*	3650*	3723*	3798*	3876*	3955*	4036*	4117*	4199*	4280*	4359*	4437:	4513:	4586*	132*
134*	3355*	3397*	3445*	3500*	3559*	3624*	3692*	3765*	3840*	3918*	3997*	4078*	4159*	4241*	4322*	4401*	4479:	4555:	4628*	134*
136*	3395*	3437*	3485*	3540*	3599*	3664*	3732*	3805*	3880*	3957*	4037*	4118*	4199*	4281*	4361*	4441*	4519:	4595:	4668*	136*
138*	3433*	3475*	3523*	3577*	3637*	3701*	3770*	3842*	3918*	3995*	4075*	4155*	4237*	4318*	4399*	4479*	4557:	4633:	4706*	138*
140*	3469*	3510*	3559*	3613*	3673*	3737*	3806*	3878*	3953*	4031*	4110*	4191*	4272*	4354*	4435*	4515*	4593:	4669:	4741*	140*

Zeichenerklärung .\:\ * = mindestens ein Ultraschallparameter außerhalb der 1.\2.\3. Standardabweichung

Ultraschallparameter der 37. Woche

Normbereiche Perzentile	-3STD* 0,13%	-2STD: 2,28%	-1STD. 15,87%	AM 50,00%	1STD. 84,13%	2STD: 97,72%	3STD* 99,87%
Biparietaler Durchmesser = BIP [mm]	82,5*	86,5:	90,5.	94,5	98,5	102,5:	106,5*
Thoraxquerdurchmesser = THQ [mm]	65,0*	74,0:	83,0.	92,0	101,0	110,0:	119,0*
Kopf – Thorax – Index = BIP/THQ	0,8420*	0,9030:	0,9640.	1,0250	1,0860	1,1470:	1,2080*
Fetales Gewicht = Gew [g]	1160*	1680:	2200.	2720	3240	3760:	4280*

Tabelle 2.8 (Fortsetzung)

Gewichtsschätzung für die 38. Woche (Wochenmitte = 30/4 = 207. Tag p.m.)

BIP↓/THQ↓	78*	80*	82*	84*	86:	88:	90.	92.	94	96	98	100.	102.	104:	106:	108*	110*	112*	114*	BIP↓/THQ↓
46*	824*	872*	927*	986*	1051*	1119*	1192*	1267*	1344*	1424*	1505*	1586*	1668*	1748*	1828*	1906*	1982*	2055*	2124*	46*
48*	879*	931*	981*	1041*	1105*	1173*	1246*	1321*	1399*	1478*	1559*	1641*	1722*	1803*	1883*	1961*	2037*	2110*	2179*	48*
50*	935*	983*	1037*	1097*	1161*	1230*	1302*	1377*	1455*	1534*	1615*	1697*	1778*	1859*	1939*	2017*	2093*	2166*	2235*	50*
52*	992*	1040*	1094*	1155*	1218*	1287*	1359*	1434*	1512*	1592*	1672*	1754*	1835*	1916*	1996*	2074*	2150*	2223*	2292*	52*
54*	1050*	1099*	1153*	1212*	1277*	1345*	1418*	1493*	1571*	1650*	1731*	1812*	1894*	1975*	2054*	2132*	2208*	2281*	2350*	54*
56*	1110*	1158*	1212*	1272*	1336*	1405*	1477*	1552*	1630*	1710*	1790*	1872*	1953*	2034*	2114*	2192*	2268*	2341*	2410*	56*
58*	1170*	1219*	1273*	1333*	1397*	1466*	1538*	1613*	1691*	1770*	1851*	1932*	2014*	2095*	2175*	2253*	2328*	2401*	2471*	58*
60*	1232*	1280*	1335*	1394*	1459*	1527*	1600*	1675*	1752*	1832*	1913*	1994*	2076*	2156*	2236*	2314*	2390*	2463*	2532*	60*
62*	1295*	1343*	1397*	1457*	1521*	1590*	1662*	1737*	1815*	1894*	1975*	2057*	2138*	2219*	2299*	2377*	2453*	2526*	2595*	62*
64*	1358*	1406*	1461*	1520*	1585*	1653*	1725*	1801*	1878*	1958*	2039*	2120*	2201*	2282*	2362*	2440*	2516*	2589*	2658*	64*
66:	1422*	1470*	1525*	1584*	1649*	1717*	1790*	1865*	1942*	2022*	2103*	2184*	2266*	2346*	2426*	2504*	2580*	2653*	2722*	66:
68:	1487*	1535*	1589*	1649*	1713*	1782*	1854*	1930*	2007*	2087*	2167*	2249*	2330*	2411*	2491*	2569*	2645*	2718*	2787*	68:
70:	1552*	1601*	1655*	1714*	1779*	1847*	1920*	1995*	2073*	2152*	2233*	2314*	2396*	2477*	2556*	2634*	2710*	2783*	2853*	70:
72:	1618*	1666*	1721*	1780*	1845*	1913*	1986*	2061*	2139*	2218*	2299*	2380*	2462*	2543*	2622*	2700*	2776*	2849*	2918*	72:
74:	1684*	1733*	1787*	1847*	1911*	1980*	2052*	2127*	2205*	2284*	2365*	2446*	2528*	2609*	2688*	2767*	2843*	2915*	2985*	74:
76.	1751*	1799*	1854*	1913*	1978*	2046*	2119*	2194*	2271*	2351*	2432*	2513*	2595*	2675*	2755*	2833*	2909*	2982*	3051*	76.
78.	1818*	1866*	1921*	1980*	2045*	2113*	2186*	2261*	2338*	2418*	2499*	2580*	2661*	2742*	2822*	2900*	2976*	3049*	3118*	78.
80.	1885*	1934*	1988*	2047*	2112*	2180*	2253*	2328*	2406*	2485*	2566*	2647*	2729*	2810*	2889*	2967*	3043*	3116*	3186*	80.
82.	1952*	2001*	2055*	2115*	2179*	2248*	2320*	2395*	2473*	2552*	2633*	2714*	2796*	2877*	2957*	3035*	3110*	3183*	3253*	82.
84.	2020*	2068*	2122*	2182*	2246*	2315*	2387*	2462*	2540*	2619*	2700*	2782*	2863*	2944*	3024*	3102*	3178*	3251*	3320*	84.
86	2087*	2135*	2189*	2249*	2313*	2382*	2454*	2529*	2607*	2687*	2767*	2848*	2930*	3011*	3091*	3169*	3245*	3318*	3387*	86
88	2154*	2202*	2256*	2316*	2380*	2448*	2521*	2596*	2674*	2754*	2834*	2916*	2997*	3078*	3158*	3236*	3312*	3385*	3454*	88
90	2221*	2269*	2323*	2383*	2447*	2516*	2588*	2663*	2741*	2821*	2901*	2983*	3064*	3145*	3225*	3303*	3379*	3452*	3521*	90
92	2287*	2336*	2390*	2450*	2514*	2583*	2655*	2730*	2808*	2887*	2968*	3049*	3131*	3212*	3292*	3370*	3446*	3519*	3588*	92
94	2354*	2402*	2456*	2516*	2580*	2649*	2721*	2796*	2874*	2953*	3034*	3116*	3197*	3278*	3358*	3436*	3512*	3584*	3654*	94
96	2419*	2468*	2522*	2581*	2646*	2714*	2787*	2862*	2940*	3019*	3100*	3181*	3263*	3344*	3423*	3501*	3577*	3650*	3720*	96
98	2485*	2533*	2587*	2647*	2711*	2780*	2852*	2927*	3005*	3084*	3165*	3247*	3328*	3409*	3489*	3567*	3643*	3715*	3785*	98
100	2549*	2597*	2652*	2711*	2776*	2844*	2917*	2992*	3070*	3149*	3230*	3311*	3393*	3474*	3553*	3631*	3707*	3780*	3849*	100
102.	2613*	2661*	2716*	2775*	2840*	2908*	2981*	3056*	3133*	3213*	3294*	3375*	3457*	3537*	3617*	3695*	3771*	3844*	3913*	102.
104.	2676*	2725*	2779*	2838*	2903*	2971*	3044*	3119*	3197*	3276*	3357*	3438*	3520*	3601*	3680*	3758*	3834*	3907*	3976*	104.
106.	2738*	2787*	2841*	2901*	2965*	3034*	3106*	3181*	3259*	3338*	3419*	3500*	3582*	3663*	3743*	3821*	3897*	3969*	4039*	106.
108.	2800*	2848*	2902*	2962*	3026*	3095*	3167*	3243*	3320*	3400*	3480*	3562*	3643*	3724*	3804*	3882*	3958*	4031*	4100*	108.
110.	2860*	2909*	2963*	3022*	3087*	3155*	3228*	3303*	3381*	3460*	3541*	3622*	3704*	3785*	3864*	3942*	4018*	4091*	4161*	110.
112.	2919*	2968*	3022*	3082*	3146*	3215*	3287*	3362*	3440*	3519*	3600*	3681*	3763*	3844*	3924*	4002*	4078*	4150*	4220*	112.
114.	2978*	3026*	3080*	3140*	3204*	3273*	3345*	3420*	3498*	3577*	3658*	3740*	3821*	3902*	3982*	4060*	4136*	4208*	4278*	114.
116.	3034*	3083*	3137*	3197*	3261*	3330*	3402*	3477*	3555*	3634*	3715*	3796*	3878*	3959*	4038*	4117*	4192*	4265*	4335*	116.
118.	3090*	3138*	3192*	3252*	3316*	3385*	3457*	3533*	3610*	3690*	3770*	3852*	3933*	4014*	4094*	4172*	4248*	4321*	4390*	118.
120.	3144*	3192*	3247*	3306*	3371*	3439*	3511*	3587*	3664*	3744*	3825*	3906*	3987*	4068*	4148*	4226*	4302*	4375*	4444*	120.
122*	3197*	3245*	3299*	3359*	3423*	3492*	3564*	3639*	3717*	3796*	3877*	3959*	4040*	4121*	4201*	4279*	4355*	4427*	4497*	122*
124*	3248*	3296*	3350*	3410*	3474*	3543*	3615*	3690*	3768*	3847*	3928*	4010*	4091*	4172*	4252*	4330*	4406*	4479*	4549*	124*
126*	3297*	3345*	3400*	3459*	3524*	3592*	3664*	3740*	3817*	3897*	3978*	4059*	4140*	4221*	4301*	4379*	4455*	4528*	4597*	126*
128*	3345*	3393*	3447*	3507*	3571*	3640*	3712*	3787*	3865*	3944*	4025*	4107*	4188*	4269*	4349*	4427*	4503*	4576*	4645*	128*
130*	3390*	3439*	3493*	3553*	3617*	3686*	3758*	3833*	3911*	3990*	4071*	4152*	4234*	4315*	4395*	4473*	4549*	4621*	4691*	130*
132*	3434*	3483*	3537*	3597*	3661*	3730*	3802*	3877*	3955*	4034*	4115*	4196*	4278*	4359*	4439*	4517*	4592*	4665*	4735*	132*
134*	3476*	3525*	3579*	3639*	3703*	3772*	3844*	3919*	3997*	4076*	4157*	4238*	4320*	4401*	4480*	4559*	4634*	4707*	4777*	134*
136*	3516*	3565*	3619*	3678*	3743*	3811*	3884*	3959*	4037*	4116*	4197*	4278*	4360*	4441*	4520*	4598*	4674*	4747*	4817*	136*
138*	3554*	3602*	3657*	3716*	3781*	3849*	3922*	3997*	4074*	4154*	4235*	4316*	4398*	4478*	4558*	4636*	4712*	4785*	4854*	138*
140*	3590*	3638*	3692*	3752*	3816*	3885*	3957*	4032*	4110*	4190*	4270*	4352*	4433*	4514*	4594*	4672*	4748*	4821*	4890*	140*
142*	3623*	3671*	3726*	3785*	3850*	3918*	3990*	4066*	4143*	4223*	4304*	4385*	4466*	4547*	4627*	4705*	4781*	4854*	4923*	142*

Zeichenerklärung .\:\ * = mindestens ein Ultraschallparameter außerhalb der 1.\2.\3. Standardabweichung

Ultraschallparameter der 38. Woche

Normbereiche	-3STD	-2STD	-1STD	AM	1STD	2STD	3STD
Perzentile	0,13%	2,28%	15,87%	50,00%	84,13%	97,72%	99,87%
Biparietaler Durchmesser = BIP [mm]	84,0*	88,0:	92,0.	96,0	100:0.	104:0.	108:0.*
Thoraxquerdurchmesser = THQ [mm]	65,5*	75,0:	84,5.	94,0	103,5.	113,0.	122,5.*
Kopf – Thorax – Index = BIP/THQ	0,8320*	0,8930:	0,9540.	1,0150	1,0760.	1,1370.	1,1980.*
Fetales Gewicht = Gew [g]	1380*	1910:	2440.	2970	3500.	4030.	4560.*

Gestörte Wachstumsdynamik und Dopplersonographie 121

Tabelle 2.8 (Fortsetzung)

Gewichtsschätzung für die 39. Woche (Wochenmitte = 30/4 = 207. Tag p.m.)

BIP↓ THQ↘	78	80	82	84	86	88	90	92	94	96	98	100	102	104	106	108	110	112	114	BIP↓ THQ↘
48\	956*	1004*	1058*	1118*	1182*	1251:	1323:	1398\	1476\	1556\	1636\	1718\	1799\	1880\	1960\	2038:	2114*	2187*	2256*	48*
50*	1012*	1060*	1114*	1174*	1238*	1307:	1379:	1454*	1532*	1612*	1692*	1774*	1855*	1936*	2016*	2094*	2170*	2243*	2312*	50*
52*	1069*	1117*	1171*	1231*	1295*	1354*	1436:	1510*	1589*	1669*	1749*	1831*	1912*	1993*	2073*	2151*	2227*	2300*	2369*	52*
54*	1127*	1176*	1230*	1289*	1354*	1422*	1495*	1570*	1648*	1727*	1808*	1889*	1971*	2052*	2131*	2209*	2285*	2358*	2428*	54*
56*	1187*	1235*	1289*	1349*	1413*	1482*	1554*	1630*	1707*	1787*	1867*	1949*	2031*	2112*	2191*	2269*	2345*	2418*	2487*	56*
58*	1247*	1296*	1350*	1410*	1474*	1542*	1615*	1690*	1768*	1847*	1928*	2010*	2091*	2172*	2252*	2330*	2405*	2478*	2548*	58*
60*	1309*	1358*	1412*	1471*	1536*	1604*	1677*	1752*	1830*	1909*	1990*	2071*	2153*	2234*	2313*	2391*	2467*	2540*	2609*	60*
62*	1372*	1420*	1474*	1534*	1598*	1667*	1739*	1814*	1892*	1972*	2052*	2134*	2215*	2296*	2376*	2454*	2530*	2603*	2672*	62*
64*	1435*	1483*	1538*	1597*	1662*	1730*	1803*	1878*	1955*	2035*	2116*	2197*	2279*	2359*	2439*	2517*	2593*	2666*	2735*	64*
66:	1499*	1548*	1602*	1661*	1726*	1794*	1867*	1942*	2020*	2099*	2180*	2261*	2343*	2424*	2503*	2581*	2657*	2730*	2799*	66*
68:	1564*	1612*	1667*	1726*	1791*	1859*	1931*	2007*	2084*	2164*	2244*	2326*	2407*	2488*	2568*	2646*	2722*	2795*	2864*	68*
70:	1629*	1678*	1732*	1782*	1856*	1925*	1997*	2072*	2150*	2229*	2310*	2391*	2473*	2554*	2634*	2712*	2787*	2860*	2930*	70*
72:	1695*	1744*	1798*	1857*	1922*	1990*	2063*	2138*	2216*	2295*	2376*	2457*	2539*	2620*	2699*	2777*	2853*	2926*	2996*	72*
74:	1762*	1810*	1864*	1924*	1988*	2057*	2129*	2205*	2282*	2361*	2442*	2524*	2605*	2686*	2766*	2844*	2920*	2992*	3062*	74*
76:	1828*	1877*	1931*	1990*	2055*	2123:	2196:	2271*	2349*	2428*	2509*	2590*	2672*	2753*	2832*	2910*	2986*	3059*	3128*	76*
78.	1895*	1943*	1998*	2057*	2122:	2190:	2263:	2338:	2415*	2495*	2576*	2657*	2739*	2819*	2899*	2977*	3053*	3126*	3195*	78*
80.	1962*	2011*	2065*	2124*	2189:	2257:	2330:	2405:	2483:	2562*	2643*	2724*	2806*	2887*	2966*	3044*	3120*	3193*	3263*	80*
82.	2030*	2078*	2132*	2192*	2256:	2325:	2397:	2472:	2550:	2629:	2710*	2792*	2873*	2954*	3034*	3112*	3188*	3260*	3330*	82*
84.	2097*	2145*	2199*	2259*	2323:	2392:	2464:	2539:	2617:	2697:	2777*	2859*	2940*	3021*	3101*	3179*	3255*	3328*	3397*	84*
86.	2164*	2212*	2267*	2326*	2391:	2459:	2531:	2607:	2684:	2764:	2844:	2926*	3007*	3088*	3168*	3246*	3322*	3395*	3464*	86*
88	2231*	2279*	2334*	2393*	2458:	2526:	2598:	2674:	2751:	2831:	2912:	2993:	3074*	3155*	3235*	3313*	3389*	3462*	3531*	88*
90	2298*	2346*	2400*	2460*	2525:	2593:	2665:	2741:	2818:	2898:	2978:	3060:	3141*	3222*	3302*	3380*	3456*	3529*	3598*	90*
92	2364*	2413*	2467*	2527*	2591:	2660:	2732:	2807:	2885:	2964:	3045:	3126:	3208*	3289*	3369*	3447*	3523*	3595*	3665*	92*
94	2431*	2479*	2533*	2593*	2657:	2726:	2798:	2873:	2951:	3030:	3111:	3193:	3274*	3355*	3435*	3513*	3589*	3662*	3731*	94*
96	2496*	2545*	2599*	2659*	2723:	2792:	2864:	2939:	3017:	3096:	3177:	3258:	3340*	3421*	3501*	3579*	3654*	3727*	3797*	96*
98	2562*	2610*	2664*	2724*	2788*	2857:	2929:	3004:	3082:	3161:	3242:	3324:	3405*	3486*	3566*	3644*	3720*	3793*	3862*	98*
100	2626*	2675*	2729*	2788*	2853*	2921*	2994:	3069:	3147:	3226:	3307:	3388:	3470*	3551*	3630*	3708*	3784*	3857*	3927*	100*
102	2690*	2738*	2793*	2852*	2917*	2985*	3058*	3133:	3211:	3290:	3371:	3452:	3534:	3615*	3694*	3772*	3848*	3921*	3990*	102*
104	2753*	2802*	2856*	2915*	2980*	3048*	3121*	3196:	3274:	3353:	3434:	3515:	3597:	3678*	3757*	3835*	3911*	3984*	4054*	104*
106	2816*	2864*	2918*	2978*	3042*	3111*	3183*	3258*	3336:	3415:	3496:	3578:	3659:	3740*	3820*	3898*	3974*	4046*	4116*	106*
108	2877*	2925*	2979*	3039*	3103*	3172*	3244*	3320*	3397*	3477:	3558:	3639:	3720:	3801*	3881*	3959*	4035*	4108*	4177*	108*
110.	2937*	2986*	3040*	3099*	3164*	3232*	3305*	3380*	3458*	3537*	3618:	3699:	3780:	3862*	3941*	4020*	4095*	4168*	4238*	110*
112.	2997*	3045*	3099*	3159*	3223*	3292*	3364*	3439*	3517*	3596*	3677*	3759:	3840:	3921:	4001*	4079*	4155*	4227*	4297*	112*
114.	3055*	3103*	3157*	3217*	3281*	3350*	3422*	3497*	3575*	3654*	3735*	3817:	3898:	3979:	4059:	4137*	4213*	4286*	4355*	114*
116.	3111*	3160*	3214*	3274*	3338*	3407*	3479*	3554*	3632*	3711*	3792*	3873*	3955:	4036:	4116:	4194*	4269*	4342*	4412*	116*
118.	3167*	3215*	3270*	3329*	3394*	3462*	3534*	3610*	3687*	3767*	3847*	3929*	4010*	4091:	4171:	4249:	4325*	4398*	4467*	118*
120.	3221*	3270*	3324*	3384*	3448*	3516*	3589*	3664*	3742*	3821*	3902*	3983*	4065*	4145*	4225:	4303:	4379:	4452:	4521*	120*
122.	3274*	3322*	3376*	3436*	3500*	3569*	3641*	3716*	3794*	3873*	3954*	4036*	4117*	4198*	4278*	4356:	4432:	4505:	4574*	122*
124.	3325*	3373*	3427*	3487*	3551*	3620*	3692*	3767*	3845*	3925*	4005*	4087*	4168*	4249*	4329*	4407*	4483:	4556:	4625:	124*
126.	3374*	3422*	3477*	3536*	3601*	3669*	3742*	3817*	3894*	3974*	4055*	4136*	4217*	4298*	4378*	4456*	4532*	4605:	4674:	126*
128*	3422*	3470*	3524*	3584*	3648*	3717*	3789*	3864*	3942*	4022*	4102*	4184*	4265*	4346*	4426*	4504*	4580*	4653*	4722*	128*
130*	3468*	3516*	3570*	3630*	3694*	3763*	3835*	3910*	3988*	4067*	4148*	4230*	4311*	4392*	4472*	4550*	4626*	4698*	4768*	130*
132*	3512*	3560*	3614*	3674*	3738*	3807*	3879*	3954*	4032*	4111*	4192*	4274*	4355*	4436*	4516*	4594*	4670*	4742*	4812*	132*
134*	3553*	3602*	3656*	3716*	3780*	3849*	3921*	3996*	4074*	4153*	4234*	4315*	4397*	4478*	4558*	4636*	4712*	4784*	4854*	134*
136*	3593*	3642*	3696*	3756*	3820*	3889*	3961*	4036*	4114*	4193*	4274*	4355*	4437*	4518*	4598*	4676*	4751*	4824*	4894*	136*
138*	3631*	3679*	3734*	3793*	3858*	3926*	3999*	4074*	4152*	4231*	4312*	4393*	4475*	4556*	4635*	4713*	4789*	4862*	4931*	138*
140*	3667*	3715*	3769*	3829*	3893*	3962*	4034*	4109*	4187*	4267*	4347*	4429*	4510*	4591*	4671*	4749*	4825*	4898*	4967*	140*
142*	3700*	3748*	3803*	3862*	3927*	3995*	4068*	4143*	4220*	4300*	4381*	4462*	4543*	4624*	4704*	4782*	4858*	4931*	5000*	142*
144*	3731*	3779*	3834*	3893*	3958*	4026*	4098*	4174*	4251*	4331*	4412*	4493*	4574*	4655*	4735*	4813*	4889*	4962*	5031*	144*

Zeichenerklärung .\:\ * = mindestens ein Ultraschallparameter außerhalb der 1.\2.\3. Standardabweichung

Ultraschallparameter der 39. Woche

Normbereiche Perzentile	-3STD: 0.13%	-2STD: 2.28%	-1STD: 15.87%	AM 50.00%	1STD: 84.13%	2STD: 97.72%	3STD: 99.87%
Biparietaler Durchmesser = BIP [mm]	85.0*	89.0:	93.0\	97.0	101.0\	105.0:	109.0*
Thoraxquerdurchmesser = THQ [mm]	66.5\	76.5\	86.5\	96.5	106.5\	116.5\	126.5*
Kopf - Thorax - Index = BIP/THQ	0.8220\	0.8830\	0.9440\	1.0050	1.0660\	1.1270\	1.1880*
Fetales Gewicht = Gew [g]	1660*	2190:	2720\	3250	3780\	4310\	4840*

Tabelle 2.8 (Fortsetzung)

Gewichtsschätzung für die 40. Woche (Wochenmitte = 30/4 = 207. Tag p.m.)

BIP/THQ	80*	82*	84*	86*	88:	90.	92.	94	96	98	100	102.	104.	106.	108:	110.	112.	114.	116*	BIP/THQ
50*	1132*	1186*	1246*	1310*	1379*	1451*	1526*	1604*	1684*	1764*	1846*	1927*	2008*	2088*	2166*	2242*	2315*	2384*	2449*	50*
52*	1189*	1244*	1303*	1366*	1436*	1508*	1584*	1661*	1741*	1821*	1903*	1984*	2065*	2145*	2223*	2299*	2372*	2441*	2507*	52*
54*	1248*	1302*	1362*	1426*	1495*	1567*	1642*	1720*	1799*	1880*	1961*	2043*	2124*	2203*	2281*	2357*	2430*	2500*	2565*	54*
56*	1307*	1361*	1421*	1486*	1554*	1626*	1702*	1779*	1859*	1939*	2021*	2102*	2183*	2263*	2341*	2417*	2490*	2559*	2625*	56*
58*	1368*	1422*	1482*	1546*	1615*	1687*	1762*	1840*	1919*	2000*	2082*	2163*	2244*	2324*	2402*	2478*	2550*	2620*	2685*	58*
60*	1430*	1484*	1543*	1608*	1676*	1749*	1824*	1902*	1981*	2062*	2143*	2225*	2306*	2385*	2463*	2539*	2612*	2682*	2747*	60*
62*	1492*	1546*	1606*	1670*	1739*	1811*	1886*	1964*	2044*	2124*	2206*	2287*	2368*	2448*	2526*	2602*	2675*	2744*	2809*	62*
64*	1555*	1610*	1669*	1734*	1802*	1875*	1950*	2028*	2107*	2188*	2269*	2351*	2431*	2511*	2589*	2665*	2738*	2807*	2873*	64*
66*	1620*	1674*	1733*	1798*	1866*	1939*	2014*	2092*	2171*	2252*	2333*	2415*	2496*	2575*	2653*	2729*	2802*	2872*	2937*	66*
68:	1684*	1739*	1798*	1863*	1931*	2003*	2079*	2156*	2236*	2317*	2398*	2479*	2560*	2640*	2718*	2794*	2867*	2936*	3002*	68:
70:	1750*	1804*	1864*	1928*	1997*	2069*	2144*	2222*	2301*	2382*	2463*	2545*	2626*	2706*	2784*	2859*	2932*	3002*	3067*	70:
72*	1816*	1870*	1930*	1994*	2063*	2135*	2210*	2288*	2367*	2448*	2529*	2611*	2692*	2771*	2850*	2925*	2998*	3068*	3133*	72*
74*	1882*	1936*	1996*	2060*	2129*	2201*	2276*	2354*	2433*	2514*	2596*	2677*	2758*	2838*	2916*	2992*	3065*	3134*	3199*	74*
76*	1949*	2003*	2062*	2127*	2195*	2268*	2343*	2421*	2500*	2581*	2662*	2744*	2825*	2904*	2982*	3058*	3131*	3201*	3266*	76*
78:	2016*	2070*	2129*	2194*	2262*	2335*	2410*	2488*	2567*	2648*	2729*	2811*	2892*	2971*	3049*	3125*	3198*	3267*	3333*	78:
80.	2083*	2137*	2197*	2261*	2330*	2402*	2477*	2555*	2634*	2715*	2796*	2878*	2959*	3038*	3117*	3192*	3265*	3335*	3400*	80.
82.	2150*	2204*	2264*	2328*	2397*	2469*	2544*	2622*	2701*	2782*	2864*	2945*	3026*	3106*	3184*	3260*	3332*	3402*	3467*	82.
84.	2217*	2271*	2331*	2395*	2464*	2536*	2611*	2689*	2769*	2849*	2931*	3012*	3093*	3173*	3251*	3327*	3400*	3469*	3534*	84.
86.	2284*	2339*	2398*	2463*	2531*	2603*	2678*	2756*	2836*	2916*	2998*	3079*	3160*	3240*	3318*	3394*	3467*	3536*	3602*	86.
88.	2351*	2406*	2465*	2530*	2598*	2671*	2746*	2823*	2903*	2984*	3065*	3147*	3227*	3307*	3385*	3461*	3534*	3603*	3669*	88.
90	2418*	2473*	2532*	2597*	2665*	2737*	2813*	2890*	2970*	3051*	3132*	3213*	3294*	3374*	3452*	3528*	3601*	3670*	3736*	90
92	2485*	2539*	2599*	2663*	2732*	2804*	2879*	2957*	3036*	3117*	3199*	3280*	3361*	3441*	3519*	3595*	3667*	3737*	3802*	92
94	2551*	2605*	2665*	2729*	2798*	2870*	2945*	3023*	3103*	3183*	3265*	3346*	3427*	3507*	3585*	3661*	3734*	3803*	3869*	94
96	2617*	2671*	2731*	2795*	2864*	2936*	3011*	3089*	3168*	3249*	3330*	3412*	3493*	3573*	3651*	3727*	3799*	3869*	3934*	96
98	2682*	2736*	2795*	2860*	2929*	3001*	3076*	3154*	3233*	3314*	3396*	3477*	3558*	3638*	3716*	3792*	3865*	3934*	3999*	98
100	2747*	2801*	2861*	2925*	2994*	3066*	3141*	3219*	3298*	3379*	3460*	3542*	3623*	3702*	3781*	3856*	3929*	3999*	4064*	100
102	2811*	2865*	2924*	2989*	3057*	3130*	3205*	3283*	3362*	3443*	3524*	3606*	3687*	3766*	3844*	3920*	3993*	4063*	4128*	102
104	2874*	2928*	2988*	3052*	3121*	3193*	3268*	3346*	3425*	3506*	3587*	3669*	3750*	3829*	3908*	3983*	4056*	4126*	4191*	104
106	2936*	2990*	3050*	3114*	3183*	3255*	3330*	3408*	3487*	3568*	3650*	3731*	3812*	3892*	3970*	4046*	4118*	4188*	4253*	106
108	2997*	3052*	3111*	3176*	3244*	3316*	3392*	3469*	3549*	3630*	3711*	3792*	3873*	3953*	4031*	4107*	4180*	4249*	4315*	108
110.	3058*	3112*	3172*	3236*	3305*	3377*	3452*	3530*	3609*	3690*	3771*	3853*	3934*	4014*	4092*	4167*	4240*	4310*	4375*	110.
112.	3117*	3171*	3231*	3295*	3364*	3436*	3511*	3589*	3668*	3749*	3831*	3912*	3993*	4073*	4151*	4227*	4300*	4369*	4434*	112.
114.	3175*	3229*	3289*	3353*	3422*	3494*	3569*	3647*	3727*	3807*	3889*	3970*	4051*	4131*	4209*	4285*	4358*	4427*	4492*	114.
116.	3232*	3286*	3346*	3410*	3479*	3551*	3626*	3704*	3783*	3864*	3946*	4027*	4108*	4188*	4266*	4342*	4414*	4484*	4549*	116.
118.	3287*	3342*	3401*	3466*	3534*	3606*	3682*	3759*	3839*	3920*	4001*	4082*	4163*	4243*	4321*	4397*	4470*	4539*	4605*	118.
120.	3341*	3396*	3455*	3520*	3588*	3661*	3736*	3813*	3893*	3974*	4055*	4137*	4217*	4297*	4375*	4451*	4524*	4593*	4659*	120.
122.	3394*	3448*	3508*	3572*	3641*	3713*	3788*	3866*	3946*	4026*	4108*	4189*	4270*	4350*	4428*	4504*	4577*	4646*	4711*	122.
124.	3445*	3499*	3559*	3623*	3692*	3764*	3839*	3917*	3997*	4077*	4159*	4240*	4321*	4401*	4479*	4555*	4628*	4697*	4763*	124.
126.	3494*	3549*	3608*	3673*	3741*	3814*	3889*	3966*	4046*	4127*	4208*	4290*	4370*	4450*	4528*	4604*	4677*	4746*	4812*	126.
128.	3542*	3596*	3656*	3720*	3789*	3861*	3936*	4014*	4094*	4174*	4256*	4337*	4418*	4498*	4576*	4652*	4725*	4794*	4859*	128.
130*	3588*	3642*	3702*	3766*	3835*	3907*	3982*	4060*	4139*	4220*	4302*	4383*	4464*	4544*	4622*	4698*	4771*	4840*	4905*	130*
132*	3632*	3686*	3746*	3810*	3879*	3951*	4026*	4104*	4183*	4264*	4346*	4427*	4508*	4588*	4666*	4742*	4814*	4884*	4949*	132*
134*	3674*	3728*	3788*	3852*	3921*	3993*	4068*	4146*	4225*	4306*	4388*	4469*	4550*	4630*	4708*	4784*	4856*	4926*	4991*	134*
136*	3714*	3768*	3828*	3892*	3961*	4033*	4108*	4186*	4265*	4346*	4427*	4509*	4590*	4670*	4748*	4823*	4896*	4966*	5031*	136*
138*	3752*	3806*	3865*	3930*	3998*	4071*	4146*	4224*	4303*	4384*	4465*	4547*	4628*	4707*	4785*	4861*	4934*	5004*	5069*	138*
140*	3787*	3841*	3901*	3965*	4034*	4106*	4182*	4259*	4339*	4419*	4501*	4582*	4663*	4743*	4821*	4897*	4970*	5039*	5104*	140*
142*	3820*	3875*	3934*	3999*	4067*	4140*	4215*	4292*	4372*	4453*	4534*	4616*	4696*	4776*	4854*	4930*	5003*	5072*	5138*	142*
144*	3851*	3906*	3965*	4030*	4098*	4171*	4246*	4323*	4403*	4484*	4565*	4646*	4727*	4807*	4885*	4961*	5034*	5103*	5169*	144*
146*	3880*	3934*	3994*	4058*	4127*	4199*	4274*	4352*	4431*	4512*	4593*	4675*	4756*	4836*	4914*	4990*	5062*	5132*	5197*	146*

Zeichenerklärung .\:\ * = mindestens ein Ultraschallparameter außerhalb der 1.\ 2.\ 3. Standardabweichung

Ultraschallparameter der 40. Woche

Normbereiche	-3STD	-2STD	-1STD	AM	1STD	2STD	3STD
Perzentile	0.13%	2.28%	15.87%	50.00%	84.13%	97.72%	99.87%
Biparietaler Durchmesser = BIP [mm]	85,5*	89,5*	93,5*	97,5	101,5*	105,5*	109,5*
Thoraxquerdurchmesser = THQ [mm]	66,1*	76,6*	87,1*	97,6	108,1*	118,6*	129,1*
Kopf.–Thorax – Index = BIP/THQ	0,8150*	0,8760*	0,9370*	0,9980	1,0590*	1,1200*	1,1810*
Fetales Gewicht = Gew [g]	1840*	2370*	2900*	3430	3960*	4490*	5020*

Gestörte Wachstumsdynamik und Dopplersonographie 123

Tabelle 2.8 (Fortsetzung)

Gewichtsschätzung für die 41. Woche (Wochenmitte = 30/4 = 207. Tag p.m.)

BIP\THQ\	80	82	84	86	88	90	92	94	96	98	100	102	104	106	108	110	112	114	116	BIP\THQ
52*	1253*	1308*	1367*	1432*	1500*	1573*	1648*	1725*	1805*	1886*	1967*	2048*	2129*	2209*	2287*	2363*	2436*	2505*	2571*	52*
54*	1312*	1366*	1426*	1490*	1559*	1631*	1706*	1784*	1863*	1944*	2025*	2107*	2188*	2268*	2346*	2422*	2494*	2564*	2629*	54*
56*	1371*	1426*	1485*	1550*	1618*	1691*	1766*	1843*	1923*	2004*	2085*	2166*	2247*	2327*	2405*	2481*	2554*	2623*	2688*	56*
58*	1432*	1486*	1546*	1610*	1679*	1751*	1826*	1904*	1983*	2064*	2146*	2227*	2308*	2388*	2466*	2542*	2615*	2684*	2749*	58*
60*	1494*	1548*	1608*	1672*	1741*	1813*	1888*	1966*	2045*	2126*	2207*	2289*	2370*	2449*	2528*	2603*	2676*	2746*	2811*	60*
62*	1556*	1610*	1670*	1734*	1803*	1875*	1951*	2028*	2108*	2188*	2270*	2351*	2432*	2512*	2590*	2666*	2739*	2808*	2873*	62*
64*	1620*	1674*	1733*	1798*	1866*	1939*	2014*	2092*	2171*	2252*	2333*	2415*	2496*	2575*	2653*	2729*	2802*	2872*	2937*	64*
66*	1684*	1738*	1798*	1862*	1931*	2003*	2078*	2156*	2235*	2316*	2397*	2479*	2560*	2639*	2718*	2793*	2866*	2936*	3001*	66*
68:	1748*	1803*	1862*	1927*	1995*	2068*	2143*	2220*	2300*	2381*	2462*	2544*	2624*	2704*	2782*	2858*	2931*	3000*	3066*	68:
70:	1814*	1868*	1927*	1992*	2061*	2133*	2208*	2286*	2365*	2446*	2528*	2609*	2690*	2770*	2848*	2924*	2996*	3066*	3131*	70:
72:	1880*	1934*	1994*	2058*	2127*	2199*	2274*	2352*	2431*	2512*	2593*	2675*	2756*	2836*	2914*	2989*	3062*	3132*	3197:	72:
74:	1946*	2000*	2060*	2124*	2193*	2265*	2340*	2418*	2498*	2578*	2660*	2741*	2822*	2902*	2980*	3056*	3129*	3198:	3263:	74:
76:	2013*	2067*	2127*	2191*	2260*	2332*	2407*	2485*	2564*	2645*	2726*	2808*	2889*	2968*	3047*	3122*	3195*	3265:	3330:	76:
78:	2080*	2134*	2193*	2258*	2326*	2399*	2474*	2552*	2631*	2712*	2793*	2875*	2956*	3035*	3113*	3189*	3262:	3332:	3397:	78:
80.	2147*	2201*	2261*	2325*	2394*	2466*	2541*	2618*	2698*	2779*	2860*	2942*	3023*	3103*	3181*	3257*	3328:	3399:	3464:	80.
82.	2214*	2268*	2328*	2392*	2461*	2533*	2608*	2686*	2766*	2846*	2928*	3009*	3090*	3170*	3248*	3324*	3397:	3466:	3531:	82.
84.	2281*	2335*	2395*	2459*	2528*	2600*	2676*	2753*	2833*	2913*	2995*	3076*	3157*	3237*	3315*	3391*	3464:	3533:	3599:	84.
86.	2348*	2403*	2462*	2527*	2595*	2668*	2743*	2820*	2900*	2981*	3062:	3144*	3224*	3304*	3382*	3458*	3531:	3600:	3666:	86.
88.	2415*	2470*	2529*	2594*	2662*	2735*	2810*	2887*	2967*	3048:	3129:	3211:	3292:	3371*	3449*	3525*	3598:	3667:	3733:	88.
90	2482*	2537*	2596*	2661*	2729*	2802*	2877*	2954*	3034:	3115:	3196:	3278:	3358:	3438*	3516*	3592*	3665:	3734:	3800:	90
92	2549*	2603*	2663*	2727*	2796*	2868*	2943*	3021:	3100:	3181:	3263:	3344:	3425:	3505:	3583*	3658*	3732:	3801:	3866:	92
94	2615*	2669*	2729*	2793*	2862*	2934*	3010*	3087:	3167:	3247:	3329:	3410:	3491:	3571:	3649:	3725*	3798:	3867:	3932:	94
96	2681*	2735*	2795*	2859*	2928*	3000*	3075:	3153:	3232:	3313:	3395:	3476:	3557:	3637:	3715:	3791:	3863:	3933:	3998:	96
98	2746*	2800*	2860*	2924*	2993*	3065:	3140:	3218:	3298:	3378:	3460:	3541:	3622:	3702:	3780:	3856:	3929:	3998:	4063:	98
100	2811*	2865*	2925*	2989*	3058*	3130:	3205:	3283:	3362:	3443:	3524:	3606:	3687:	3767:	3845:	3920:	3993:	4063:	4128:	100
102	2875*	2929*	2989*	3053*	3122:	3194:	3269:	3347:	3426:	3507:	3588:	3670:	3751:	3830:	3909:	3984:	4057:	4127:	4192:	102
104	2938*	2992*	3052*	3116:	3185:	3257:	3332:	3410:	3489:	3570:	3651:	3733:	3814:	3894:	3972:	4048:	4120:	4190:	4255:	104
106	3000*	3054*	3114*	3178:	3247:	3319:	3394:	3472:	3552:	3632:	3714:	3795:	3876:	3956:	4034:	4110:	4183:	4252:	4317:	106
108	3061*	3116*	3175:	3240:	3308:	3381:	3456:	3533:	3613:	3694:	3775:	3857:	3937:	4017:	4095:	4171:	4244:	4313:	4379:	108
110	3122*	3176*	3236:	3300:	3369:	3441:	3516:	3594:	3673:	3754:	3835:	3917:	3998:	4077:	4156:	4232:	4304:	4374:	4439:	110
112	3181*	3235:	3295:	3359:	3428:	3500:	3575:	3653:	3733:	3813:	3895:	3976:	4057:	4137:	4215:	4291:	4364:	4433:	4498:	112
114	3239*	3293:	3353:	3417:	3486:	3558:	3633:	3711:	3791:	3871:	3953:	4034:	4115:	4195:	4273:	4349:	4422:	4491:	4556:	114
116	3296:	3350:	3410:	3474:	3543:	3615:	3690:	3768:	3847:	3928:	4010:	4091:	4172:	4252:	4330:	4406:	4479:	4548:	4613:	116
118	3351:	3406:	3465:	3530:	3598:	3671:	3746:	3823:	3903:	3984:	4065:	4147:	4227:	4307:	4385:	4461:	4534:	4603:	4669:	118
120.	3406:	3460:	3519:	3584:	3652:	3725:	3800:	3878:	3957:	4038:	4119:	4201:	4282:	4361:	4439:	4515:	4588:	4658:	4723:	120.
122.	3458:	3512:	3572:	3636:	3705:	3777:	3852:	3930:	4010:	4090:	4172:	4253:	4334:	4414:	4492:	4568:	4641:	4710:	4775:	122.
124.	3509:	3563:	3623:	3687:	3756:	3828:	3903:	3981:	4061:	4141:	4223:	4304:	4385:	4465:	4543:	4619:	4692:	4761:	4826:	124.
126.	3559:	3613:	3672:	3737:	3805:	3878:	3953:	4031:	4110:	4191:	4272:	4354:	4435:	4514:	4592:	4668:	4741:	4811:	4876:	126.
128:	3606:	3660:	3720:	3784:	3853:	3925:	4001:	4078:	4158:	4238:	4320:	4401:	4482:	4562:	4640:	4716:	4789:	4858:	4923:	128:
130:	3652:	3706:	3766:	3830:	3899:	3971:	4046:	4124:	4204:	4284:	4366:	4447:	4528:	4608:	4686:	4762:	4835:	4904:	4969:	130:
132:	3696:	3750:	3810:	3874:	3943:	4015:	4090:	4168:	4247:	4328:	4410:	4491:	4572:	4652:	4730:	4806:	4879:	4948:	5013:	132:
134*	3738:	3792:	3852:	3916:	3985:	4057:	4132:	4210:	4289:	4370:	4452:	4533:	4614:	4694:	4772:	4848:	4921:	4990:	5055:	134*
136*	3778:	3832:	3892:	3956:	4025:	4097:	4172:	4250:	4329:	4410:	4492:	4573:	4654:	4734:	4812:	4888:	4960:	5030:	5095*	136*
138*	3816*	3870:	3930:	3994:	4063:	4135:	4210:	4288:	4367:	4448:	4529:	4611:	4692:	4771:	4850:	4925:	4998:	5068:	5133*	138*
140*	3851*	3906*	3965:	4030:	4098:	4170:	4246:	4323:	4403:	4483:	4565:	4646:	4727:	4807:	4885:	4961:	5034:	5103*	5169*	140*
142*	3885*	3939*	3998:	4063:	4131:	4204:	4279:	4357:	4436:	4517:	4598:	4680:	4761:	4840:	4918:	4994:	5067:	5137*	5202*	142*
144*	3915*	3970*	4029:	4094:	4162:	4235:	4310:	4387:	4467:	4548:	4629:	4711:	4791:	4871:	4949:	5025:	5098*	5167*	5233*	144*
146*	3944*	3998*	4058*	4122:	4191:	4263:	4338:	4416:	4495:	4576:	4658:	4739:	4820:	4900:	4978:	5054*	5127*	5196*	5261*	146*
148*	3970*	4024*	4084*	4148:	4217:	4289:	4364:	4442:	4521:	4602:	4684:	4765:	4846:	4926:	5004*	5080*	5152*	5222*	5287*	148*

Zeichenerklärung .\:\ * = mindestens ein Ultraschallparameter außerhalb der 1.\2.\3. Standardabweichung

Ultraschallparameter der 41. Woche

Normbereiche	-3STD	-2STD	-1STD	AM	1STD	2STD	3STD
Perzentile	0.13%	2.28%	15.87%	50.00%	84.13%	97.72%	99.87%
Biparietaler Durchmesser = BIP [mm]	85.6*	89.6:	93.6.	97.6	101.6.	105.6:	109.6*
Thoraxquerdurchmesser = THQ [mm]	67.1*	72.6:	78.1.	100.1	111.1.	122.1:	133.1*
Kopf – Thorax – Index = BIP/THQ	0.8108*	0.8718:	0.9328.	0.9938	1.0548.	1.1158:	1.1768*
Fetales Gewicht = Gew [g]	2000*	2510:	3020.	3530	4040.	4550:	5060*

Tabelle 2.8 (Fortsetzung)

Gewichtsschätzung für die 42. Woche (Wochenmitte = 30/4 = 207. Tag p.m.)

BIP÷THQ	80×	82×	84×	86:	88:	90.	92.	94.	96.	98.	100.	102.	104.	106.	108.	110:	112×	114×	116×	BIP÷THQ
54×	1366×	1420×	1480×	1544×	1613×	1685×	1760×	1838×	1917×	1998×	2080×	2161×	2242×	2322×	2400×	2476×	2549×	2618×	2683×	54×
56×	1425×	1480×	1539×	1604×	1672×	1745×	1820×	1898×	1977×	2058×	2139×	2221×	2302×	2381×	2459×	2535×	2608×	2677×	2743×	56×
58×	1486×	1540×	1600×	1664×	1733×	1805×	1880×	1958×	2038×	2118×	2200×	2281×	2362×	2442×	2520×	2596×	2669×	2738×	2803×	58×
60×	1548×	1605×	1662×	1726×	1795×	1867×	1942×	2020×	2099×	2180×	2261×	2343×	2424×	2504×	2583×	2658×	2730×	2800×	2865×	60×
62×	1610×	1665×	1724×	1789×	1857×	1929×	2005×	2082×	2161×	2243×	2324×	2405×	2486×	2566×	2644×	2719×	2793×	2862×	2928×	62×
64×	1674×	1728×	1788×	1852×	1921×	1993×	2069×	2146×	2225×	2306×	2387×	2469×	2550×	2629×	2708×	2783×	2856×	2926×	2991×	64×
66×	1738×	1792×	1852×	1916×	1985×	2057×	2132×	2210×	2289×	2370×	2451×	2533×	2614×	2694×	2772×	2848×	2920×	2990×	3055×	66×
68:	1803×	1857×	1916×	1981×	2049×	2122×	2197×	2275×	2354×	2435×	2516×	2598×	2679×	2758×	2836×	2912×	2985×	3055×	3120×	68:
70:	1868×	1922×	1982×	2046×	2115×	2187×	2262×	2340×	2420×	2500×	2582×	2663×	2744×	2824×	2902×	2978×	3051×	3120×	3185×	70:
72:	1934×	1988×	2048×	2112×	2181×	2253×	2328×	2406×	2485×	2566×	2648×	2729×	2810×	2890×	2968×	3044×	3116×	3186×	3251×	72:
74:	2000×	2054×	2114×	2178×	2247×	2319×	2395×	2472×	2552×	2632×	2714×	2795×	2876×	2956×	3034×	3110×	3183×	3252×	3317×	74:
76:	2067×	2121×	2181×	2245×	2314×	2386×	2461×	2539×	2618×	2699×	2781×	2862×	2943×	3023×	3101×	3177×	3249×	3319×	3384×	76:
78:	2134×	2188×	2248×	2312×	2381×	2453×	2528×	2606×	2685×	2766×	2847×	2929×	3010×	3090×	3168×	3243×	3316×	3386×	3451×	78:
80:	2201×	2255×	2315×	2379×	2448×	2520×	2595×	2673×	2752×	2833×	2915×	2996×	3077×	3157×	3235×	3311×	3384×	3453×	3518×	80.
82.	2268×	2322×	2382×	2446×	2515×	2587×	2663×	2740×	2820×	2900×	2982×	3063×	3144×	3224×	3302×	3378×	3451×	3520×	3585×	82.
84.	2335×	2390×	2449×	2514×	2582×	2655×	2730×	2807×	2887×	2968×	3049×	3130×	3211×	3291×	3369×	3445×	3518×	3587×	3653×	84.
86.	2403×	2457×	2516×	2581×	2649×	2722×	2797×	2875×	2954×	3035×	3116×	3198×	3279×	3358×	3436×	3512×	3585×	3655×	3720×	86.
88.	2470×	2524×	2583×	2648×	2716×	2788×	2864×	2942×	3021×	3102×	3183×	3265×	3346×	3425×	3503×	3579×	3652×	3722×	3787×	88.
90.	2537×	2591×	2650×	2715×	2783×	2856×	2931×	3009×	3088×	3169×	3250×	3332×	3413×	3492×	3570×	3646×	3719×	3789×	3854×	90.
92	2603×	2657×	2717×	2781×	2850×	2922×	2997×	3075×	3155×	3235×	3317×	3398×	3479×	3559×	3637×	3713×	3786×	3855×	3920×	92
94	2669×	2724×	2783×	2848×	2916×	2988×	3064×	3141×	3221×	3302×	3383×	3464×	3545×	3625×	3703×	3779×	3852×	3921×	3987×	94
96	2735×	2789×	2849×	2913×	2982×	3054×	3129×	3207×	3287×	3367×	3449×	3530×	3611×	3691×	3769×	3845×	3918×	3987×	4052×	96
98	2800×	2854×	2914×	2978×	3047×	3119×	3195×	3272×	3352×	3432×	3514×	3595×	3676×	3756×	3834×	3910×	3983×	4052×	4118×	98
100	2865×	2919×	2979×	3043×	3112×	3184×	3259×	3337×	3416×	3497×	3579×	3660×	3741×	3821×	3899×	3975×	4047×	4117×	4182×	100
102	2929×	2983×	3043×	3107×	3176×	3248×	3323×	3401×	3480×	3561×	3642×	3724×	3805×	3885×	3963×	4039×	4111×	4181×	4246×	102
104	2992×	3046×	3106×	3170×	3239×	3311×	3386×	3464×	3543×	3624×	3706×	3787×	3868×	3948×	4026×	4102×	4175×	4244×	4309×	104
106	3054×	3108×	3168×	3232×	3301×	3373×	3449×	3526×	3606×	3686×	3768×	3849×	3930×	4010×	4088×	4164×	4237×	4306×	4371×	106
108	3116×	3170×	3229×	3294×	3362×	3435×	3510×	3588×	3667×	3748×	3829×	3911×	3992×	4071×	4149×	4225×	4298×	4368×	4433×	108
110	3176×	3230×	3290×	3354×	3423×	3495×	3570×	3648×	3727×	3808×	3890×	3971×	4052×	4132×	4210×	4286×	4359×	4428×	4493×	110
112	3235×	3289×	3349×	3413×	3482×	3555×	3630×	3707×	3787×	3867×	3949×	4030×	4111×	4191×	4269×	4345×	4418×	4487×	4552×	112
114.	3293×	3347×	3407×	3472×	3540×	3612×	3688×	3765×	3845×	3925×	4007×	4088×	4169×	4249×	4327×	4403×	4476×	4545×	4611×	114.
116.	3350×	3404×	3464×	3528×	3597×	3669×	3744×	3822×	3902×	3982×	4064×	4145×	4226×	4306×	4384×	4460×	4533×	4602×	4667×	116.
118.	3406×	3460×	3519×	3584×	3652×	3725×	3800×	3878×	3957×	4038×	4119×	4201×	4282×	4361×	4439×	4515×	4588×	4658×	4723×	118.
120.	3460×	3514×	3574×	3638×	3707×	3779×	3854×	3932×	4011×	4092×	4173×	4255×	4336×	4416×	4494×	4569×	4642×	4712×	4777×	120.
122.	3512×	3567×	3626×	3691×	3759×	3831×	3907×	3984×	4064×	4145×	4226×	4307×	4388×	4468×	4546×	4622×	4695×	4764×	4830×	122.
124.	3563×	3618×	3677×	3742×	3810×	3882×	3958×	4035×	4115×	4195×	4277×	4358×	4439×	4519×	4597×	4673×	4746×	4815×	4881×	124.
126.	3613×	3667×	3727×	3791×	3860×	3932×	4007×	4085×	4164×	4245×	4326×	4408×	4489×	4568×	4647×	4722×	4795×	4865×	4930×	126.
128.	3660×	3715×	3774×	3839×	3907×	3979×	4055×	4132×	4212×	4293×	4374×	4455×	4536×	4616×	4694×	4770×	4843×	4912×	4978×	128.
130:	3706×	3760×	3820×	3884×	3953×	4025×	4101×	4178×	4258×	4338×	4420×	4501×	4582×	4662×	4740×	4816×	4888×	4958×	5023×	130:
132:	3750×	3804×	3864×	3928×	3997×	4069×	4145×	4222×	4302×	4382×	4464×	4545×	4626×	4706×	4784×	4860×	4933×	5002×	5067×	132:
134:	3792×	3846×	3906×	3970×	4039×	4111×	4186×	4264×	4344×	4424×	4506×	4587×	4668×	4748×	4826×	4902×	4975×	5044×	5109×	134:
136×	3832×	3886×	3946×	4010×	4079×	4151×	4226×	4304×	4384×	4464×	4546×	4627×	4708×	4788×	4866×	4942×	5015×	5084×	5149×	136×
138×	3870×	3924×	3984×	4048×	4117×	4189×	4264×	4342×	4421×	4502×	4583×	4665×	4746×	4826×	4904×	4980×	5052×	5122×	5187×	138×
140×	3905×	3960×	4019×	4084×	4152×	4225×	4300×	4377×	4457×	4538×	4619×	4701×	4782×	4861×	4939×	5015×	5088×	5157×	5223×	140×
142×	3939×	3993×	4053×	4117×	4186×	4258×	4333×	4411×	4490×	4571×	4653×	4734×	4815×	4894×	4973×	5048×	5121×	5191×	5256×	142×
144×	3970×	4024×	4083×	4148×	4216×	4289×	4364×	4442×	4521×	4602×	4683×	4765×	4846×	4926×	5003×	5079×	5152×	5222×	5287×	144×
146×	3998×	4052×	4112×	4176×	4245×	4317×	4392×	4470×	4550×	4630×	4712×	4793×	4874×	4954×	5032×	5108×	5181×	5250×	5316×	146×
148×	4024×	4078×	4138×	4202×	4271×	4343×	4418×	4496×	4575×	4656×	4738×	4819×	4900×	4980×	5058×	5134×	5207×	5276×	5341×	148×
150×	4047×	4102×	4161×	4226×	4294×	4366×	4442×	4519×	4599×	4680×	4761×	4842×	4923×	5003×	5081×	5157×	5230×	5299×	5365×	150×

Zeichenerklärung .\:\ ✶ = mindestens ein Ultraschallparameter außerhalb der 1.\2.\3. Standardabweichung

Ultraschallparameter der 42. Woche

Normbereiche	-3STD	-2STD	-1STD	AM	1STD	2STD	3STD
Perzentile	0.13%	2.28%	15.87%	50.00%	84.13%	97.72%	99.87%
Biparietaler Durchmesser = BIP [mm]	84,2	88,7:	93,2:	97,7	102,2:	106,7:	111,2×
Thoraxquerdurchmesser = THQ [mm]	67,8×	79,1:	90,3:	101,6	112,8:	124,1:	135,3×
Kopf − Thorax − Index = BIP/THQ	0,8045×	0,8655:	0,9265:	0,9875	1,0485:	1,1095:	1,1705×
Fetales Gewicht = Gew [g]	2100	2600:	3100:	3600	4100:	4600:	5100×

Tabelle 2.9. Geburtsgewicht nach Abdomenumfang (AU) und Femurlänge (Fe). (Nach Hadlock et al. 1985)

Fe [mm]	AU [mm]																				
	300	305	310	315	320	325	330	335	340	345	350	355	360	365	370	375	380	385	390	395	400
40	1525	1590	1658	1729	1802	1879	1959	2042	2129	2220	2314	2413	2515	2622	2734	2850	2972	3098	3230	3367	3511
41	1551	1617	1685	1756	1830	1907	1987	2071	2158	2249	2344	2442	2545	2652	2764	2880	3002	3128	3260	3397	3540
42	1578	1644	1712	1783	1858	1935	2016	2100	2187	2279	2373	2472	2575	2683	2794	2911	3032	3159	3290	3427	3570
43	1605	1671	1740	1812	1886	1964	2045	2129	2217	2308	2404	2503	2606	2713	2825	2942	3063	3189	3321	3458	3600
44	1632	1699	1768	1840	1915	1993	2075	2159	2247	2339	2434	2533	2637	2744	2856	2973	3094	3220	3352	3488	3630
45	1660	1727	1797	1869	1944	2023	2105	2189	2278	2370	2465	2565	2668	2776	2888	3004	3125	3251	3383	3519	3661
46	1688	1756	1826	1898	1974	2053	2135	2220	2309	2401	2497	2596	2700	2807	2919	3036	3157	3283	3414	3550	3692
47	1717	1785	1855	1928	2004	2084	2166	2251	2340	2432	2528	2628	2732	2840	2952	3068	3189	3315	3446	3582	3723
48	1746	1814	1885	1959	2035	2115	2197	2283	2372	2464	2560	2660	2764	2872	2984	3100	3221	3347	3478	3613	3754
49	1776	1845	1916	1990	2066	2146	2229	2315	2404	2497	2593	2693	2797	2905	3017	3133	3254	3380	3510	3645	3786
50	1806	1875	1947	2021	2098	2178	2261	2347	2437	2530	2626	2726	2830	2938	3050	3166	3287	3412	3542	3677	3818
51	1837	1906	1978	2053	2130	2210	2294	2380	2470	2563	2659	2760	2864	2972	3084	3200	3320	3445	3575	3710	3850
52	1868	1938	2010	2085	2163	2243	2327	2413	2503	2597	2693	2794	2898	3006	3117	3234	3354	3479	3608	3743	3882
53	1900	1970	2043	2118	2196	2277	2360	2447	2537	2631	2728	2828	2932	3040	3152	3268	3388	3513	3642	3776	3915
54	1933	2003	2076	2151	2229	2311	2395	2482	2572	2665	2762	2863	2967	3075	3186	3302	3422	3547	3676	3809	3948
55	1966	2036	2109	2185	2264	2345	2429	2516	2607	2700	2797	2898	3002	3110	3221	3337	3457	3581	3710	3843	3981
56	1999	2070	2143	2220	2298	2380	2464	2552	2642	2736	2833	2933	3038	3145	3257	3372	3492	3616	3744	3877	4015
57	2033	2104	2178	2254	2333	2415	2500	2587	2678	2772	2869	2970	3074	3181	3293	3408	3527	3651	3779	3911	4048
58	2068	2139	2213	2290	2369	2451	2536	2624	2714	2808	2905	3006	3110	3218	3329	3444	3563	3686	3814	3946	4082
59	2103	2175	2249	2326	2405	2488	2573	2660	2751	2845	2942	3043	3147	3254	3366	3480	3599	3722	3849	3981	4117
60	2139	2211	2286	2363	2442	2525	2610	2698	2789	2883	2980	3080	3184	3292	3403	3517	3636	3758	3885	4016	4151
61	2175	2248	2323	2400	2480	2562	2647	2736	2827	2921	3018	3118	3222	3329	3440	3554	3673	3795	3921	4052	4186
62	2212	2285	2360	2438	2518	2600	2686	2774	2865	2959	3056	3157	3260	3367	3478	3592	3710	3832	3957	4087	4222
63	2250	2323	2398	2476	2556	2639	2725	2813	2904	2998	3095	3195	3299	3406	3516	3630	3747	3869	3994	4124	4257
64	2289	2362	2437	2515	2595	2678	2764	2852	2943	3037	3134	3235	3338	3445	3555	3668	3785	3906	4031	4160	4293
65	2328	2401	2477	2555	2635	2718	2804	2892	2983	3077	3174	3274	3378	3484	3594	3707	3824	3944	4069	4197	4329
66	2367	2441	2517	2595	2675	2759	2844	2933	3024	3118	3215	3315	3418	3524	3633	3746	3863	3983	4106	4234	4366
67	2408	2481	2557	2636	2716	2800	2885	2974	3065	3159	3256	3355	3458	3564	3673	3786	3902	4021	4144	4271	4402
68	2449	2523	2599	2677	2758	2841	2927	3016	3107	3200	3297	3397	3499	3605	3714	3826	3941	4060	4183	4309	4439
69	2490	2564	2641	2719	2800	2884	2969	3058	3149	3242	3339	3438	3541	3646	3754	3866	3981	4100	4222	4347	4477
70	2533	2607	2683	2762	2843	2927	3012	3101	3192	3285	3381	3481	3583	3688	3796	3907	4022	4140	4261	4386	4514
71	2576	2650	2727	2806	2887	2970	3056	3144	3235	3328	3424	3523	3625	3730	3838	3948	4062	4180	4300	4425	4552
72	2620	2694	2771	2850	2931	3014	3100	3188	3279	3372	3468	3567	3668	3772	3880	3990	4104	4220	4340	4464	4591
73	2665	2739	2816	2895	2976	3059	3145	3233	3323	3416	3512	3610	3712	3816	3922	4032	4145	4261	4381	4503	4629

Fortsetzung nächste Seite

Tabelle 2.9. (Fortsetzung)

Fe [mm]	AU [mm]																				
	300	305	310	315	320	325	330	335	340	345	350	355	360	365	370	375	380	385	390	395	400
74	2710	2785	2861	2940	3021	3105	3190	3278	3369	3461	3557	3655	3756	3859	3966	4075	4187	4303	4421	4543	4668
75	2756	2831	2908	2987	3068	3151	3236	3324	3414	3507	3602	3700	3800	3903	4009	4118	4230	4344	4462	4583	4708
76	2803	2878	2955	3034	3115	3198	3283	3371	3461	3553	3648	3745	3845	3948	4053	4161	4272	4387	4504	4624	4747
77	2851	2926	3003	3081	3162	3245	3331	3418	3508	3600	3694	3791	3891	3993	4098	4205	4316	4429	4545	4665	4787
78	2899	2974	3051	3130	3211	3294	3379	3466	3555	3647	3741	3838	3937	4039	4143	4250	4360	4472	4588	4706	4827
79	2949	3024	3100	3179	3260	3343	3427	3514	3604	3695	3789	3885	3984	4085	4188	4295	4404	4515	4630	4748	4868
80	2999	3074	3151	3229	3310	3392	3477	3564	3653	3744	3837	3933	4031	4131	4234	4340	4448	4559	4673	4790	4909
81	3050	3125	3202	3280	3360	3443	3527	3614	3702	3793	3886	3981	4079	4179	4281	4386	4493	4604	4716	4832	4950
82	3102	3177	3253	3332	3412	3494	3578	3664	3752	3843	3935	4030	4127	4226	4328	4432	4539	4648	4760	4875	4992
83	3155	3230	3306	3384	3464	3546	3630	3716	3803	3893	3985	4080	4176	4275	4376	4479	4585	4693	4804	4918	5034
84	3209	3283	3360	3437	3517	3599	3682	3768	3855	3945	4036	4130	4226	4324	4424	4526	4631	4739	4849	4961	5076
85	3264	3338	3414	3492	3571	3652	3736	3821	3908	3996	4087	4180	4276	4373	4472	4574	4678	4785	4894	5005	5119

bei denen das Abdomen schon allein durch den fehlenden Platz kleiner erscheint (Abb. 2.85). Zusätzlich gibt es Fälle, bei denen die SGA-Entwicklung durch einen pathologischen Karyotyp meist schon im Laufe des 2. Trimenons auffällt (Abb. 2.86). Spezielle Erscheinungsbilder, bei denen es sich nicht um eine Kopf-Abdomen-Diskrepanz, sondern um eine echte Kopf-Thorax-Diskrepanz handelt – Lungenhypoplasie, Glockenthorax, „short-rib-syndrom" (Abb. 2.48) – stellen eine weitere Möglichkeit dar. Der Begriff „Kopf-Thorax-Diskrepanz" wird in vielen Fällen noch unkritisch als Überbegriff benutzt, obwohl eigentlich das fetale Abdomen und nicht der Thorax gemeint ist. Während früh einsetzende Plazentainsuffizienzen durchaus ein proportioniertes SGA bedingen können, fällt häufiger ein Zurückbleiben des Abdomenwachstums hinter dem des Schädels aufgrund der einsetzenden Sparschaltung im Blutkreislauf des Fetus auf. Diese sich ändernden Blutversorgungsverhältnisse lassen sich dopplersonographisch nachweisen.

Die geburtshilfliche Dopplersonographie ist als additive Methode zur Überwachung wachstumsretardierter Feten geeignet. Dabei ist die Ursache dieser Retardierung nebensächlich für den Dopplereinsatz. Eine Verwendung als Routinemethode bei sonst unauffälligen Schwangerschaften hat sich bisher nicht bewährt. Ebenso umstritten ist die klinische Verwertbarkeit der Dopplersonographie bei fetalen Fehlbildungen ohne Wachstumsretardierung, schwangeren Raucherinnen, diabetisch bedingter fetaler Makrosomie sowie Übertragung. Registriert werden die Strömungsprofile verschiedener Blutgefäße, die sich unter pathologischen Bedingungen in typischer Weise verändern. Diese Strömungsprofile sind gekennzeichnet durch (Abb. 2.87):

– die maximale systolische Geschwindigkeit (F_{max} oder A),
– die minimale diastolische Geschwindigkeit (F_{min} oder B),
– die mittlere Flußgeschwindigkeit (F_{mean}).

Gestörte Wachstumsdynamik und Dopplersonographie

Tabelle 2.10. Abklärung auffälliger Körperproportionen

Normal	Abnormal	Verdachtsdiagnose
Abdomen	< Kopf	Hydrozephalus
Kopf	> Abdomen	SGA[+] (Karyotyp?, Plazentainsuffizienz?), Omphalozele, Gastroschisis
Abdomen	> Kopf	Mikrozephalus
Kopf	< Abdomen	Diabetische Fetopathie (LGA[+]), Aszites, Hepatomegalie, intraabdominelle Tumoren

[+]*SGA* „small for gestational age" (= Mangelentwicklung),
[+]*LGA* „large for gestational age" (= Makrosomie).

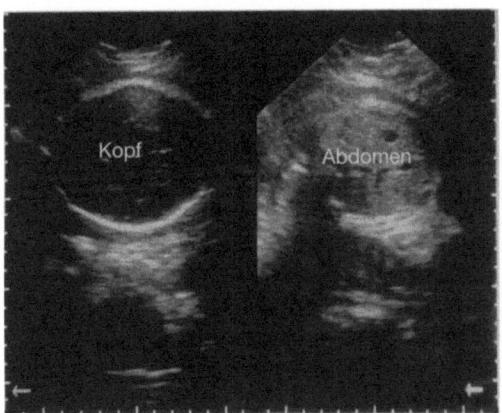

Abb. 2.84. SGA bei Plazentainsuffizienz, Karyotyp unauffällig. BPD 8,4/FOD 9,4 ≙ 31./32. SSW, AQ 7,1 ≙ 27./28. SSW (Kopf > Abdomendifferenz von 4 Wochen)

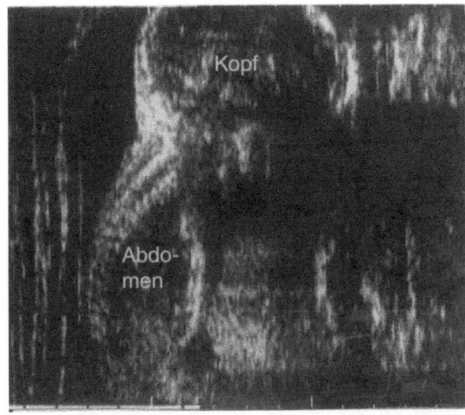

Abb. 2.86. 5wöchige Kopf > Abdomendifferenz bei Triploidie (69, XXX) in der rechnerischen 27. SSW

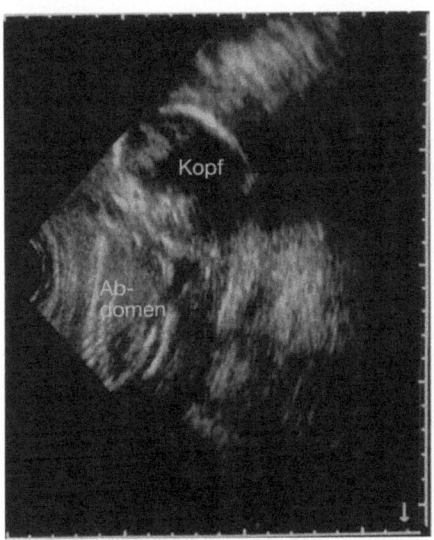

Abb. 2.85. Anhydramnie nach Blasensprung, 19./20. SSW, SGA?

Aus diesen Flußgeschwindigkeiten lassen sich verschiedene Indizes berechnen. Die gebräuchlichsten davon sind:

- die A/B-Ratio (F_{max}/F_{min}), (Abb. 2.88),
- der Resistenzindex [($F_{max} - F_{min})/F_{max}$], (Abb. 2.89),
- der Pulsationsindex [($F_{max} - F_{min})/F_{mean}$].

Zu Verwechslungen führt leider immer wieder die Bezeichnung „Pourcelot-Index" oder PI für den Resistenzindex, der üblicherweise mit RI abgekürzt wird und nicht mit dem Pulsationsindex (PI) verwechselt werden sollte! Die A/B-Ratio und der RI sind am besten reproduzierbar, da sie am einfachsten zu messen sind. Ihre Bestimmung reicht für klinische Fragestellungen häufig aus.

Voraussetzungen für die Durchführung einer geburtshilflichen Dopplersonographie sind:

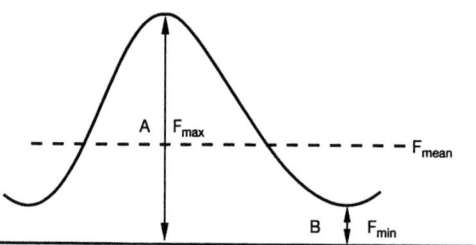

Abb. 2.87. Strömungsprofil bei Dopplersonographie

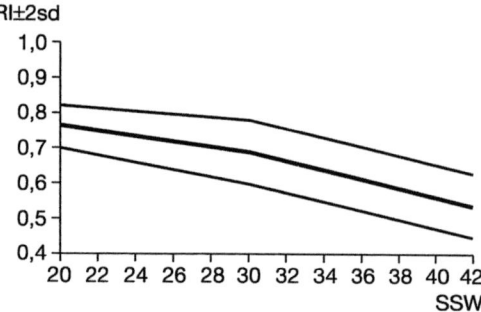

Abb. 2.89. Resistenzindex (n = 237) in der Nabelarterie. (Nach Schaffer et al., 1989)

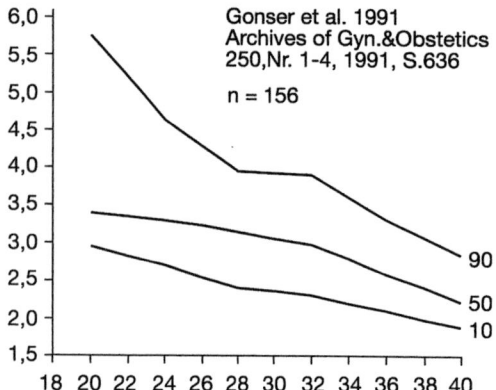

Abb. 2.88. A/B-Ratio (Perzentilenkurven) in der Nabelarterie. (Nach Gonser et al., 1991)

- Die Feststellung eines gleichmäßigen Strömungsprofils an 30–50 Gefäßzyklen oder
- das Bestehen eines „fetalen steady state" (keine fetalen Körperbewegungen oder Thoraxexkursionen, fetale Herzfrequenz im Normbereich zwischen 120–160 Schlägen pro min).
- Die Beurteilung bzw. Ausmessung von möglichst 5 Zyklen pro Gefäß, die einigermaßen gleichförmig sein sollten.

Das gebräuchlichste zur Beurteilung herangezogene Gefäß ist die A. umbilicalis. Ihr Durchfluß ist am wenigsten abhängig von den fetalen Verhaltenszuständen. Die Umbilikalarterie ist in der Regel problemlos aufzufinden und ergibt ein charakteristisches gut reproduzierbares Signal (Abb. 2.90). Das Meßergebnis erlaubt eine direkte Aussage über den Perfusionswiderstand der Plazenta. Da dieser sich aber im Verlauf der Schwangerschaft ändert, zeigt auch die Normwertkurve eine deutliche Abhängigkeit vom Schwangerschaftsalter, d. h. einen mehr oder weniger kontinuierlichen Abfall. Um die bestehenden Turbulenzen in der A. umbilicalis beim Abgang am Fetus bzw. bei der Einmündung in die Plazenta zu vermeiden, sollte in einer freien Nabelschnurschlinge zunächst mehr in der Nähe des Fetus gemessen werden (höhere Sensitivität, d. h. weniger falsch-negative Ergebnisse). Zeigt sich dort ein pathologisches Ergebnis, sollte die Messung in Plazentanähe

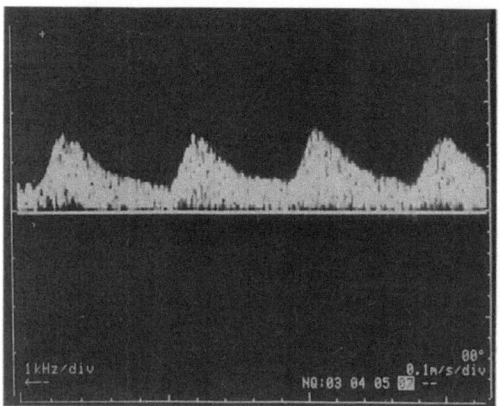

Abb. 2.90. Normales Dopplerflußprofil der A. umbilicalis in der 33. SSW

Gestörte Wachstumsdynamik und Dopplersonographie

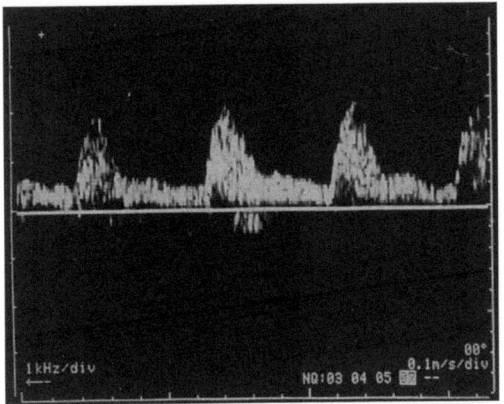

Abb. 2.91. Normales Dopplerflußprofil der fetalen Aorta in der 39. SSW

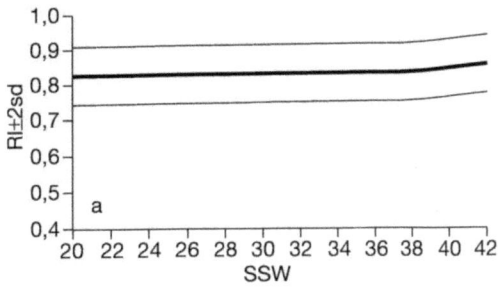

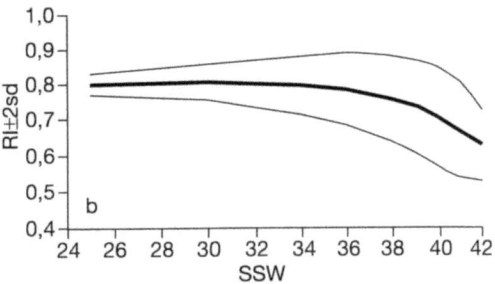

Abb. 2.92. a Resistenzindex (u = 245) in der fetalen Aorta; b Resistenzindex (u = 206) in der fetalen A. carotis interna. (Nach Schaffer et al., 1989)

wiederholt werden (höhere Spezifität, d.h. weniger falsch-positive Ergebnisse).

Obwohl der A/B-Quotient und der RI der „fetalen Aorta" keine wesentlichen Änderungen im Verlauf der Schwangerschaft erkennen lassen, können pathologische Veränderungen in der Umbilikalarterie sich konsekutiv auch dort nachweisen lassen (Abb. 2.91, 2.92a). Die Ableitung eines verwertbaren Dopplersignals kann mitunter etwas schwierig sein, zumal sie deutlich vom Winkel zwischen Gefäß und Dopplerstrahl abhängig ist.

Das fetale Gehirn versorgende Arterien (A. carotis interna, A. cerebri media etc.) zeigen bei pathologischen Veränderungen durch die Sauerstoffsparschaltung eine pathognomonische Steigerung der entsprechenden Indizes (Abb. 2.92b).

Die „A. uterina" kann bei Patientinnen mit allgemeinen Gestoserisiken u.U. bereits im 2. Trimenon anhand auffälliger Veränderungen im Dopplerflußprofil („notch" = Inzisur) eine sich später manifestierende Gestose vorhersagen. Allerdings sind auch deutliche Unterschiede zwischen beiden Uterinarterien beobachtet worden, je nach Lokalisation der Plazenta. Zusätzlich ergeben sich auch noch Unterschiede dadurch, daß z.T. am Hauptstamm und z.T. am aufsteigenden Ast der Uterina gemessen wird!

Durch entsprechende pathologische Veränderungen kommt es in den meisten Gefäßen zu einem enddiastolischen Flowverlust, der sich bis zum enddiastolischen Nullfluß (Abb. 2.93) oder sogar bis zur Strömungsumkehr („reverse flow") verschlechtern kann. Werte über der 90. Perzentile gelten als pathologisch. Nur in den der Sauerstoffsparschaltung unterliegenden Gefäßen vollzieht sich der umgekehrte Vorgang, weswegen dort Werte unter der 10. Perzentile als pathologisch gelten.

Tritt bei einer schwangeren Diabetikerin eine SGA-Entwicklung in Erscheinung, kann von einer umfassenden Gefäßschädigung in der Plazenta ausgegangen werden. Häufiger tritt allerdings als Ausdruck der „diabetischen Fetopathie" eine LGA-Entwicklung auf. Während beim Diabetes in graviditate eine sonographische Sicherung des Gestationsalters innerhalb des 1. Trimenons wünschens-

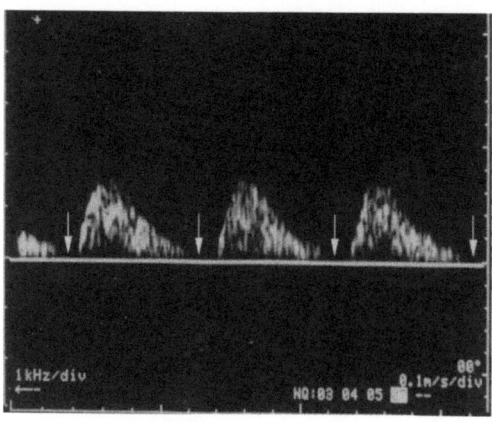
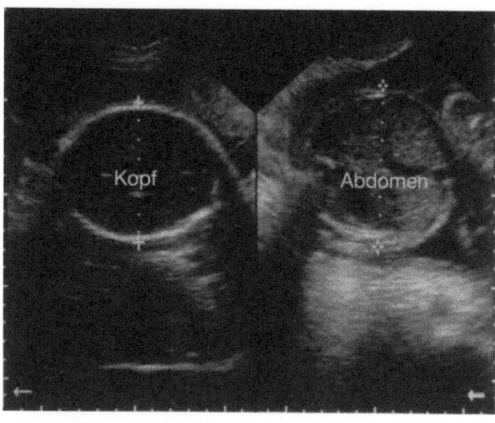

Abb. 2.93. Enddiastolischer Nullfluß (↓) bei SGA durch Plazentainsuffizienz in der 30. SSW, proportionierte Mangelentwicklung ≙ 27./28. SSW

Abb. 2.94. 29jährige Schwangere mit juvenilem insulinpflichtigem Diabetes in der 29. + 3 SSW: diabetische Fetopathie? (BPD ≙ 28./29. SSW, AQ ≙ 32. SSW, dicker Hautmantel, Fruchtwassermenge im oberen Normbereich)

wert ist, sollte innerhalb des Zeitraums für das 1. Screening (16.–20. SSW) gezielt nach einer „diabetischen Embryopathie" gefahndet werden (kaudales Regressionssyndrom, kardiale Vitien etc.). Mit einer durch den Diabetes hervorgerufenen Makrosomie ist dagegen erst nach der 27./28. SSW zu rechnen, wenn das fetale Pankreas auch in der Lage ist, ein Glukoseüberangebot der Mutter zu verstoffwechseln. Ab der 28. SSW sollte daher jede diabetische Schwangere in 14tägigen Abständen sonographiert werden. Dabei muß neben einer LGA-Entwicklung auch die Entwicklung eines Hydramnions beachtet werden, das ebenfalls gehäuft in diesen Fällen auftritt. Auch die Beurteilung der Hautmanteldicke bzw. evtl. auftretender Hautdoppelkonturen gehört dazu (Abb. 2.94). Bekanntermaßen ist mit der diabetischen Makrosomie des Fetus eine verzögerte Reifeentwicklung verbunden. Sonographisch läßt sich diese Tatsache beispielsweise daran ablesen, daß ein entsprechend langer Femur im Vergleich zur normalen Entwicklung noch keinen Epiphysenkern zeigt (Abb. 2.95).

Die Beckenendlage ist ein Beispiel für eine nichtpathologische Kopf-Abdomen-Diskrepanz durch die meist dabei zu beobachtende lagebedingte Dolichozephalie. Hier kann durch entsprechende Kopfumfangmessungen die Diskrepanz beseitigt werden. Wachstumdiskrepanzen ganz besonderer Art, die z. T. klinisch sehr bedeutsam werden können, ergeben sich bei Mehrlingsschwangerschaften. Während sich bei drei Viertel aller monochorialen Gemini Gefäßanastomosen finden, tritt wiederum bei etwa einem Viertel dieser Fälle das sog. „fetofetale Transfusionssyndrom" auf. Dabei entwickelt sich der eine Geminus als SGA, der andere als LGA. Ungünstigerweise geht mit dieser Entwicklung oft auch ein Oligohydramnion des SGA-Geminus und ein Hydramnion des LGA-Geminus einher (Abb. 2.96). Da Gemini entsprechend ihrem Gestationsalter ohnehin durchschnittlich eine 10%ige Gewichtsdifferenz aufweisen, ist hier im Einzelfall der Beginn einer solchen Entwicklung schwer abzusehen. Es hat sich auch gezeigt, daß das Ausmaß der Diskordanz weniger aussagekräftig ist als der Zeitpunkt in der Gravidität, zu dem eine solche Entwicklung zur Entbindung zwingt. Die präpartalen therapeutischen Ansätze zielen daher auch eher auf eine Verlängerung der Gestationsdauer. Massive Entlastungspunktionen bei Hydramnion sowie intrauterine Aderlässe beim LGA-Geminus bzw. Transfusionen beim SGA-Geminus sollten aber spe-

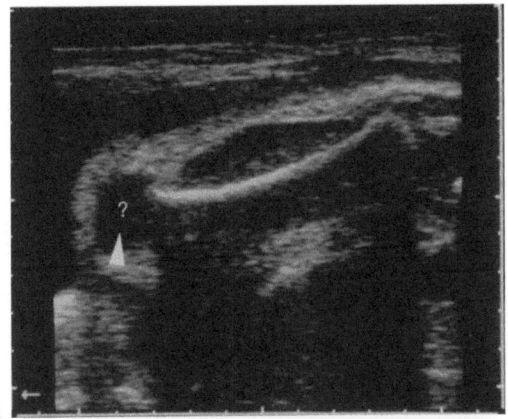

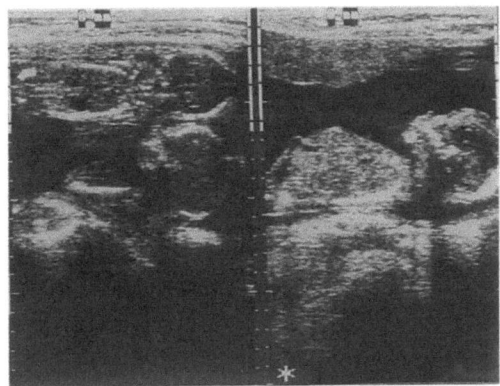

Abb. 2.96. Fetofetales Transfusionssyndrom in der 17. SSW: *links* oben „stuck-twin" mit SGA-Entwicklung, *rechts* LGA-Geminus in Hydramnion

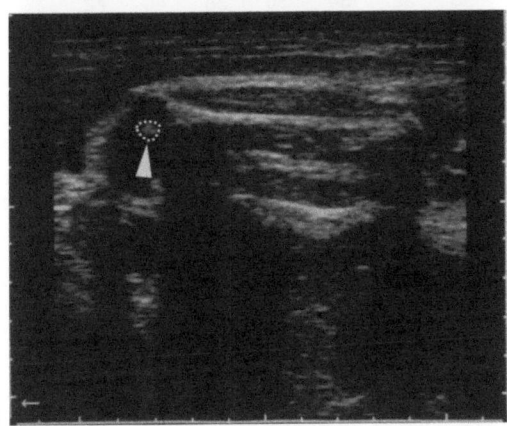

Abb. 2.95. a Fetus mit diabetischer Makrosomie, Fe ≙ 36./37. SSW (7,2 cm), aber ohne distalen Epiphysenkern. **b** Fe ≙ 36./37. SSW (7,2 cm) mit 4 mm großem distalen Epiphysenkern

zialisierten Zentren überlassen werden! Die dopplersonographischen Untersuchungen bei solchen Verläufen sind von den Ergebnissen her nicht mit denen bei Einlingsschwangerschaften vergleichbar, zeigen aber doch einen deutlichen Unterschied zwischen dem LGA- und dem SGA-Geminus. Da Geminigraviditäten generell einem erhöhten Risiko für alle Schwangerschaftskomplikationen (auch für Fehlbildungen!) unterliegen, ist auch eine intensive sonographische Betreuung angebracht: bis zur 30. SSW 14tägig, nach der 30. SSW wöchentlich. Direkt präpartal sollte dann noch eine sonographische Lage- und Einstellungsdiagnostik erfolgen.

2.6.3 Fruchtwasser, Plazenta, Zervix

Die sonographische Beurteilung der Fruchtwassermenge war schon immer ein viel, aber durchaus wenig erschöpfend diskutiertes Thema. Seit Queenan et al. 1972 ihre Arbeit zur quantitativen Bestimmung der Fruchtwassermenge mittels Diazoreaktion nach Instillation von p-Aminohippursäure und Reamniozentese nach 30 min veröffentlichen, ist bekannt, wieviel Fruchtwasser ungefähr in den einzelnen Schwangerschaftswochen zu erwarten ist (Abb. 2.97).

Gegen Ende des 1. und zu Beginn des 2. Trimenons legen sich die Amnion- und die Chorionhaut aneinander, so daß der gesamte sichtbare Bereich der Fruchtblase auch dem Embryo bzw. Fetus zur Verfügung steht. Ebenfalls am Übergang zwischen den ersten beiden Trimestern wird über die sonographische Darstellbarkeit der Harnblase klar, daß der Fetus sich an der Fruchtwasserproduktion beteiligt. Obwohl die fetale Urinproduktion bereits in der 20. SSW schon bei gut 15 ml pro die liegt, steigt das Fruchtwasservolumen bis zur 24. SSW nur recht langsam. Zwischen der 24. und der 28. SSW dagegen ist parallel zur Hauptentwicklungsphase der fetalen Nieren auch ein eher sprunghafter Anstieg der Fruchtwassermenge zu verzeichnen. Danach flacht die Zunahme wieder ab, er-

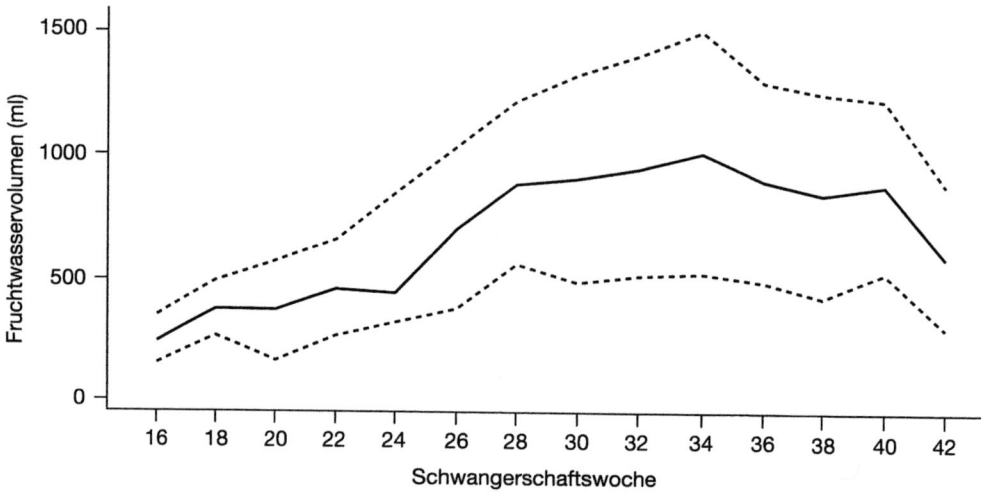

Abb. 2.97. Fruchtwassermenge in Abhängigkeit von der Schwangerschaftswoche. (Nach Queenan et al. 1972)

reicht um die 34. SSW ihren Höhepunkt, um dann wieder langsam bis zum Geburtstermin hin abzufallen. Ein etwas deutlicherer Abfall kann sich dann bei einer evtl. Terminüberschreitung noch zeigen. Die ermittelte Streubreite ist dabei beachtenswert: In der 34. SSW beispielsweise zeigt sich ein mittleres Volumen von 1 l mit einem Normbereich zwischen 1/2 und 1 1/2 l. Die im Anschluß an diese Untersuchungen durchgeführten Bemühungen, ein nichtinvasives semiquantitatives sonographisches Verfahren zur Abschätzung der Fruchtwassermenge zu entwickeln, haben zwar z. T. recht gute Näherungswerte erbracht, konnten sich in der klinischen Routine aber nicht richtig durchsetzen. Dies lag wohl mit an der bereits erwähnten erheblichen Schwankungsbreite. Darüber hinaus sind von klinischem Interesse eigentlich nur die Schwangerschaften, bei denen eine eindeutige Verminderung oder Vermehrung des Fruchtwassers zu konstatieren ist.

Beim „Oligohydramnion" gilt es hauptsächlich, zwischen einem potentiellen Blasensprung und einer möglichen Einschränkung der Nierenfunktion des Fetus zu differenzieren. Das Fruchtwasservolumen wird im Verlauf des 2. Trimenons und erst recht im 3. direkt von der fetalen Urinproduktion bestimmt. Deshalb spiegelt es natürlich auch eine ganze Reihe von Nierenfunktionsstörungen wider. Da aber mit sinkender Fruchtwassermenge – egal aus welchem Grund – die Gefahr der fetalen Lungenhypoplasie steigt, ist ein ausreichendes Fruchtwasserreservoir für eine normale Entwicklung eines Fetus unabdingbar. Zudem führt eine Einschränkung des damit verbundenen Bewegungsfreiraums zu Zwangshaltungen besonders der fetalen Extremitäten. Während eine gefüllte fetale Magenblase zumindest verdeutlicht, daß der Fetus noch etwas Fruchtwasser zu schlucken hat, schließt eine gefüllte Harnblase eine Nierenfunktionsstörung nicht unbedingt aus. Mikroglobulinfraktionen aus dem Fruchtwasser, dem fetalen Urin oder noch besser aus dem Fetalblut geben dagegen einen besseren Überblick über die Nierenfunktion präpartal und sind entsprechenden Natrium- oder Harnstoff/Kreatininbestimmungen eindeutig überlegen in ihrer prognostischen Aussagekraft. Beim Oligohydramnion ist es gelegentlich notwendig, eine Flüssigkeitsinstillation (z. B.

Normofundin sK®, Fa. Braun Melsungen) vorzunehmen, um den Fetus besser beurteilen zu können. Als Nebeneffekt kann damit gelegentlich sogar eine Stimulation der Eigenproduktion bewirkt werden. Gleichzeitig bietet sich noch der Vorteil, über eine zusätzliche Farbstoffinstillation (Indigokarmin) und entsprechende vaginale Tupferprobe einen Blasensprung nachzuweisen oder auszuschließen. Der Wert von Lasixgaben an die Mutter zur Stimulation der fetalen Urinproduktion ist nicht ganz klar. Ebenso zweifelhaft ist der Nutzen serieller Fruchtwasserersatzinstillationen zur Verhinderung der Lungenhypoplasie selbst bei als rechtzeitig eingeschätztem Therapiebeginn.

Im Gegensatz zu den Verhältnissen beim Oligohydramnion ist beim „Hydramnion" eine wesentlich größere Anzahl potentieller Ursachen zu bedenken. Noch immer gilt – zumindest für das 3. Trimenon – die von Holländer (1972) aufgestellte sonographische Hydramniondefinition: Ein Hydramnion liegt dann vor, wenn ein 2. Fetus bequem im Uterus Platz hätte. Klinisch relevant wird ein Hydramnion eigentlich erst, wenn es Fehl- oder Frühgeburtsbestrebungen auslöst. Dann steht allerdings auch die notwendige Ursachenforschung unter einem entsprechenden Zeitdruck. Während sich in vielen Fällen keine genaue Ursache angeben läßt, gibt es doch immer wieder eine ganze Reihe von Sachverhalten oder Erkrankungen, die typischerweise mit einem Hydramnion einhergehen:

- immunologischer Hydrops fetalis,
- nichtimmunologischer Hydrops fetalis,
- Entwicklungsstörungen im fetalen Gastrointestinaltrakt vom Mundbereich bis zum Ileum (z. B. Lippen-Kiefer-Gaumen-Spalte, Ösophagusatresie, Duodenalatresie),
- Hydrozephalus/Spina-bifida-Komplex,
- diabetische Fetopathie,
- präpartale Infektionen (TORCH = *TO*xoplasmose, *R*öteln, *C*ytomegalie, *H*erpes; Parvoviren).

Da die übermäßige Vermehrung des Fruchtwassers eine wesentlich bessere sonographische Beurteilung des Fetus erlaubt, sollte diese Chance bei der Ursachenabklärung nicht ungenutzt bleiben!

Im Zusammenhang mit der Abklärung auffälliger Fruchtwassermengen gilt es auch ganz besonders, das fetale Bewegungsmuster mitzubeurteilen. Körper- und Extremitätenbewegungen, hier besonders die Bewegungen der Hände bzw. Finger, aber auch Thoraxexkursionen, die auch als intrauterine Atembewegungen bezeichnet werden, können genauso registriert werden wie z. B. ein fetaler Singultus. Bei eingeschränkter Fruchtwassermenge ist der Bewegungsfreiraum des Fetus limitiert, wogegen sich Feten in einem Hydramnion oft auffällig lebhaft bewegen. Anhaltende Bewegungslosigkeit auch nach entsprechenden Weckversuchen ist als ebenso pathologisch zu werten wie ein als „hektisch" zu charakterisierendes Verhalten des Fetus mit auffälligen Streckbewegungen. In diesem Zusammenhang sei auf 2 pathologische Erscheinungsbilder hingewiesen, die auf den ersten Blick immer wieder Anlaß zu Verwechslungen bieten:

- das Prune-belly-Syndrom und
- ausgeprägte Nackenzysten.

In beiden Situationen kann sich zunächst neben einem scheinbaren Fruchtwasserdepot ein Fetus präsentieren, der sich allerdings kaum bewegt. Bei näherem Hinsehen fällt dann auf, daß es sich eigentlich um Formen von fetalen Entwicklungsstörungen handelt, die mit einem Oligohydramnion einhergehen.

Bei der sonographischen Beurteilung der Plazenta interessieren vorwiegend 3 Dinge:

- der Sitz,
- evtl. Strukturauffälligkeiten und
- die Funktion.

Der vorläufige Plazentasitz sollte auf jeden Fall im Laufe des 2. Trimenons bestimmt werden. Bei zu frühen Lokalisationsversuchen im Laufe der Schwangerschaft kann es später zu Unstimmigkeiten kommen, da sich gelegentlich erst durch die Aufrichtung der Gebär-

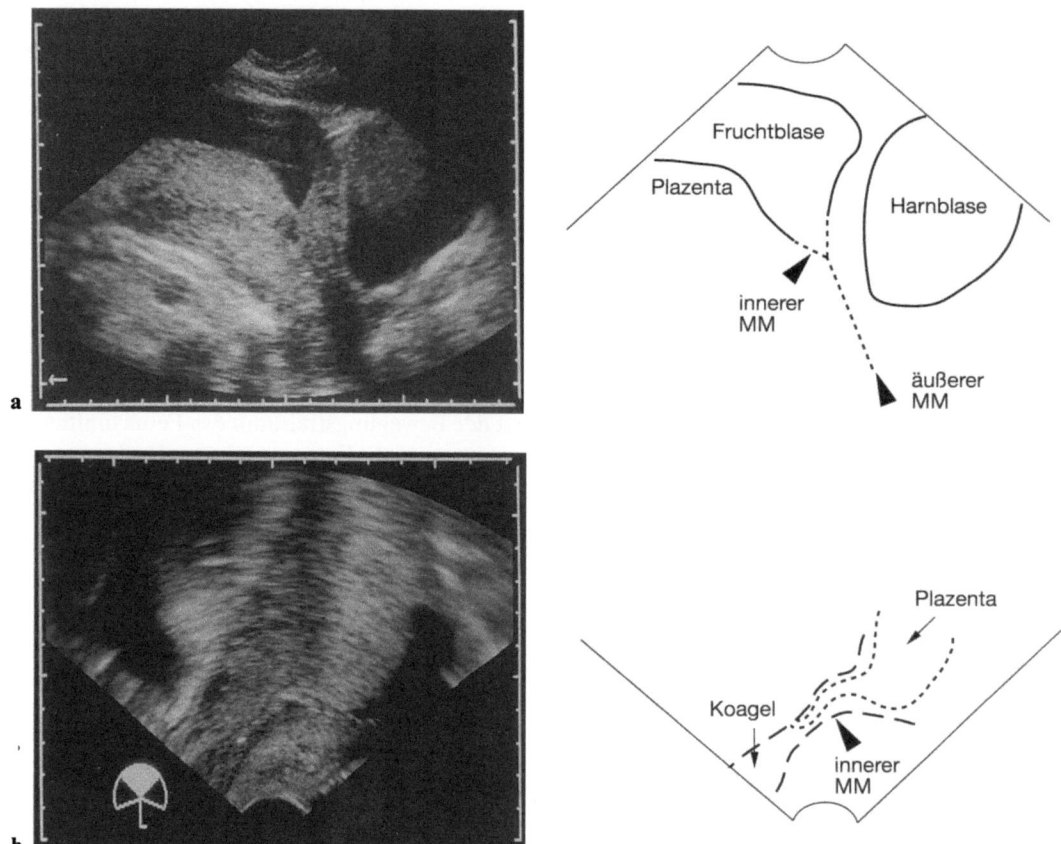

mutter erweist, wohin sich Vorderwand, Fundus und Hinterwand in der Frühgravidität projeziert hatten. Eine „Placenta migrans" ist dann die bekannte Ausrede. Auch ein innerer Muttermund, der einmal als frei eingesehen werden konnte, wird später nicht mehr von der Plazenta überwuchert. Allenfalls könnten Hämatome (!) dorthin abrutschen. Eine sich vor den inneren Muttermund in der Frühschwangerschaft projezierende Trophoblastanlage kann sich allerdings im weiteren Verlauf der Uterusdehnung einwandfrei vom inneren Muttermund wegziehen. Der innere Muttermund läßt sich heutzutage vaginalsonographisch problemlos in jeder Schwangerschaftswoche einsehen (Abb. 2.98). Da die Sonde unter Sicht appliziert werden kann, ist auch bei Verdacht auf eine Placenta praevia totalis mit Blutungen keine zusätzliche Verlet-

Abb. 2.98. a Verdacht auf Placenta praevia totalis von abdominal, 17. SSW. **b** Bei vaginalsonographischer Kontrolle erkennt man die in den durch Blutkoagel gespreizten Zervikalkanal ragende Plazenta

zungsgefahr durch den Ultraschall und somit keine Kontraindikation für das vaginale Vorgehen gegeben. Die sonographische Abklärung ist in solch einem Fall eher dringend ratsam, um eine evtl. sich zeigende vorzeitige Lösung bzw. ein retroplazentares Hämatom rechtzeitig erfassen zu können (Abb. 2.99). Auch bei einer klinischen Symptomatik für eine vorzeitige Lösung ohne Vorliegen einer Placenta praevia gilt diese Aussage. Schwierigkeiten bereiten in diesem Zusammenhang die oft zu beobachtenden retroplazentaren Gefäßräume, die allerdings keine klinischen

Fruchtwasser, Plazenta, Zervix

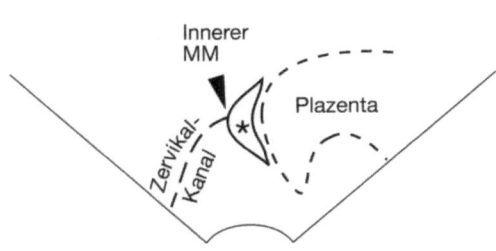
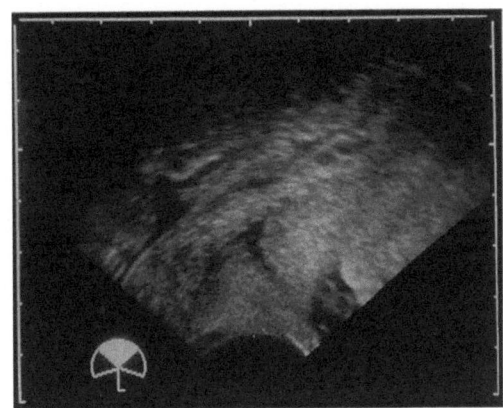

Abb. 2.99. Placenta praevia totalis 21./22. SSW mit kleinem Hämatom (∗) vor dem inneren Muttermund (*MM*) bei vaginaler Blutung

Symptome verursachen. Durch die gesteigerte Auflösungskraft der modernen Ultraschallgeräte ist es in letzter Zeit in einer ganzen Reihe von Fällen gelungen, ein pathologisches Einwachsen der Plazenta in das Myometrium (Placenta accreta, increta bzw. percreta) korrekt vorauszusagen. Daher scheint es lohnend, zumindest Risikopatientinnen dafür (Z.n. Uterusoperation, auch vorausgegangene Sections!) etwas genauer zu inspizieren. Da im 3. Trimenon eine Hinterwandplazenta durch den darüberliegenden Fetus nicht mehr einsehbar ist, soll nochmals betont werden, daß eine gründliche Beurteilung des Trophoblasten im 2. Trimenon unerläßlich ist.

Bei den Strukturauffälligkeiten der Plazenta wurde bereits anläßlich der Besprechung der Frühgravidität auf Einblutungen in den Trophoblasten, molige Degenerationen bis hin zur Blasenmole und das Auftreten von zystischen Strukturen in der Plazenta bei einer Triploidie (Abb. 2.100) hingewiesen. Ähnliche Veränderungen lassen sich gelegentlich auch bei Formen einer akuten Plazentitis nachweisen (Abb. 2.101). Tumoröse Neubildungen in der Plazenta sind dagegen selten. Am ehesten trifft man noch auf Hämangiome (Abb. 2.102). Auf jeden Fall sollten unklare Strukturauffälligkeiten im Mutterkuchen stets eine

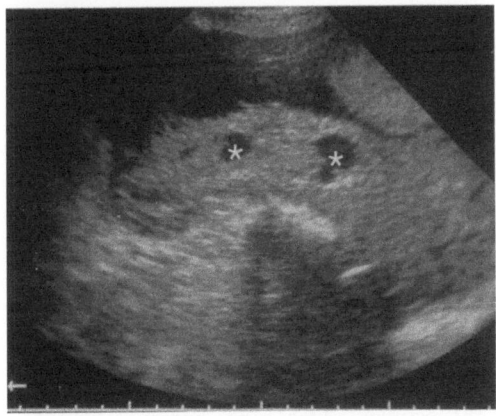

Abb. 2.100. Plazentazysten (∗) bei Triploidie in der rechnerisch 18. SSW, Embryo abgestorben ≙ 11. SSW

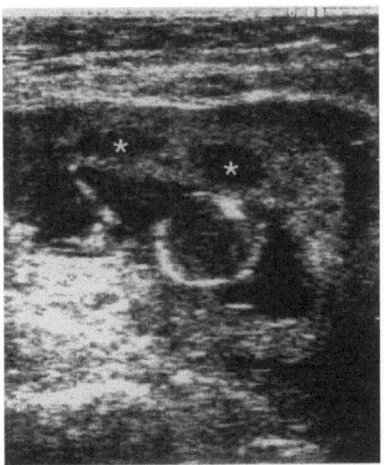

Abb. 2.101. Liquide Formationen (∗) in der Plazenta bei akuter Toxoplasmoseplazentitis in der 16. SSW, letaler Verlauf

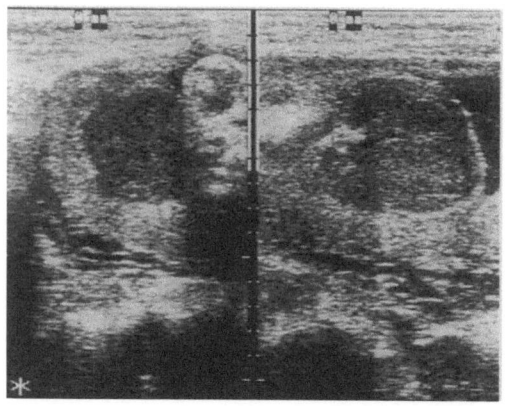
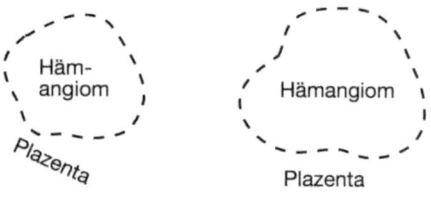

umfassende Durchmusterung des Fetus nach sich ziehen und – wenn möglich – auch eine Karyotypisierung. Da der Karyotyp der Plazenta nicht immer dem des Fetus entsprechen muß, sollte dabei keine alleinige Plazentapunktion erfolgen, interessehalber aber vielleicht ein kombiniertes Vorgehen von Plazenta- und Fruchtwasserpunktion.

Die Sonomorphologie der Plazenta mit ihrer Funktion zu korrelieren, ist schon vielfach versucht worden. Die erzielten Ergebnisse aber konnten die klinischen Erwartungen nicht erfüllen. Das wohl international bekannteste Beurteilungsschema stammt von Grannum et al. (1979), (Tabelle 2.11).

Derzeit wird eher die Dopplersonographie als Methode der Wahl eingeschätzt, um eine

Abb. 2.102. 7 × 5 × 5 cm großes kapilläres Hämangiom der Plazenta in der 30./31. SSW

Aussage über die Plazentafunktion zu bekommen und weniger echomorphologische Kriterien.

Die Vaginalsonographie hat letztendlich auch die Cervix uteri in der Schwangerschaft als bis dahin im wahrsten Sinne des Worts eher nur „faßbaren" Teil des Fruchthalteapparats „sichtbar" gemacht. Abdominalsonographisch gemessene Zervixlängen haben durch die erforderliche Blasenfüllung schon immer zu Unstimmigkeiten mit dem palpatorisch ermittelten Befund geführt. Es ist auch leicht nachvollziehbar, daß eine stark gefüllte

Tabelle 2.11. Grannum-Schema. (Nach Grannum et al. 1979)

Region	Grad 0	Grad I	Grad II	Grad III
Basalplatte	Keine Verdichtungen	Keine Verdichtungen	Linienförmige Anordnung kleiner echogener Herde (basale „Stippchen")	Größere echogene, teilweise zusammenhängende Herde
Plazentastruktur	Homogen, „fein"	Wenig eingestreute echogene Bezirke	Linienförmige echogene Verdichtungen („Komma-"verdichtungen)	Girlandenartige Verdichtungen mit zentralen echoarmen Bezirken
Chorionplatte	Gerade und gut darstellbar	Leicht gewellt	Beginnende Kotyledonenabgrenzung in Richtung der Basalplatte	Septierung der Kotyledonen bis zur Basalplatte durchlaufend

Fruchtwasser, Plazenta, Zervix

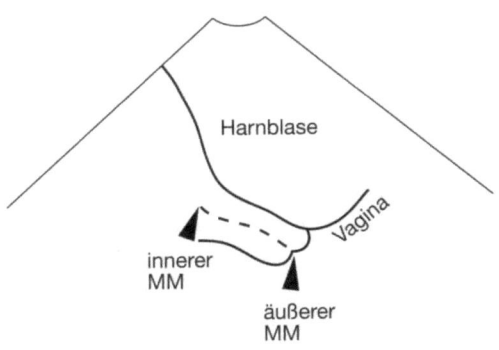

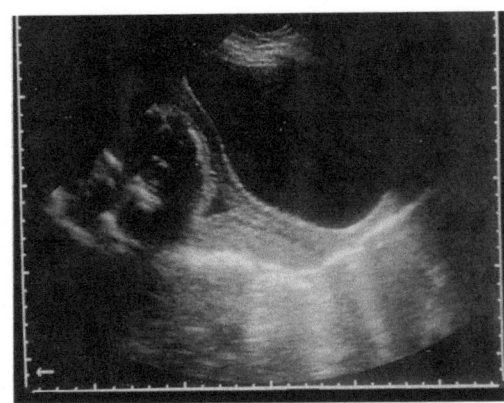

Abb. 2.103. Von abdominal mit gefüllter Harnblase sonographierte Zervix in der 32. SSW

Abb. 2.104. 19 mm lange Zervix in der 29. SSW, keine registrierbare Wehentätigkeit. Palpationsbefund: Portio wulstig, Zervix für einen Finger eingängig

Abb. 2.105. Beginnende Trichterbildung am inneren Muttermund bei vorzeitigen Wehen in der 33. SSW, aber palpatorisch noch unauffälligem Zervixbefund

Harnblase die Zervixlänge streckt (Abb. 2.103). Die vaginalsonographischen Werte scheinen da schon eher klinisch verwertbar zu sein. Gegenüber der Palpation bietet die Sonographie der Zervix ja auch noch den Vorteil, den nicht palpatorisch erfaßbaren inneren Muttermund und evtl. sich dort zeigende Trichterbildungen als Ausdruck einer Zervixverschlußinsuffizienz einsehbar zu machen (Abb. 2.104 und 2.105). Einzelne Meßwerte liefern gelegentlich schon einen das klinische Prozedere beeinflussenden Eindruck. Aussagekräftiger ist dann allerdings auch bei der

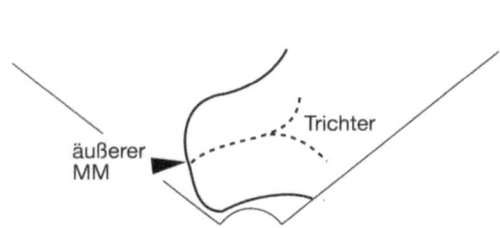

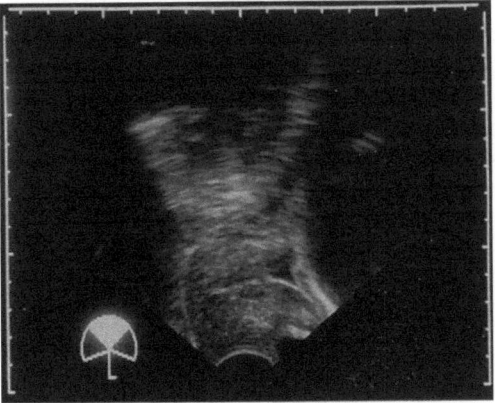

Vermessung der Zervixlänge eine Verlaufskontrolle. Dabei hat sich gezeigt, daß unter einer entsprechenden Schonung nicht nur die Zervixlänge wieder zunehmen kann, sondern sich u. U. auch Trichterbildungen oder Zervixspreizungen wieder zurückbilden. Auffallend ist immer wieder, daß bei der sonographischen Darstellung der Cervix in graviditate ganz zu Beginn der Untersuchung eine verkürzte und partiell geöffnete Zervix kurzfristig zu erkennen ist, die sich dann wohl als Antwort auf den Reiz der Ultraschalluntersuchung wieder stellt und völlig unauffällig erscheint. Ein Vorgang, der ähnlich auch durch die Palpation ausgelöst werden dürfte, aber unbeachtet bleibt. Diese Beobachtung macht klar, daß die Funktion der Zervix sicher nur in Ansätzen klar ist und viel zu „mechanistisch" verstanden wird.

2.7 Vom Ultraschallbefund zur Diagnose

Ergibt sich aus einer Ultraschalluntersuchung in der Gravidität ein wie auch immer gearteter auffälliger Befund, ist dieser zunächst auf seine Reproduzierbarkeit hin zu prüfen. Anschließend muß unbedingt nach weiteren Auffälligkeiten gefahndet werden, die diesen Befund erhärten können. Dies kann sonographisch, aber auch mittels anderer Methoden geschehen! Im Bedarfsfall sind entsprechende Ultraschallkontrollen zu vereinbaren.

Im Zusammenhang mit der geburtshilflichen Sonographie ergibt sich aus den verschiedensten Indikationen immer wieder die Notwendigkeit zur Durchführung einer diagnostischen Fruchtwasserpunktion unter Ultraschallsicht. Dazu wird zunächst das am besten zugängliche Fruchtwasserdepot aufgesucht:

- kurzer Punktionsweg,
- Gesichts- und Halsnähe des Fetus absolut meiden,
- paraplazentares Vorgehen, wenn möglich, um Blutverunreinigungen zu vermeiden,
- Nabelnähe bei der Mutter meiden,
- nicht zu weit von lateral punktieren (mütterlicher Darm!),
- Bewegungsphasen des Fetus abwarten.

Nach ausgiebigen lokalen Desinfektionsmaßnahmen wird dann mit einer geeigneten Einmalkanüle (z. B. 0,7 oder 0,9 mm starke Spinalanästhesienadeln von 9 oder 12 cm Länge) unter kontinuierlicher Ultraschallüberwachung das Fruchtwasserdepot punktiert und die notwendige Menge Amnionflüssigkeit abgesaugt. Während des gesamten Punktionsvorgangs soll die Spitze der Punktionsnadel im „sonographischen" Auge behalten werden, um etwaige Bewegungen des Fetus rechtzeitig bemerken zu können. Da aus dem Fruchtwasser die unterschiedlichsten Stoffe untersucht werden können, eine kurze alphabetische Übersicht der gebräuchlichsten Bestimmungen:

α-Fetoprotein (AFP/αFP)

AFP wird auch beim Erwachsenen gelegentlich als „Tumormarker" aus dem Serum bestimmt und bis zu einer Höhe von 15 ng/ml als normal akzeptiert (Graubereich 15–20 ng/ml). Diese Werte werden etwa in der 4. bis 6. Lebenswoche erreicht, während ein Neugeborenes noch Serumwerte zwischen 33 000 und 100 000 ng/ml aufweisen kann! Durch die erhöhte fetale Produktion an AFP steigt natürlich auch der mütterliche Serumspiegel (Tabelle 2.12):

Im Fruchtwasser liegen verständlicherweise ungleich höhere Konzentrationen vor. Pathologische Erhöhungen können bei den verschiedensten Entwicklungsstörungen (Neuralrohrdefekte, ventrale Schlußstörungen, aber auch fetale Darm- und Nierenerkrankungen) genauso vorkommen wie beim intrauterinen Fruchttod oder als differentialdiagnostisch zu bedenkende Variante bei Mehrlingsgraviditäten. Auffallend niedrige Werte finden sich dagegen gehäuft beim Down-Syndrom (Trisomie 21).

Da das AFP ein recht unspezifischer Marker mit einer großen Zahl falsch-positiver Re-

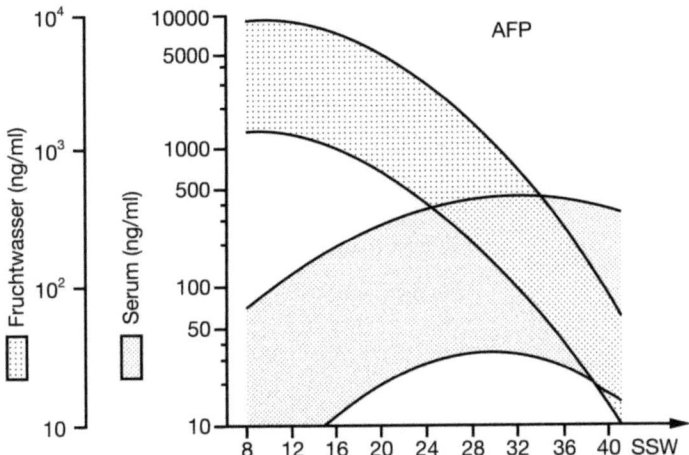

Abb. 2.106. AFP-Konzentrationen während der Schwangerschaft im Serum und im Fruchtwasser (95% Normalbereich). (Nach Gerhard u. Runnebaum 1988)

sultate ist, gibt es mehrere Versuche, die Spezifität durch Zusatzbestimmungen zu erhöhen. Für die Fruchtwasserdiagnostik ist dies die ACHE (Acetylcholinesterase)-Bestimmung, die bei positivem Nachweis auf einen Neuralrohrdefekt hinweisen kann. Für die Serumdiagnostik wird neuerdings die Kombination des AFP mit βhCG- und E_3-Werten in Korrelation zum maternalen Alter als Triplediagnostiksuchtest für chromosomale Störungen – besonders Trisomie 21 – propagiert.

Bilirubin

Ein übermäßiger Zerfall fetaler Erythrozyten, ausgelöst durch immunologische Prozesse, aber gelegentlich auch durch Infektionskrankheiten (Parvovirusinfektion = Ringelröteln) kann zu meßbaren Bilirubinerhöhungen im Fruchtwasser führen. Diese Fetalerkrankung kann sich auch sonomorphologisch in Form eines Hydrops fetalis zeigen. Immunologischerseits wird sie hauptsächlich durch eine Rhesusunverträglichkeit ausgelöst (Mutter rh-negativ, Fetus Rh-positiv). Bis 10% aller rh-negativen Schwangeren bilden bereits in ihrer 1. Gravidität Antikörper gegen Rh-positive Erythrozyten aus! Die Bilirubinkonzentration, photometrisch bei 450 nm bestimmt, läßt gewisse Rückschlüsse auf das Ausmaß der durch die mütterlichen Antikörper verursachten fetalen Anämie zu. Bereits ab einem Ak-Titer der Mutter von 1:32 sollte eine Amniozentese durchgeführt werden, wobei dies bereits um die 20. SSW erfolgen kann. Wiederholungspunktionen können dann je nach Verlauf auch kurzfristig erfolgen. Jede Punktion – gerade bei transplazentarem Vorgehen – birgt die Gefahr der Ak-Boosterung in sich! Die Extinktionswerte (ΔE-Werte) korrelieren nicht unbedingt mit der Schwe-

Tabelle 2.12. AFP-Serumspiegel. Unterer Wert stellt den Median, oberer Wert den 2,5fachen Median dar

Schwangerschaftswoche	AFP-Spiegel [ng/ml] der Mutter
16	27,5– 69,0
17	31,0– 77,5
18	37,0– 92,5
19	42,0–105,0
20	48,0–120,0
21	56,0–141,0

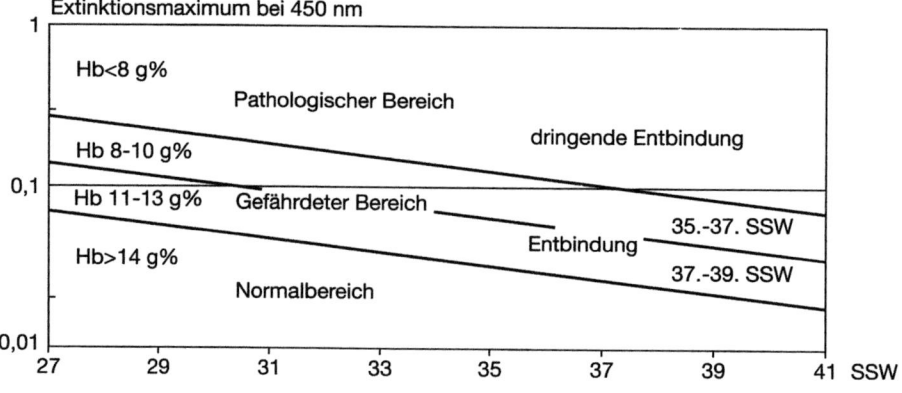

Abb. 2.107. Bilirubinwerte im Fruchtwasser (Whitfield-Schema)

re der Erkrankung. Daher kann es notwendig werden, über eine Nabelschnurpunktion den fetalen Hb-Wert zu bestimmen. Der Vollständigkeit halber sei auch erwähnt, daß Titeranstiege bei der Mutter auch schon bei rh-negativen Feten vorgekommen sind und daß auch bei fallenden maternalen Titern sich der Zustand des Fetus verschlechtern kann! Ab einem ΔE-Wert von über 0,2 sollte die Schwangerschaft beendet oder eine intrauterine Bluttransfusion vorgenommen werden (Abb. 2.107). Auch bei einem ausgeprägten Hydrops fetalis kann eine solche intrauterine Transfusion noch sehr erfolgversprechend sein. Für die Menge des transfundierten Bluts gilt die Faustregel:

(SSW − 20) · 10 ml

Fetale Blutbildanalysen bei Rhesussachverhalt sollten allerdings nur dort vorgenommen werden, wo auch eine Möglichkeit zur Transfusion besteht! Generell sollte die Indikation zur Nabelschnurpunktion sehr überlegt und streng gestellt werden.

Während der Fetus natürlich durch die entstehende Anämie bedroht ist, kann sich sekundär auch noch das Bilirubin schädigend auswirken. Durch eine bevorzugte Ablagerung in den Hirnkernen droht der gefürchtete „Kernikterus". Dieser wird hauptsächlich durch die indirekte Fraktion des Bilirubins verursacht.

Massiv erhöhte Bilirubinwerte im Fruchtwasser können sich auch bei gastrointestinalen Stenosen oder Atresien finden. Da in diesen Fällen aber nach unseren Erfahrungen die direkte Bilirubinfraktion überwiegt, ist ein solcher Wert klinisch ganz anders einzuschätzen!

Chromosomenanalyse

Während die am mütterlichen Alter orientierte Fruchtwasserpunktion nur selten einen klinisch relevanten auffälligen Karyotyp erbringt, führt die Chromosomenanalyse bei fetalen Auffälligkeiten oder Wachstumsretardierungen sowie abnormalen Fruchtwassermengen sehr viel häufiger zu pathologischen Diagnosen. Je mehr Auffälligkeiten bei einer Schwangerschaft zusammenkommen, um so größer ist das Risiko für eine Chromosomenanomalie. Dabei gibt es durchaus Auffälligkeiten, die deutlich häufiger bei Chromosomenanomalien zu finden sind als andere (Tabelle 2.13).

Ob bei einer sonographischen Auffälligkeit eine Karyotypisierung durchgeführt werden sollte, liegt allerdings nicht nur an der statistischen Wahrscheinlichkeit, mit der von einem pathologischen Befund ausgegangen werden kann. Oft geht es dem betreuenden Geburtshelfer sogar eher darum, bei einem entsprechenden Befund eine chromosomale Ursache auszuschließen als sie nachzuweisen! Diese

Tabelle 2.13. Fetale Chromosomenanomalien (%) bei auffälligem Ultraschallbefund. (Nach Bartels et al. 1992)

– Nackenzysten (Hygroma colli)	55–75
– Hydrops fetalis (nicht immunologisch)	20–35
– Omphalozele	30–40 (10–60)
– Gastrointestinale Stenosen/Atresien	20–30
– Herzfehler (allgemein)	ca. 30
– ZNS-Anomalien	bis 25
– Anomalien der ableitenden Harnwege	10–20
– Solitäre Nabelschnurarterie	≦10

Ausschlußdiagnostik einer chromosomalen Anomalie kann durchaus in bestimmten geburtshilflichen Risikosituationen die Festlegung des klinischen Prozedere wesentlich sinnvoller gestalten. Da eine konventionelle Aufarbeitung des Fruchtwassers 3–4 Wochen für eine Karyotypisierung erfordert, werden heute für beschleunigtere Aussagen genetische Aufarbeitungen von Plazentazotten oder von Fetalblut bevorzugt. In der Frühgravidität ist häufig das zur Verfügung stehende Fruchtwasserreservoir so gering, daß die Methode der Chorionzottenbiopsie zur Anwendung kommt. Dabei wird entweder mittels spezieller Katheter von vaginal oder mit einem anscheinend etwas geringeren Komplikationsrisiko über dickere Amniozentesenadeln (1,2 mm Durchmesser) von abdominal Trophoblastgewebe aspiriert. Methoden zur Fruchtwasserfiltration bei Frühamniozentesen befinden sich noch in der Entwicklung.

Infektiologie

Eine entsprechende Anamnese bei der Mutter, ihr Kontakt mit erkrankten 3. Personen oder auffällige Serumbefunde bei ihr können die Information über eine potentielle Mitinfektion des Fetus erforderlich machen. Dem Einzelfall entsprechend muß dabei geklärt werden, ob Fruchtwasser für die Untersuchungen ausreicht oder eine Fetalblutanalyse notwendig ist. An sonomorphologischen Auffälligkeiten sind es am ehesten der nichtimmunologische Hydrops fetalis oder das Hydramnion, die den Verdacht auf eine präpartale Infektion lenken.

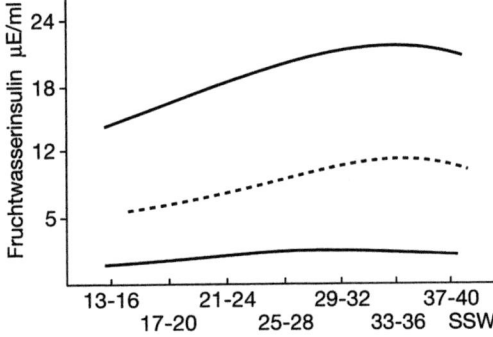

Abb. 2.108. Verlauf der Konzentration von Insulin im Fruchtwasser während der Schwangerschaft. Dargestellt sind die Mittelwerte mit Standardabweichung und die Medianwerte. (Nach Burkart et al. 1984)

Insulin

Bei der Betreuung diabetischer Schwangerer kann die Bestimmung der Insulinkonzentration aus dem Fruchtwasser notwendig werden (Abb. 2.108).

Lezithin

Trotz der immensen Fortschritte der modernen Medizin stellt die Frühgeburtlichkeit heute immer noch ein äußerst ernstzunehmendes Problem der Perinatalmedizin dar. Deshalb ist es von Vorteil, über den Reifegrad eines Kinds möglichst exakt informiert zu sein, wenn eine Frühgeburt droht. Die Bestimmung des genauen Gestationsalters und die Sonobiometrie können diese Anforderungen nur z.T. erfüllen. Die Lezithinbestimmung aus dem Fruchtwasser dagegen läßt sich ganz gut mit der fetalen Lungenreife korrelieren,

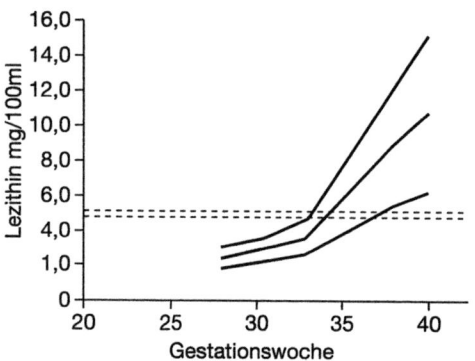

Abb. 2.109. Enzymatische Lezithinbestimmung im Fruchtwasser. (Nach Diedrich et al. 1981)

die für den Fetus und sein weiteres Schicksal von ausschlaggebender Bedeutung ist (Abb. 2.109).

Mikroglobuline

α_1- und besonders β_2-Mikroglobuline können aus dem Fruchtwasser, dem fetalen Urin und auch aus dem fetalen Blut isoliert werden und geben die bisher zuverlässigsten Aussagen über die fetale Nierenfunktion (Abb. 2.110). Ein weiterer etablierter Parameter zur Abschätzung der fetalen Nierenfunktion ist die Natriumkonzentration im fetalen Urin (Abb. 2.110c).

Durch die sonographische Diagnostik allein oder unter Zuhilfenahme anderer Methoden kommt es immer wieder zur Entdeckung fetaler Erkrankungen, die die betreuenden Ärzte dazu zwingen, entsprechende Maßnahmen zu ergreifen. Dazu gibt es eine Reihe wichtiger offizieller Verhaltensmaßregeln der UPIGO (Union Professionelle Internationale des Gynécologues et Obstétriciens)[1]:

[1] Erschienen in: Der Frauenarzt 31/2, 1990.

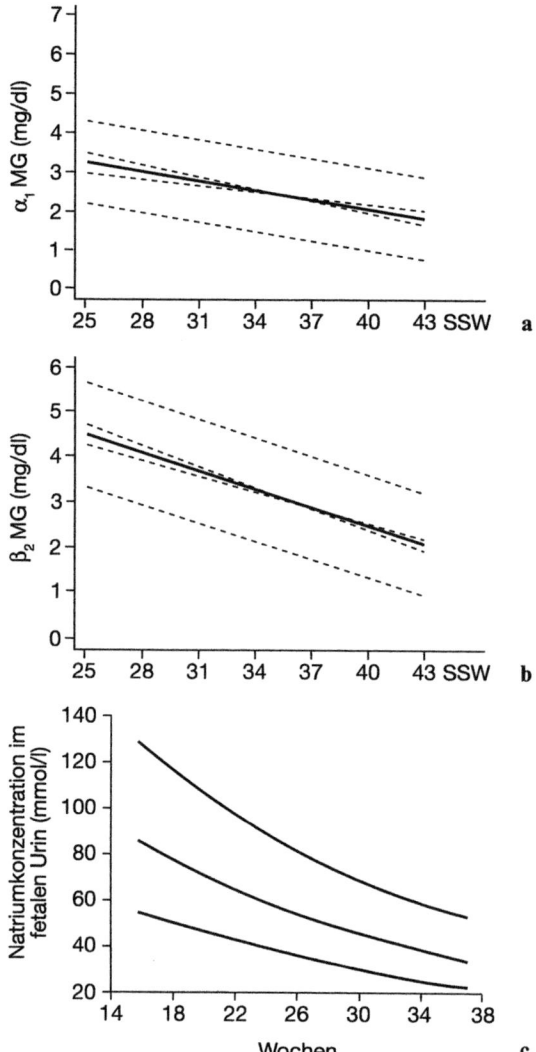

Abb. 2.110. a α_1-MG-Spiegel, gegen das Gestationsalter aufgetragen, bei Früh- und Neugeborenen der 25.–42. SSW. **b** β_2-MG-Spiegel, gegen das Gestationsalter aufgetragen, bei Früh- und Neugeborenen der 25.–42. SSW. (a, b Nach Nolte 1991) **c** Na-Konzentration im fetalen Urin in Abhängigkeit von der SSW. (Nach Holzgreve 1990)

- Die Diagnose soll nicht offenbart werden, bis nicht alle Mittel zu ihrer Absicherung eingesetzt worden sind, seien es sonographische oder vergleichbare in der Geburtshilfe Verwendung findende Methoden. Es obliegt der Verantwortung des Geburtshelfers, dem Paar das Ergebnis zu übermitteln und ihm mit Vorsicht die Folgen zu erklären, von denen er glaubt, es informieren zu müssen.
- Für den Fall, daß eine therapeutische Maßnahme ins Auge gefaßt wird, soll der Geburtshelfer die Stellungnahme der Pädiater, die sich mit dem Kind nach

seiner Geburt im Rahmen der Reanimation und der nachträglichen Überwachung des Neugeborenen befassen, ebenso wie die eines fähigen Spezialisten zur Geeignetheit eines chirurgischen Eingriffs im Hinblick auf die Mißbildung einholen.
– Die Entscheidung, den Feten zu extrahieren, obliegt alleine dem Geburtshelfer, der das Paar von der Wichtigkeit der Rolle des Pädiaters und der Notwendigkeit seiner Intervention überzeugen soll.
– Es hat sich bewährt, daß der Geburtshelfer die Gesamtheit der administrativen, diagnostischen, therapeutischen und von seinen Kollegen gelieferten prognostischen Tatsachen bündelt. Nach deren Vorstellung nimmt sich das pädiatrische Team des Kindes von seiner Geburt an an.
– Jeder Arzt, der invasive Eingriffe am Feten in utero vornimmt, tut dies in seiner alleinigen und uneingeschränkten Verantwortung, nachdem er sich vorher des Einverständnisses des die Schwangerschaft verantwortlich überwachenden Geburtshelfers versichert hat.

Die geburtshilfliche Sonographie kann heute durch ihre Möglichkeiten eine ganze Reihe von fetalen Erkrankungen vorhersehen und eine gezielte Therapie möglich machen. Daß in diesem Rahmen aber auch immer wieder die Grenzen des medizinisch Machbaren erreicht werden, ist nicht verwunderlich. In diesen Situationen wird vom „Diagnostiker" ein um so verantwortungsbewußteres Verhalten gefordert. Mutter und Fetus werden zu Patienten und müssen im wahrsten Sinne des Wortes „Patient" oft viel erdulden. Rat- und Hilflosigkeit, Angst und Einsamkeit sind die vorherrschenden Gefühle der werdenden Mutter. Nur ein ganzheitliches Denken unter Einbeziehung und Aufklärung aller Beteiligten kann hier weiterhelfen. Die sowohl die Eltern wie den Arzt häufig unvermittelt überraschende Diagnose kann mitunter nur in mehreren Gesprächen sinnvoll vermittelt werden. Zuwendung und Zeit sind hier von Bedeutung, auch wenn es – wie so oft – gerade gar nicht paßt. Wenn ein auffälliger Befund aus Fortbildungszwecken in Gegenwart der Mutter bzw. der Eltern demonstriert wird, muß von allen Anwesenden ein Höchstmaß an Behutsamkeit und Einfühlungsvermögen in die Situation erwartet werden. Im anderen Fall kann das notwendige Vertrauen erheblich gestört werden. Ebenso wichtig wie die Aufklärung der Mutter/Eltern über die Diagnose ist auch die gemeinsame Besprechung des weiteren Vorgehens und der sich dabei andeutenden Probleme. Wie schwierig oder fast unmöglich es ist, für solche Extremsituationen allgemeine „Orientierungshilfen" anzubieten, zeigen die viel diskutierten „Einbecker Empfehlungen". Sie sind hier am Ende dieses Kapitels (Anhang A) ohne weiteren Kommentar in ihrer ursprünglichen und korrigierten Fassung einschließlich einer Stellungnahme der Bundesvereinigung Lebenshilfe für geistig Behinderte e.V. wiedergegeben.

Die grausamste Diagnose für eine werdende Mutter ist sicher die, daß ihr Kind schon intrauterin abgestorben ist oder an einer todbringenden Entwicklungsstörung bzw. Erkrankung leidet. In solchen Fällen ist dann vom Diagnostiker in Zusammenarbeit mit dem betreuenden Gynäkologen oder Geburtshelfer über die ersten Beratungs- und Informationsgespräche hinaus natürlich auch noch eine Nachberatung erforderlich. Diese kann durchaus auch die gemeinsame Betrachtung des abgestorbenen Fetus – evtl. als Bilddokument – beinhalten, die in vielen Fällen die Trauerarbeit erleichtert. Mitunter wird auch im nachhinein noch eine genetische Beratung notwendig, von der ebenfalls ein hohes Maß an Einfühlungsvermögen verlangt werden muß. Nur so wird die betroffene Patientin auch in ihrer nächsten Schwangerschaft der Pränataldiagnostik offen und vertrauensvoll gegenüberstehen!

2.8 Uterussonographie post partum

Sowohl nach einem Spontanpartus als auch nach einer Sectio caesarea bestehen Normvor-

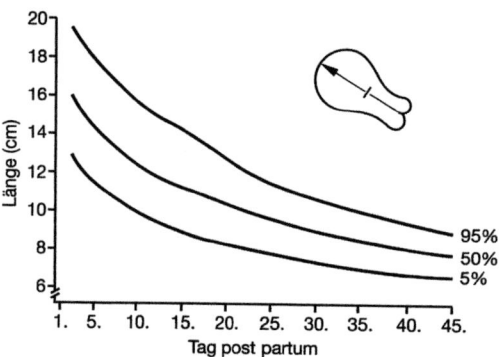

Abb. 2.111. Verkleinerung der Uteruslänge post partum. Einzelmeßdaten und Perzentilen 5, 50 und 95 aufgetragen. n = 19760 · Spontanpartus, 137 · Sectio caesarea. (Nach Meyenburg et al. 1983)

stellungen darüber, wie schnell der Uterus sich wieder zurückbilden sollte (Abb. 2.111). Dabei konnte nachgewiesen werden, daß der Geburtsmodus auf die sonographisch gemessene Uterusgröße keinen Einfluß hat. Lediglich palpatorisch erscheint der Uterus wohl durch eine operationsbedingte vermehrte Streckstellung nach einem Kaiserschnitt größer als nach einer Spontangeburt. Demnach kann auch eine entsprechende Syntocinongabe nach Sectio die Rückbildung nicht fördern.

Rückbildungsstörungen können z. T. ungeklärter Natur sein, sie können aber auch durchaus sonographisch weiter abgeklärt werden. Dabei ist besonders auf evtl. Plazentareste zu achten (Abb. 2.112), die u. U. durch

Abb. 2.112. Auffallend hyperreflektiver Plazentarest (*) 10 Wochen nach Spontanpartus; Patientin kam wegen Schmierblutungen zur Untersuchung

Abb. 2.113. Lochialstau; auf 2 cm gespreiztes Kavum am 9. Tag nach Sectio caesarea

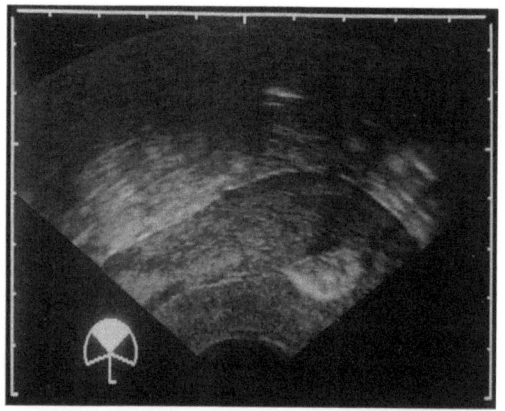

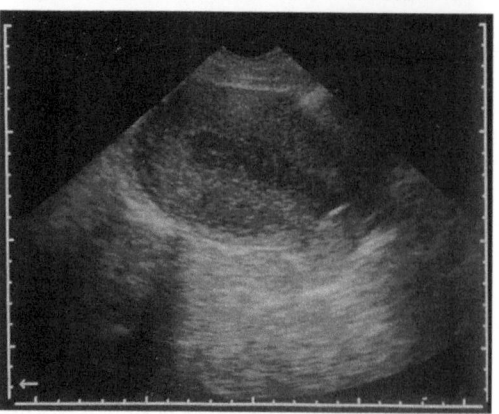

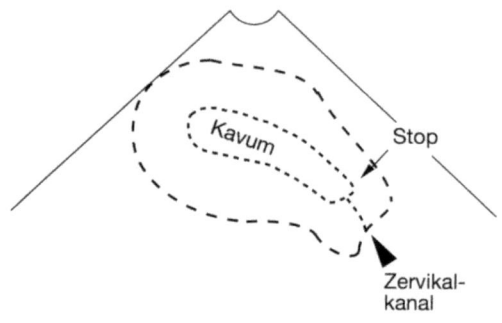

Uterussonographie post partum

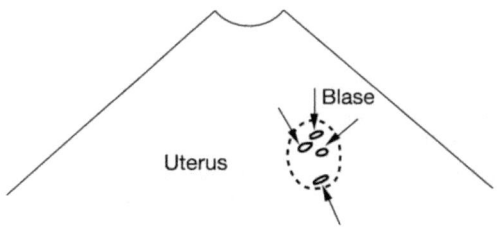
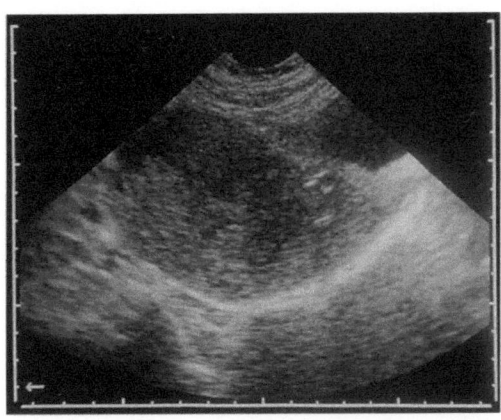
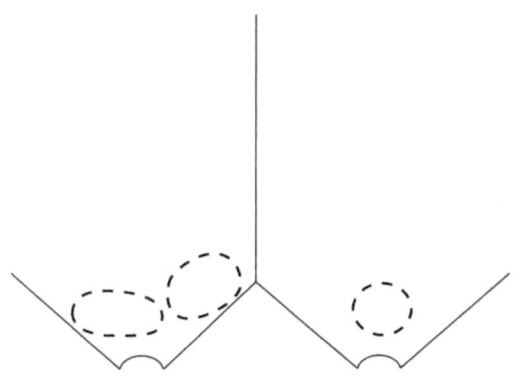
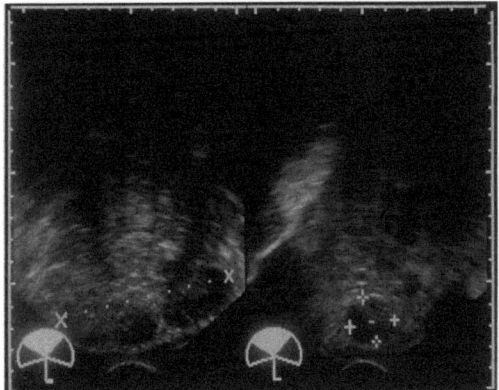
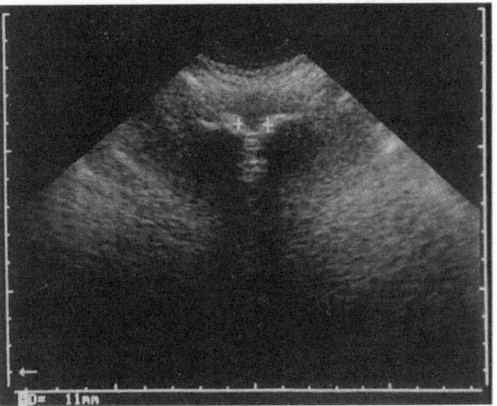

Abb. 2.114. Unauffälliger Uterotomiebereich mit Nahtechos (↓↓) 9 Tage nach Sectio caesarea im Uteruslängsschnitt

Abb. 2.115. Walzenförmiges Hämatom im Uterotomiebereich 6 Tage nach Sectio caesarea; *links:* Querschnitt, *rechts:* Längsschnitt im Uterotomiebereich

Abb. 2.116. Mit 11 mm normaler Symphysenspalt in der 30. SSW (exakter Querschnitt in Symphysenhöhe bei symmetrischer Rückenlage der Patientin)

Anlagerung von Blutkoageln eine erhebliche Größe erreichen. Es kann sich aber auch gelegentlich um einen Lochialstau handeln, der sich in Form einer mehr oder weniger liquiden Kavumspreizung äußert (Abb. 2.113). Ist eine Kaiserschnittentbindung vorausgegangen, kann man im Uterotomiebereich noch einige Zeit danach einen querverlaufenden walzenförmigen Bereich mit auffällig echodichten Reflexen sehen (Abb. 2.114). Er entspricht der Uterusnaht, die Reflexe dem Nahtmaterial. Davon zu differenzieren sind liquide Raumforderungen in diesem Bereich, die dann meist einer entsprechenden Einblutung zuzuordnen sind (Abb. 2.115).

Neben der Involution des Uterus vollziehen sich im Wochenbett auch noch Rückbildungsvorgänge an anderer sonographisch ebenfalls zugänglicher Stelle: an der Symphyse. Der sich im Laufe einer Schwangerschaft meist auf 11–12 mm erweiternde Symphysenspalt (Abb. 2.116) kann bei einer Symphysiolyse durchaus Werte von etwa 15 mm erreichen. Auch hier sind Einzelwerte von geringerer Aussagekraft als eine Verlaufskontrolle. Ganz allgemein ist zu beobachten, daß die sonographische Weite des Symphysenspalts nicht unbedingt mit der empfundenen Schmerzsymptomatik korrelieren muß.

Anhang A

1 Grenzen der ärztlichen Behandlungspflicht bei schwerstgeschädigten Neugeborenen

Empfehlung der Deutschen Gesellschaft für Medizinrecht (DGMR), erarbeitet beim 1. Einbecker Expertengespräch 27.–29. Juni 1986.[1]

I.

1. Das menschliche Leben ist ein Wert höchsten Ranges innerhalb unserer Rechts- und Sittenordnung.
   Sein Schutz ist staatliche Pflicht (Art. 2 Abs. 2 Grundgesetz), seine Erhaltung vorrangige ärztliche Aufgabe.
2. Eine Abstufung des Schutzes des Lebens nach der sozialen Wertigkeit, der Nützlichkeit, dem körperlichen Zustand oder der geistigen Verfassung verstößt gegen Sittengesetz und Verfassung.

II.

Tod ist nach der übereinstimmenden medizinischen und rechtlichen Auffassung als irreversibler Funktionsausfall des Gehirns (Hirntod) zu definieren.
Eine Pflicht zur Behandlung endet mit der Feststellung des Todes des Neugeborenen.

III.

Die gezielte Verkürzung des Lebens eines Neugeborenen durch aktive Eingriffe verstößt gegen die Rechts- und die ärztliche Berufsordnung.

IV.

1. Der Arzt ist verpflichtet, das Beste, das Wirksamste zu tun, um das Leben zu erhalten und bestehende Schädigungen zu mildern oder zu beheben.
2. Die ärztliche Behandlungspflicht wird nicht allein durch die Möglichkeiten der Medizin bestimmt.
   Sie ist ebenso an human-ethischen Beurteilungskriterien und am Heilauftrag des Arztes auszurichten.

3. Es gibt daher Fälle, in denen der Arzt die medizinischen Behandlungsmöglichkeiten insbesondere
   – zur Herstellung und Aufrechterhaltung der Vitalfunktionen und/oder
   – der massiven operativen Intervention
   nicht ausschöpfen muß.

V.

Diese Voraussetzungen sind zu bejahen, wenn nach dem aktuellen Stand der medizinischen Erfahrungen

1. das Leben dadurch nicht auf Dauer erhalten werden kann, sondern nur der sichere Tod hinausgezögert wird,
   z. B. bei schwerem Dysraphie-Syndrom inoperablem Herzfehler
2. es trotz der Behandlung ausgeschlossen ist, daß das Neugeborene jemals die Fähigkeit zur Kommunikation mit der Umwelt erlangt,
   z. B. schwere Mikrozephalie
   schwerste Hirnschädigungen
3. die Vitalfunktionen des Neugeborenen auf Dauer nur durch intensivmedizinische Maßnahmen aufrechterhalten werden können,
   z. B. bei Ventilationsstörungen ohne Heilungsaussicht
   Nierenfunktionsstörungen ohne Heilungsaussicht.

VI.

1. Für den Arzt besteht ein Beurteilungsrahmen, wenn eine Behandlung dem Neugeborenen nur ein Leben mit schwersten, nicht behebbaren Schäden ermöglicht würde,
   z. B. bei schwersten Hirnschädigungen, bei denen die Behandlungspflicht nicht schon nach V. entfällt,
   Potter-Syndrom, bei dem die Behandlungspflicht nicht schon nach V. entfällt.
   Bei seiner Entscheidung über die Aufnahme oder Einstellung der Behandlung sollte sich

---

[1] „Einbecker Empfehlungen". Erschienen in: Klinische Pädiatrie 199, 1987: 318–319.

der Arzt an der Behandlungspflicht bei Erwachsenen mit vergleichbaren Ausfallerscheinungen orientieren.
2. Das gleiche gilt bei multiplen Schäden, die in ihrer Summierung ebenso schwer wiegen, wie die unter 1. fallenden Einzelschäden.
Eine abschließende Aufzählung aller denkbaren Fallgestaltungen und ihrer rechtlichen Bewertung ist nicht möglich.
3. Das Erfordernis der Einwilligung der Eltern/Sorgeberechtigten bleibt unberührt.

VII.

Der Umstand, daß dem Neugeborenen ein Leben mit Behinderungen bevorsteht, die diesen Schweregraden nicht entsprechen,
z. B. caudale Dysplasie
Mongolismus
rechtfertigt nicht, lebenserhaltende Maßnahmen zu unterlassen oder abzubrechen.

VIII.

1. Auch wenn eine Verpflichtung zu lebenserhaltenden Maßnahmen nicht besteht, muß der Arzt die Basisversorgung des Neugeborenen aufrechterhalten.
2. Interventionen zur Minderung der Schäden müssen durchgeführt werden, wenn sie in angemessenem Verhältnis zu der zu erwartenden Leidensminderung stehen.

IX.

1. Die Eltern/Sorgeberechtigten sind über das Leiden und die Behandlungsmöglichkeiten aufzuklären.
Sie sollen darüber hinaus durch Beratung und Information in den Entscheidungsprozeß mit einbezogen werden.
2. Die Rechte und Pflichten der Eltern/Sorgeberechtigten, in ärztliche Maßnahmen einzuwilligen oder die Einwilligung zu versagen, richten sich nach den gesetzlichen Bestimmungen.
Dies bedeutet:
Verweigern die Eltern/Sorgeberechtigten die Einwilligung in ärztlich gebotene Maßnahmen oder können sie sich nicht einigen, so ist die Entscheidung des Vormundschaftsgerichtes einzuholen. Ist dies nicht möglich, darf der Arzt eine medizinisch dringend indizierte Behandlung (Notmaßnahmen) durchführen.

X.

Die erhobenen Befunde, die ergriffenen Maßnahmen sowie die Gründe für den Verzicht auf eine lebenserhaltende Behandlung sind in beweiskräftiger Form zu dokumentieren.

Einbeck, den 29. Juni 1986

Anhang A

2 Stellungnahme des Vorstandes der Bundesvereinigung Lebenshilfe für geistig Behinderte e.V.[1], 1991

zur

Einbecker Empfehlung

„Grenzen der ärztlichen Behandlungspflicht bei schwerstgeschädigten Neugeborenen"

1. Ausgangssituation

Die Kernaussage der Einbecker Empfehlung bezieht sich auf Fälle, in denen der Arzt die medizinischen Handlungsmöglichkeiten angeblich nicht ausschöpfen muß, „wenn nach dem aktuellen Stand medizinischer Erfahrungen" und nach „human-ethischen Beurteilungskriterien" (letztere werden hinzugezogen, weil „die ärztliche Behandlungspflicht nicht allein durch die Möglichkeit der Medizin bestimmt" wird)

- „das Leben nicht auf Dauer erhalten werden kann",
- „es trotz der Behandlung ausgeschlossen ist, daß das Neugeborene jemals die Fähigkeit zur Kommunikation mit der Umwelt erlangt",
- „die Vitalfunktionen des Neugeborenen auf Dauer nur durch intensivmedizinische Maßnahmen aufrechterhalten werden können".

Die Empfehlung beabsichtigt, eine ethisch vertretbare Legitimationsbasis für die ärztliche Entscheidung zur Nichtbehandlung schwerstgeschädigter Neugeborener zu formulieren, d.h. lebenserhaltende, intensivmedizinische Maßnahmen im Einzelfall nicht einsetzen zu müssen. Das bedeutet in der Praxis: eine Entscheidung über Leben und Tod im Sinne des Sterbenlassens zu treffen, also auf therapeutische ärztliche Maßnahmen im eigentlichen Sinne zu verzichten und stattdessen nur noch schmerzlindernde, Qualen vermeidende Mittel zur Versorgung des Neugeborenen einzusetzen.

Die Empfehlung soll Grenzen ärztlicher Behandlungspflicht bei schwerstgeschädigten Neugeborenen aufzeigen, jenseits derer ein Arzt, der lebenserhaltende bzw. lebensverlängernde Maßnahmen unterläßt, strafrechtlich oder haftungsrechtlich nicht belangt werden könne. Damit soll eine ethische Rechtfertigung ärztlichen Handelns in einer rechtlichen Grauzone (passive Sterbehilfe) erreicht werden.

Hintergrund der Empfehlung ist die Absicherung ärztlichen Handelns bzw. ärztlicher Untätigkeit bei einer Entscheidung über Leben und Tod eines schwerstgeschädigten Neugeborenen. Es geht um die Frage, ob medizintechnisch alles getan werden muß, um ein schwerstgeschädigtes Neugeborenes am Leben zu erhalten.

Hier entsteht ein grundlegender Konflikt zwischen Medizintechnik und Medizinethik.

Die Zuspitzung des Themas verdeutlicht (wieder einmal) die Nachrangigkeit von ethischen Kriterien bei Forschung und Technik-Entwicklung: Die ethische Folgenabschätzung medizin-technischer Möglichkeiten erfolgt erst in einem Stadium, in dem die Anwendung der Techniken und Apparate kaum noch kontrollierbar, geschweige denn zurücknehmbar ist.

Mit der Frage nach den Grenzen ärztlicher Behandlungspflicht bei schwerstgeschädigten Neugeborenen wird der Grundsatz der Unantastbarkeit des menschlichen Lebens konkret. Dabei kann es nicht nur um eine verantwortbare Entscheidung im Einzelfall gehen. Vielmehr müssen auch die **gesellschaftlichen** Folgewirkungen derartiger Entscheidungen berücksichtigt werden.

Die Grundproblematik der Einbecker Empfehlung – Bewertung von Lebensqualität als Entscheidung über Leben und Tod – liegt darin, daß sie in einem Zusammenhang mit anderen, derzeitigen gesellschaftlichen Tendenzen zu sehen ist, die das Lebensrecht von Menschen unterschiedlich bewertet und verwirklicht sehen möchten. Eine Hauptzielsetzung dabei lautet: Leidvermeidung oder Leidensminimierung.

---

[1] Bundesvereinigung Lebenshilfe für geistig Behinderte e.V., Marburg.

Sicherlich ist die Einbecker Empfehlung nicht zufällig im Jahr 1986 formuliert worden. Zu dieser Zeit wurde die ethische Konflikthaftigkeit des medizintechnischen Fortschritts offenkundig. Philosophische und gesellschaftswissenschaftliche Ansätze versuchen zunehmend, die allgemeinen menschlichen Wunschvorstellungen von Glück, Leistungsfähigkeit und Leidfreiheit als besondere Ansprüche des Menschen zu thematisieren. So betrachtet erscheint die Lebenswirklichkeit behinderter Menschen nicht selten als eingeschränkt, mitleiderregend, oft sogar als abstoßend und nicht lebenswert. Menschen mit Behinderungen werden als Repräsentanten von Leid, Unvollkommenheit und psychisch als Bedrohung erlebt. Angesichts der vermeintlichen Machbarkeit von Gesundheit und Unversehrtheit menschlichen Lebens und damit auch persönlichen Glücks werden sie ausgegrenzt und als „vermeidbar" angesehen.

2. Grundaussagen der Bundesvereinigung Lebenshilfe

Die Einbecker Empfehlung ist für den Vorstand der Bundesvereinigung Lebenshilfe Anlaß, seine bisherige Position zur Unantastbarkeit der Menschenwürde, des Lebensrechtes und des Lebensschutzes behinderter Menschen zu bekräftigen.

In mehreren Publikationen hat die Bundesvereinigung Lebenshilfe für geistig Behinderte in jüngster Zeit eindeutig Stellung zum Lebensrecht behinderter Menschen genommen[1]:

Sie fordert den Gesetzgeber auf, allen Aus- und Abgrenzungsversuchen menschlichen Lebens eine entschiedene Absage zu erteilen.

„Behinderte Menschen haben ein uneingeschränktes Lebensrecht. Wer zum Beispiel versucht, Säuglingen wegen ihrer Schädigung oder Behinderung das Recht auf Leben abzusprechen, verstößt gegen das Gebot der Verfassung, das jedem ein Recht auf Leben garantiert."

„Die Lebenshilfe wehrt sich gegen alle gesellschaftlichen Tendenzen, das Recht auf Leben des ungeborenen wie des geborenen behinderten Menschen durch genetische, ökonomische und vorgeblich ethische Überlegungen in Frage zu stellen."

„Der Lebensschutz darf nicht beschnitten werden. Auch in Zukunft müssen Menschen mit schweren Behinderungen uneingeschränkt dem Schutz des Artikels 2 Abs. 2 Grundgesetz unterstellt werden."

Allen Versuchen, Unterscheidungskriterien über Lebenswert und Lebensrecht aufzustellen, ist eine entschiedene Absage zu erteilen. Zweckmäßigkeitserwägungen müssen ausgeklammert bleiben. „(...) Auch schwerstgeschädigte Neugeborene dürfen nicht getötet oder dem Sterben überlassen werden."

Die Bundesvereinigung Lebenshilfe fordert, die in der Verfassung verankerten Menschenrechte uneingeschränkt anzuwenden.

3. Aussagen des Vorstandes der Bundesvereinigung Lebenshilfe zur Einbecker Empfehlung

3.1 Medizinische Aspekte

In der kontrovers geführten Diskussion um die Vertretbarkeit der Einbecker Empfehlung wird von Seiten ihrer Verfechter deren Empfehlungscharakter unterstrichen. Sie sei keine handlungsverpflichtende Standesrichtlinie.

Demgegenüber legen Erfahrungen mit ähnlichen Publikationen den Schluß nahe, daß derartige Empfehlungen, insbesondere, solange und soweit es keine verbindlichen Standesrichtlinien gibt, sehr wohl faktische Bindungswirkung für ärztliche Entscheidungen haben. Im Zweifelsfall können sie zur persönlichen Entschuldigung des eigenen Handelns herangezogen werden.

So entsteht die Gefahr, eindeutige Vorgaben der Verfassung (Lebensrecht und körperliche Unversehrtheit) schleichend zu unterhöhlen, auch wenn jeder einzelne Arzt für sich in Anspruch nimmt, verantwortungsbewußt zu handeln.

Es ist nicht zu bestreiten, daß die straf- und haftungsrechtliche Absicherung des Arztes ein legitimes Anliegen ist. Wenn es jedoch um die Grundrechte und den Schutz behinderten Lebens geht, so ist diesen unabdingbar Priorität gegenüber anderen Interessen und Rechten einzuräumen. Eine Abwägung darf nicht zugelassen werden, wenn die Gefahr vermieden werden soll, wieder eine „Selektions-Ordnung" zu schaffen.

Für den unbedingt bindenden ärztlichen Auftrag, zu heilen und/oder Leid zu erleichtern, darf es keine „Grenze ärztlicher Behandlungspflicht" geben. Mit-Leid ist kein Handlungsmaßstab für den Arzt oder für Angehörige, lebensbeendende Aktivitäten zu rechtfertigen.

Es kann weder einer Gruppe (wie z. B. der deutschen Gesellschaft für Medizinrecht) noch dem einzelnen Arzt zugestanden werden, Bewertungsmaßstäbe für das Lebensrecht schwerstgeschädigter Neugeborener aufzustellen. Den Wissensstand des einzelnen Arztes über den „aktuellen Stand medizinischer Erfahrungen" (Einbecker Empfehlung, V.) als Handlungsorientierung zuzulassen, gibt gefährlichen Beliebigkeiten und Unzulänglichkeiten Raum für fragwürdige Entscheidungsfindungen und ethisch nicht vertretbare Entscheidungen.

Die Absicht, mit dieser Empfehlung allgemeine Kriterien aufzustellen, die „schwerste, nicht be-

---

[1] Rechtsdienst 1/89; Broschüre „Menschenwürde" 1989; Forderungskatalog 1990; Grundsatzprogramm 1990; Ethische Grundaussagen, 1990; Geistige Behinderung 4/90.

hebbare Schäden" definieren und Grenzen zu weniger schweren Schädigungen angeben sollen, bei denen eine Behandlungspflicht noch bestehe, muß als behindertes Leben gefährdend bezeichnet werden.

Jede derartige „Katalogisierung" schafft nur scheinbare Präzision, welche die Vielfalt menschlicher Befindlichkeit niemals zu erfassen vermag und somit aussondernd wirkt.

Die Beurteilungskriterien der Einbecker Empfehlung sind völlig unzureichend, weil sie medizinische mit nicht-medizinischen Aspekten vermischen. Die angeführten Beispiele für Schädigungen erscheinen willkürlich. Weder werden die gerade bei Neugeborenen bestehenden diagnostischen und vor allem prognostischen Ungewißheiten noch das Spektrum an Entwicklungsmöglichkeiten trotz sehr schwerer Schädigungen berücksichtigt.

Die Schnelligkeit medizinischen Fortschritts verlangt äußerste Behutsamkeit in der Beurteilung und stellt höchste Anforderungen an die fachliche Qualifikation und selbstkritische Einschätzung des einzelnen Arztes.

Darüber hinaus muß es als höchst bedenklich angesehen werden, wenn nicht näher bezeichnete „humanethische Beurteilungskriterien" für die Entscheidung des Arztes über Leben und Tod herangezogen werden sollen. Die „Fähigkeit zur Kommunikation mit der Umwelt" zum Kriterium für die medizinische Behandlung eines Neugeborenen oder deren Unterlassung zu erklären, ist Ausdruck eines statischen, biologistischen Verständnisses von Menschsein. Das ist eine geradezu abenteuerliche Einschätzung auch angesichts medizinischer und vor allem inzwischen vielfach nachgewiesener psychosozialer Förder- und Entwicklungsmöglichkeiten behinderter Kinder.

Nicht zu erwartende „Kommunikationsfähigkeit" zur Beurteilung des Lebensrechtes eines Neugeborenen zu machen, ist weder medizinisch noch entwicklungspsychologisch oder pädagogisch belegbar und ebensowenig ethisch zu legitimieren.

3.2 Aspekte der Eltern

In der Empfehlung ist von Eltern lediglich formal die Rede als von denjenigen, die aufzuklären und in den Entscheidungsprozeß einzubeziehen sind. Gerade weil ihre seelische Not sehr groß ist, wenn es um die Behandlung ihres schwerstgeschädigten neugeborenen Kindes geht, bedürfen sie der Information, Beratung und Unterstützung in weit stärkerem Maße, als es die Empfehlung mit dem formalen Hinweis auf die Rechtslage unternimmt.

Für den Vorstand der Bundesvereinigung Lebenshilfe gilt, daß Eltern gemeinsam mit Ärzten die Entscheidung über die Wahl der **Behandlungsmaßnahmen** treffen müssen, da sie als Sorgeberechtigte für das Wohl ihres Kindes verantwortlich sind.

4. Perspektiven

Im Spannungsfeld zwischen Prävention und Akzeptanz behinderten Lebens tritt der Vorstand der Bundesvereinigung Lebenshilfe entschieden für die Hilfe zum Leben ein und lehnt alle Abgrenzungsversuche ab. Im Interesse des Schutzes und der Rechte ungeborenen und geborenen behinderten Lebens widersetzt er sich jedweden gesellschaftlichen Tendenzen, menschliches Leben zu bewerten und „Qualitätsnormen für Menschsein" (Stolk) zu unterwerfen.

Das gilt nicht nur für eine allgemeine Bewußtseinsebene, sondern auch für die Bereiche gesetzlicher Regelungen, öffentlicher Finanzierung von Forschungsvorhaben und administrativer sozialpolitischer Entscheidungen.

Die Unverfügbarkeit menschlichen Lebens muß nach Ansicht des Vorstandes der Bundesvereinigung Lebenshilfe auch in verantwortlicher Selbstbegrenzung in Forschung und Wissenschaft zum Ausdruck kommen: menschliches Handeln muß mehr denn je in Einklang mit der Menschenwürde und den Menschenrechten gebracht werden.

Bedingungen an das Lebensrecht zu knüpfen, bedeutet Lebensbedrohung.

Es muß das Prinzip gelten: je mehr ein Leben gefährdet oder geschädigt ist, umso mehr bedarf es der Hilfe, Unterstützung der Schutzrechte und nicht zuletzt der mitmenschlichen Begleitung.

Die im Grundgesetz enthaltene verbindliche Lebensschutzverpflichtung muß durch rechtsverbindliche, einklagbare Hilfen für behinderte Menschen und ihre Familien zur Gestaltung ihres Lebens glaubwürdig untermauert werden.

Der Vorstand der Bundesvereinigung Lebenshilfe fordert daher, daß Eltern und Ärzte in Entscheidungssituationen stärker als bisher unterstützt werden. Dazu gehören überzeugende Informationen über die Lebens- und Entwicklungsmöglichkeiten behinderter Menschen wie auch eine einfühlsame Sterbebegleitung unter Einbeziehung der Angehörigen, wo sie erforderlich wird. Dies muß endlich verbindlicher Bestandteil ärztlicher Aus- und Weiterbildung werden.

Der Vorstand der Bundesvereinigung Lebenshilfe hält bei konsequenter Einhaltung der Grundsätze unserer Verfassung eine Verschärfung strafrechtlicher Bestimmungen ärztlichen Handelns für politisch und gesellschaftlich weniger wirksam als eine entschiedene Intensivierung von Information und Beratung mit Entscheidungskompetenz für Eltern und Ärzte. Den Lebensschutz absichernde Maßnahmen müssen gesetzlich festgelegt werden.

Deshalb fordert der Vorstand der Bundesvereinigung Lebenshilfe, die Einbecker Empfehlung zurückzunehmen,
weil

1. Abgrenzung und Bewertung menschlichen Lebens als unzulässig erachtet werden,
2. es keine Grenzen ärztlicher Behandlungspflicht geben darf, wenn der ärztliche Heilauftrag ernst genommen wird,
3. der Ruf nach allgemeingültigen Behandlungskriterien zur Entpflichtung von ärztlicher und menschlicher Verantwortung verleiten kann. Die Austragung des Konfliktes zwischen medizintechnisch Machbarem und persönlicher Verantwortung kann dem einzelnen Arzt nicht abgenommen werden.

Die Grundsätze unserer Verfassung müssen verbindliche Orientierung auch medizinethischer Empfehlungen sein.

In existentiellen Entscheidungssituationen, wie sie die Geburt eines schwerstgeschädigten Kindes darstellt, ist neben der Respektierung unserer Verfassungsgrundsätze das Wissen um die Entwicklungsmöglichkeiten behinderter Menschen maßgeblich.

Eltern und Ärzten müssen diese Kenntnisse vermittelt werden. Dieses Ziel zu erreichen, erachtet der Vorstand der Bundesvereinigung Lebenshilfe als eine seiner vorrangigen Aufgaben.

Marburg, August 1991
ID1832

Anhang A

3 Grenzen ärztlicher Behandlungspflicht bei schwerstgeschädigten Neugeborenen Einbecker Empfehlungen – Revidierte Fassung 1992 [1]

Die „Einbecker Empfehlungen" über die Grenzen ärztlicher Behandlungspflicht bei schwerstgeschädigten Neugeborenen wurden 1986 zum ersten Mal veröffentlicht. Seither haben sich die wissenschaftlichen und ethischen Diskussionen im Bereich der Neugeborenenmedizin weiter differenziert, auch hat der damalige Text in der Praxis zu Mißdeutungen Anlaß gegeben. Die Akademie für Ethik in der Medizin, die Deutsche Gesellschaft für Kinderheilkunde und die Deutsche Gesellschaft für Medizinrecht haben daher Arbeitsgruppen eingesetzt, um eine Fortschreibung der Empfehlungen zu diskutieren. Die unterzeichneten Teilnehmer an den Beratungen haben eine Neufassung des Textes gemeinsam erarbeitet. Die Einbecker Empfehlungen in ihrer revidierten Fassung werden von den drei beteiligten Institutionen getragen; die jeweiligen Vorstände haben die Veröffentlichung empfohlen.

Präambel:

Die nachfolgenden Empfehlungen sind nicht als Handlungsanweisung aufzufassen, sondern als Orientierungshilfe für die konkrete, vom einzelnen Arzt jeweils zu verantwortende Situation. Sie sollen gleichermaßen der Entscheidungsfindung und der Beratung dienen.

In der Neufassung berücksichtigen sie die seit ihrer Formulierung 1986 eingetretenen Veränderungen der diagnostischen, therapeutischen und prognostischen Situation bei schwerstgeschädigten Neugeborenen. Auf die im Gang befindliche Verlagerung mancher Probleme in den Pränatalbereich wird nicht eingegangen.

Ausgangspunkt bleibt die grundsätzliche Unverfügbarkeit menschlichen Lebens in jeder Entwicklungs- und Altersstufe. Dennoch können in den Empfehlungen angesprochene Grenzsituationen dazu führen, daß dem Bemühen um Leidensvermeidung oder Leidensminderung im wohlverstandenen Interesse des Patienten ein höherer Stellenwert eingeräumt werden muß als dem Bemühen um Lebenserhaltung und Lebensverlängerung. Hierzu ist Einvernehmlichkeit mit allen Betroffenen zu suchen und anzustreben, daß die Entscheidung von ihnen mitgetragen werden kann.

I.

1. Das menschliche Leben ist ein Wert höchsten Ranges innerhalb unserer Rechts- und Sittenordnung. Sein Schutz ist staatliche Pflicht (Art. 2 Abs. 2 Grundgesetz), seine Erhaltung vorrangige ärztliche Aufgabe.
2. Eine Abstufung des Schutzes des Lebens nach der sozialen Wertigkeit, der Nützlichkeit, dem körperlichen oder dem geistigen Zustand verstößt gegen Sittengesetz und Verfassung.

II.

1. Die gezielte Verkürzung des Lebens eines Neugeborenen durch aktive Eingriffe ist Tötung und verstößt gegen die Rechts- und die ärztliche Berufsordnung.
2. Der Umstand, daß dem Neugeborenen ein Leben mit Behinderungen bevorsteht, rechtfertigt es nicht, lebenserhaltende Maßnahmen zu unterlassen oder abzubrechen.

III.

Eine Pflicht zur Behandlung und zur personalen Betreuung endet mit der Feststellung des Todes des Neugeborenen. Tod ist nach der übereinstimmenden medizinischen und rechtlichen Auffassung als irreversibler Funktionsausfall des Gehirns (Gesamthirntod) zu definieren.

IV.

1. Der Arzt ist verpflichtet, nach bestem Wissen und Gewissen das Leben zu erhalten sowie bestehende Schädigungen zu beheben oder zu mildern.
2. Die ärztliche Behandlungspflicht wird jedoch nicht allein durch Möglichkeiten der Medizin bestimmt. Sie ist ebenso an ethische Kriterien

---

[1] Erschienen in: Gynäkologie und Geburtshilfe 2/1992: 96–97.

und am Heilauftrag des Arztes auszurichten. Das Prinzip der verantwortungsvollen Einzelfallentscheidung nach sorgfältiger Abwägung darf nicht aufgegeben werden.
3. Es gibt daher Fälle, in denen der Arzt nicht den ganzen Umfang der medizinischen Behandlungsmöglichkeiten ausschöpfen muß.

V.

Diese Situation ist gegeben, wenn nach dem aktuellen Stand der medizinischen Erfahrungen und menschlichem Ermessen das Leben des Neugeborenen nicht auf Dauer erhalten werden kann, sondern ein in Kürze zu erwartender Tod nur hinausgezögert wird.

VI.

Angesichts der in der Medizin stets begrenzten Prognosesicherheit besteht für den Arzt ein Beurteilungsrahmen für die Indikation von medizinischen Behandlungsmaßnahmen, insbesondere, wenn diese dem Neugeborenen nur ein Leben mit äußerst schweren Schädigungen ermöglichen würden, für die keine Besserungschancen bestehen. Es entspricht dem ethischen Auftrag des Arztes zu prüfen, ob die Belastung durch gegenwärtig zur Verfügung stehende Behandlungsmöglichkeiten die zu erwartende Hilfe übersteigt und dadurch der Behandlungsversuch ins Gegenteil verkehrt wird.

VII.

Auch wenn im Einzelfall eine absolute Verpflichtung zu lebensverlängernden Maßnahmen nicht besteht, hat der Arzt für eine ausreichende Grundversorgung des Neugeborenen, für Leidenslinderung und menschliche Zuwendung zu sorgen.

VIII.

1. Die Eltern/Sorgeberechtigten sind über die bei ihrem Kind vorliegenden Schäden und deren Folgen sowie über die Behandlungsmöglichkeiten und deren Konsequenzen aufzuklären. Sie sollen darüber hinaus durch Beratung und Information in den Entscheidungsprozeß mit einbezogen werden.
2. In den Prozeß der Entscheidungsfindung gehen auch die Erfahrungen der mit der Betreuung und Pflege des Kindes betrauten Personen mit ein.
3. Gegen den Willen der Eltern darf eine Behandlung nicht unterlassen oder abgebrochen werden.

Verweigern die Eltern/Sorgeberechtigten die Einwilligung in ärztlich gebotene Maßnahmen oder können sie sich nicht einigen, so ist die Entscheidung des Vormundschaftsgerichtes einzuholen. Ist dies nicht möglich, hat der Arzt die Pflicht, eine medizinisch dringend indizierte Behandlung (Notmaßnahmen) durchzuführen.

IX.

Die erhobenen Befunde, die ergriffenen Maßnahmen sowie die Gründe für den Verzicht auf eine lebenserhaltende Behandlung sind in beweiskräftiger Form zu dokumentieren.

Akademie für Ethik in der Medizin

Hermann Hepp, München
Udo Schlaudraff, Göttingen
Traute Schroeder-Kurth, Heidelberg
Eduard Seidler, Freiburg

Deutsche Gesellschaft für Kinderheilkunde

Arno Dittmer, Cottbus
Hans-Gerd Lenard, Düsseldorf
Volker von Loewenich, Frankfurt
Peter Meinecke, Hamburg

Deutsche Gesellschaft für Medizinrecht

Wolfram Eberbach, Bonn/Meckenheim
Hans-Dieter Hiersche, Kaiserslautern
Günter Hirsch, München
Adolf Laufs, Heidelberg

3 Mamma

3.1 Einführung in die Technik der Mammasonographie

Während in der geburtshilflichen und gynäkologischen Diagnostik der Ultraschall als bildgebendes Verfahren die Methode der ersten Wahl ist, ergänzt er in der Mammadiagnostik lediglich in vielen Fällen die im Zentrum stehende Mammographie (Abb. 3.1).

Zwischen der Mammographie und der Mammasonographie gibt es einige grundlegende Unterschiede (Tabelle 3.1):

Aus diesen spezifischen Unterschieden ergibt sich für die Mammasonographie neben oder als Ergänzung der Mammographie ein dezidierter Indikationskatalog.

Indikationen zur Mammasonographie
- Diagnose von zystischen Veränderungen
- Diagnose von Abszeßbildungen bei Mastitiden
- Diagnostik bei Implantaten
- Diagnostik bei röntgenologisch dichtem Drüsenkörper
- Kurzfristige Kontrolle benigner Veränderungen
- Klinisch auffällige Befunde in der Gravidität

Abb. 3.1. Mammadiagnostik

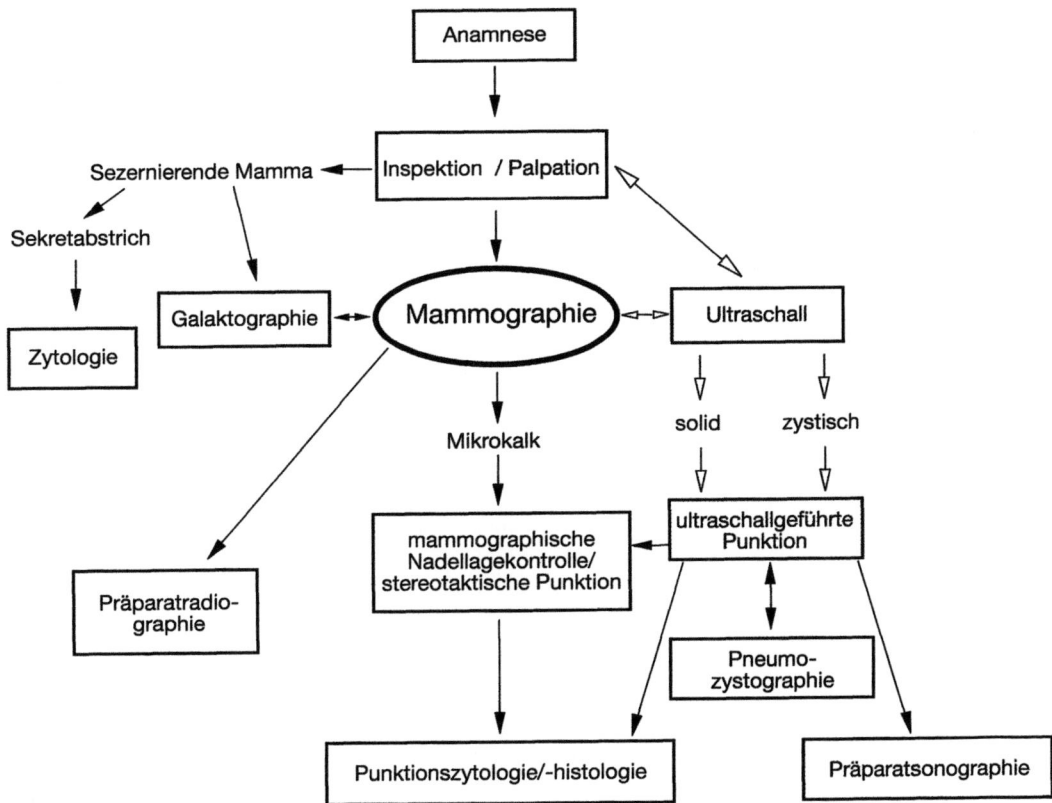

Tabelle 3.1. Vergleich zwischen Mammographie und Mammasonographie. (Nach Duda et al. 1989)

	Mammographie	Mammasonographie
– Darstellungsweise	Summationsbild, statisch	Schnittbild, dynamisch („real-time")
– Konventioneller Bildträger	Durchsichtsbild	Aufsichtsbild
– Drüsenkörper-/Tumordichte	Strahlendicht/strahlendicht	Echodicht/echoarm (meist)
– Für die Entdeckung pathologischer Veränderungen vorteilhafte Verhältnisse	Involutionsmamma	Echodichter DK
– Spezifische Indikationen	Mikrokalk	Zysten und andere liquide Formationen wie Abszesse

– Exzentrisch gelegene Tastbefunde
– Mammadiagnostik bei schwer beweglichen Patientinnen
– Kurzfristige Kontrolle mastopathischer Veränderungen
– Karzinomdiagnostik – additiv zur Röntgenmammographie
– Mammakarzinomnachsorge (Mastektomiebereich, Axilla, Kontrolle nach brusterhaltenden Operationsverfahren und Radiatio)
– Steuerung von Punktionen, präoperative Tumormarkierung, Präparatsonographie

Die von der Deutschen Gesellschaft für Senologie und der Deutschen Gesellschaft für Ultraschall in der Medizin 1983 verabschiedeten „Empfehlungen zum Einsatz der Mammasonographie" gelten im Grunde noch unverändert:

Empfehlungen zum Einsatz der Mammasonographie[1]

An die apparative Ausstattung eines Gerätetyps zur Mammasonographie sind nachstehende Anforderungen zu stellen:
1. Ein Real-time-Linearscanner hat folgende Voraussetzungen zu erfüllen:
   a) eine Betriebsfrequenz von mindestens 5 MHz,
   b) eine minimale Sichtfeldbreite und -tiefe von 5 cm,
   c) eine elektronisch erzeugte Fokussierung über einen Tiefenbereich von 0,5 bis 5 cm bei direktem Aufsetzen der Schallsonde; mit einem Wasservorlauf muß sich der Tiefenbereich um die Länge des Vorlaufes erweitern.
2. Mechanische Real-time-Scanner müssen unabhängig von der Betriebsfrequenz eine den unter 1. genannten Kriterien entsprechende Bildqualität garantieren.
3. Geräte mit manuell geführten Schallsonden und langsamem Bildaufbau (Compound-Scanner): Die benutzten Schallsonden müssen eine Mindestfrequenz von 5 MHz aufweisen. Bei direktem Hautkontakt ist eine kleinflächige (6 mm) Schallsonde zu verwenden. Bei Benutzung eines Wasservorlaufes sollen je nach Tiefe desselben größerflächige Schallsonden mit entsprechend angepaßtem Fokusbereich angewandt werden.
4. Geräte, die nach anderen Prinzipien arbeiten, wie beispielsweise Immersionsscanner, sollten in der Bildqualität den unter 1. definierten Anforderungen genügen.

Zum gegenwärtigen Zeitpunkt ist die Mammasonographie nur als additive Untersuchungsmethode zur Mammographie anzusehen. Nur ein suspekter Mammabefund stellt eine Indikation zur Mammasonographie dar, sofern dieser Befund nicht eindeutig durch eine Mammographie abgeklärt werden kann. Mammographisch nachgewiesene Mikroverkalkungen stellen hingegen keine Indikation zur Mammasonographie dar.

Stets sollte die Mammographie der Mammasonographie vorausgehen. Lediglich bei Patientinnen unter dem 30. Lebensjahr mit palpablen Befunden in der Brust kann die Mammasonographie als Erstuntersuchung zum Nachweis von Zysten eingesetzt werden. Die Sonographie kann bei gesicherter makrozystischer Mastopathie im Falle eines neu aufgetretenen Palpationsbefundes zwischen regelmäßigen Kontrollmammographien zum Zystennachweis eingesetzt werden.

Der die Mammasonographie ausführende Arzt sollte folgende Voraussetzungen erfüllen:

---
[1] Erschienen in Hackelöer B, Duda V, Lauth G (1986) Ultraschall-Mammographie. Springer, Berlin Heidelberg New York Tokyo, S. 124.

Einführung in die Technik der Mammasonographie

1. Ausübung einer fachbezogenen Sonographie,
2. klinische, mammographische und mammasonographische Kenntnisse an mindestens 400 selbständig unter fachkundiger Anleitung durchgeführten und beurteilten Untersuchungen während einer mindestens viermonatigen ganztägigen oder zweijährigen begleitenden Ausbildung.
3. Nachweis spezieller Kenntnisse auf dem Gebiet der Mammasonographie vor einer Kommission empfehlenswert.

Verabschiedet von einer gemeinsamen Kommission der Deutschen Gesellschaft für Senologie:

Prof. Dr. Friedrich, Berlin
Dr. Hüppe, München
Dr. Igl, München
Prof. Dr. van Kaick, Heidelberg
Dr. Kessler, München
Dr. Lauth, Marburg
Dr. Schrader, Hamburg
Priv.-Doz. Dr. Terinde, Düsseldorf
Dr. Teubner, Mannheim

und der Deutschen Gesellschaft für Ultraschall in der Medizin (DEGUM):

Prof. Dr. Hackelöer, Marburg
Prof. Dr. Loch, Wiesbaden
Prof. Dr. Schmidt, Heidelberg

Hamburg, 15.10.1983

Am weitesten verbreitet für die Mammasonographie sind derzeit handgeführte Realtime-Lineartransducer, die eine gleichzeitige palpatorische Kontrolle während der Ultraschalluntersuchung erlauben („Sonopalpation"). Mit solchen Schallköpfen fest verbundene weiche Vorlaufstrecken können gelegentlich von Vorteil sein, um Hautveränderungen eher wahrzunehmen.

Die Patientin befindet sich während der Untersuchung in Rückenlage und sollte den Arm der zu untersuchenden Seite soweit eleviert haben, daß aus dieser Position die Axilla gleich mituntersucht werden kann. Mitunter muß dazu die entsprechende Schulterblattregion mit einem Kissen unterpolstert werden. Der Schallkopf sollte für den routinemäßigen Untersuchungsgang senkrecht zur Haut gehalten werden. Zum Durchmustern der Mamma empfiehlt es sich, stets denselben Untersuchungsgang einzuhalten. Dabei haben sich in der Praxis 2 Alternativen als vorteilhaft erwiesen, die mäanderförmige und die radiäre Vorgehensweise (Abb. 3.2).

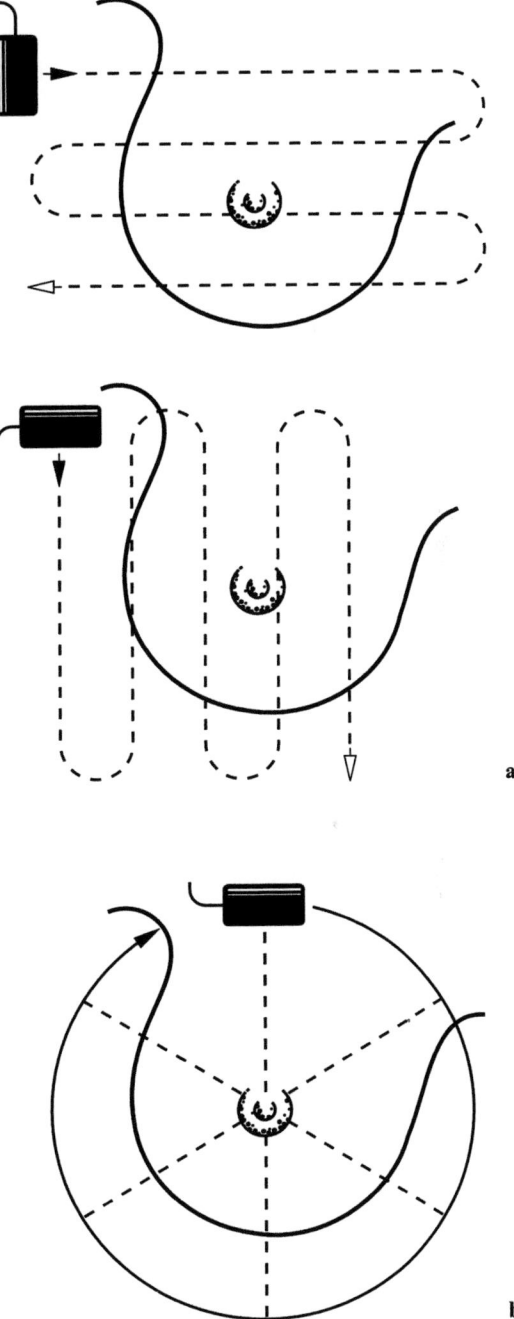

Abb. 3.2. a Mäanderförmiges Verfahren in Längs- und Querschnitten, **b** radiäre Vorgehensweise im Uhrzeigersinn von peripher auf die Mamille zu schallend. (Nach Duda et al. 1989)

Bei beiden Methoden darf der Ankopplungsdruck nur so stark sein, daß die Mamma nicht vor dem Schallkopf hergeschoben wird. Die Region der inframammären Umschlagfalte darf nicht vernachlässigt werden! Den Abschluß der Untersuchung sollte ein sonographischer Blick in die Axilla bilden. Entsprechende Herdbefunde sind nach Abschluß der Durchmusterung gezielt zu untersuchen. Findet sich ein suspekter Befund, kann aus der genannten Position der Patientin die Sonographie der Supra- und Infraklavikulärregion sowie der parasternalen Lymphknotenregion problemlos in den Untersuchungsgang integriert werden.

3.2 Die Sonoanatomie der Mamma

Die Kutis zeigt sich auch bei der Mammasonographie als durchgehendes hyperreflektives Band, das nur im Bereich der Mamille und der Areole etwas hyporeflektiv aufgelockert ist. Während sich die subkutanen, retro- und intramammären Fettgewebsanteile als hyporeflektiv erweisen, erscheint der eigentliche Drüsenkörper oberflächlich betrachtet hyperreflektiv. Bei genauerem Hinsehen fällt aber auf, daß er aus einem Gemisch echoärmeren Mammaparenchyms und echoreichen Bindegewebes aufgebaut ist. Die so entstehenden zahllosen Impedanzsprünge führen zu der beschriebenen hyperreflektiven Grundstruktur. Bei ausreichender Detailauflösung lassen sich im gesamten Drüsenkörper, besonders aber in der Retroareolarregion, kleinste areflektive Längsstrukturen entdecken, die Milchgänge. Je nach Involutionsgrad wird die Mamma eher von Drüsengewebe oder eher von Fettgewebe dominiert. Die das bindegewebige Grundgerüst der Mamma bildenden Cooper-Ligamente präsentieren sich als hyperreflektive lineare Strukturen, die aus der Tiefe der Mamma bis zur Kutis verfolgt werden können. Die dorsale Begrenzung der Mamma wird von der ebenfalls hyperreflektiven Pektoralisfaszie gebildet. Dahinter zeigen sich Muskelanteile und Rippenanschnitte, die bei den knöchernen Anteilen durch ihren starken Schallschatten auffallen. Die knorpeligen Rippenanteile werden dagegen immer einmal wieder für Mammatumoren gehalten, wenn die Pektoralisfaszie als Begrenzung nicht beachtet wird. Im konventionellen B-Bild zeigen sich von den Blutgefäßen der Mamma nur gelegentlich prominente subkutane Venen als hyperreflektive Doppellinien. Die Farbdopplersonographie hat aber in letzter Zeit in zunehmendem Maße auch kleinere, insbesondere Tumorgefäße in der Mamma darstellbar gemacht. In der Axilla ist das Aufspüren der A. axillaris und V. axillaris mit ihren kaudalen Abgängen als Leitstrukturen kein Problem.

3.3 Die Sonopathologie der Mamma

Als Herdbefunde sollten nur Strukturen angesprochen werden, die sich in 2 zueinander senkrecht stehenden Ebenen abgrenzen lassen. Zeigt sich ein solcher Befund, muß sowohl eine eindeutige Lokalisierung wie auch eine sonomorphologische Charakterisierung erfolgen. Die Lokalisierung kann am besten über die Mamille als Referenzpunkt mit der Angabe von Uhrzeiten und Abstandsangaben in cm vorgenommen werden, z.B.: 2 Uhr/ 6 cm von der Mamille entfernt. Die Beschreibung der Sonomorphologie pathologischer Befunde sollte sich an Primär-, Sekundär- und Tertiärkriterien orientieren (Tabelle 3.2).

Garantiert die exakte Lokalisierung die Überprüfung der Reproduzierbarkeit und die Möglichkeit zur Korrelation mit Tast- oder Mammographiebefunden, so dient die sonomorphologische Charakterisierung einer gewissen Dignitätsabschätzung. Da keines der Beurteilungskriterien obligatorisch oder beweisend ist, sind die auftretenden Kriterienkombinationen eher als richtungsweisend zu verstehen. Immerhin kann aber mit der Gegenüberstellung von Benignitäts- und Malignitätskriterien (Methode der Kriterienaddi-

Tabelle 3.2. Kriterien zur Beurteilung pathologischer Befunde in der Mammasonographie.

Primärkriterien	Sekundärkriterien	Tertiärkriterien
– Berandung: glatt, Verdrängungsrandsaum (Halo), teilweise glatt, unscharf, echodichter Randsaum (Besenreiser), gezackt begrenzter hyporeflektiver Tumorkern (Tannenbaumphänomen) – Binnenechos: Struktur: regelhaft, irregulär, flau Verteilung: homogen, inhomogen hyperreflektive Anteile, areflektive Anteile	– Schallverstärkung („enhancement") – Laterales Schallauslöschphänomen bei glatter Herdberandung bzw. Verdrängungsrandsaum („lateral shadowing") – Schallauslöschphänomen („middle shadowing")	– Hautphänomene: Vorwölbung, Abflachung („flattening"), Einziehung („retraction"), hyporeflektive Auflockerung und Verdickung („double line of skin thickening"), Unterbrechung – Unterbrechung der Pektoralisfaszie – Axilläre Lymphknoten, sonstige Lymphknoten im klavikulären oder nuchalen Bereich

tion) eine Treffsicherheit der präoperativen Dignitätseinschätzung für solide Befunde erreicht werden, die mit etwa 85% richtigen Vorhersagen deutlich über vergleichbaren Ergebnissen der Mammographie liegt (Hackelöer et al. 1986).

3.3.1 Zysten und andere liquide Formationen

Durch die Möglichkeit, zystische von soliden Raumforderungen unterscheiden zu können, hat die Sonographie relativ schnell einen festen Platz in der Mammadiagnostik bekommen. Da durchaus auch normal weite Milchgänge im Sonogramm zur Darstellung kommen, sind Duktektasien und Zysten in der Regel gut zu erfassen. Zysten haben üblicherweise einen glatten Rand, sind völlig echofrei (areflektiv) und zeigen je nach Größe und Tiefe im Gewebe eine unterschiedlich starke distale Pseudoschallverstärkung. Aufgrund der Schallwelleneigenschaften können sowohl die lateralen Wandanteile unscharf erscheinen als auch eine Vorspiegelung von Binnenechos auftreten, ohne daß dies eine pathologische Bedeutung hätte (Abb. 3.3). Intrazystische Papillome oder Karzinome kommen zwar vor, sind aber selten. Läßt sich der Verdacht auf reale Binnenechos in einer Zyste nicht ausräumen, sollte diese heutzutage nicht mehr punktiert, sondern gleich operiert werden. Dieses Vorgehen erleichtert dem Operateur das Auffinden einer solchen Zyste, was nach einer entsprechenden Punktion u. U. sehr schwer werden kann. Bei einfachen Zysten dagegen ist die ultraschallgeführte Punktion die Therapie der Wahl (Abb. 3.4). Eine mammographisch entdeckte flaue, glatt begrenzte Opazität in einer Involutionsmamma kann bei der sonographischen Abklärung immer wieder leicht übersehen werden, selbst wenn es sich dabei um eine Zyste handelt. Diese Zysten sind häufig nur schwer vom stark hyporeflektiven Fettgewebe zu differenzieren und haben nicht selten auch eine nur noch sehr schlaffe Konsistenz (Abb. 3.5). Neben den eigentlichen Mammazysten fallen im Sonogramm auch immer wieder andere liquide Formationen auf. Dabei kommt eine ganze Reihe von Differentialdiagnosen in Betracht:

– Ölzysten nach Fettgewebsnekrose,
– epidermale Zysten,
– juvenile Zysten ohne Anschluß an das abführende Milchgangsystem (sind häufig infiziert und treten wie eine Mastitis in Erscheinung),
– abszedierende Mastitis,
– Hämatome/Serome (besonders nach operativen Eingriffen),
– Tumornekrosen,
– Muzin (beim Gallertkarzinom).

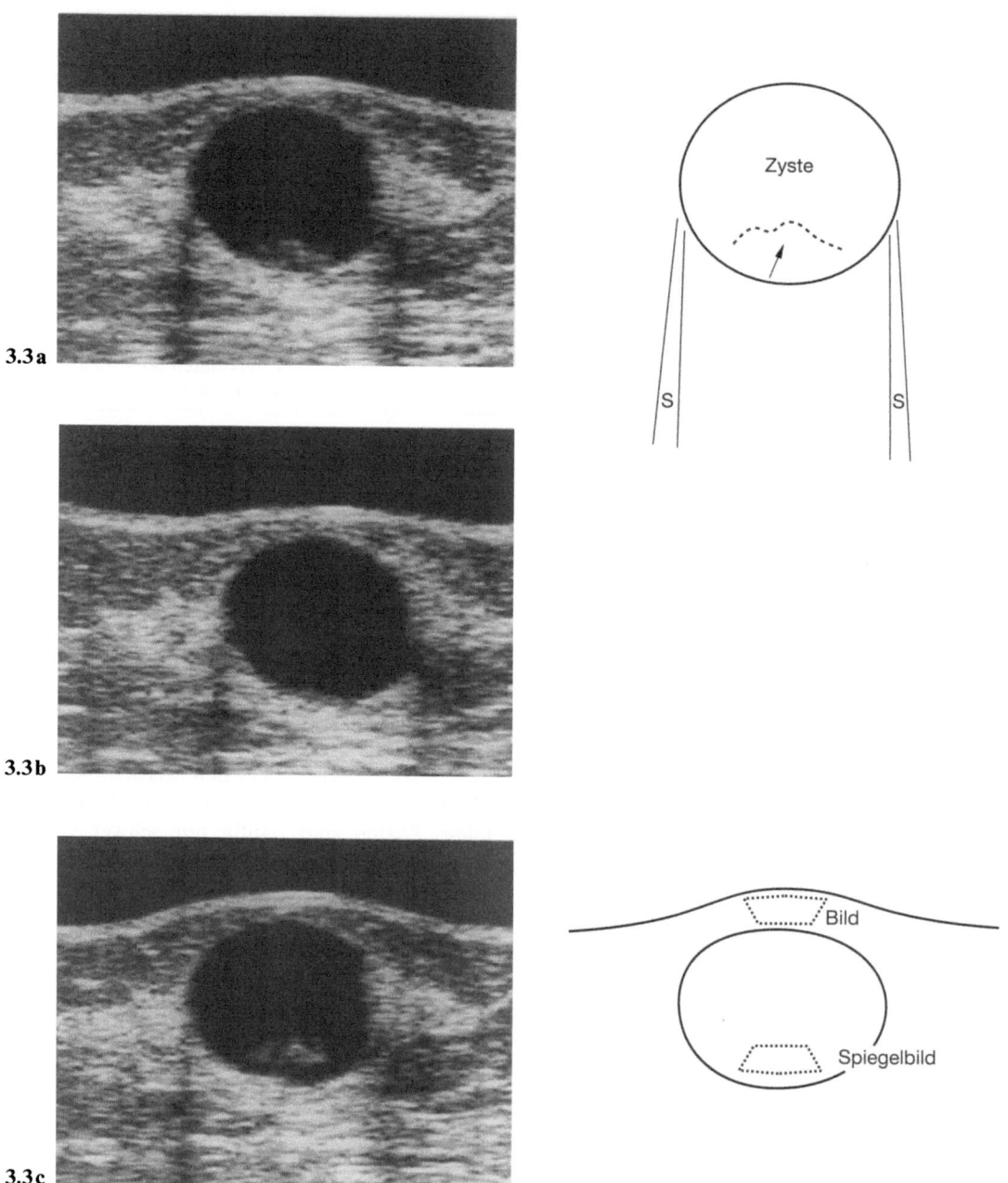

Abb. 3.3. a Knapp 3 cm große glatt begrenzte Zyste mit randständigem „solidem Anteil" distal (→). b Bei stärkerer Kompression im Vergleich zu a verschwindet der „solide Anteil". c Bei schwächerer Kompression im Vergleich zu a erkennt man frei im Zystenlumen den „soliden Anteil" als Spiegelartefakt der Vorderwand

Die Sonopathologie der Mamma

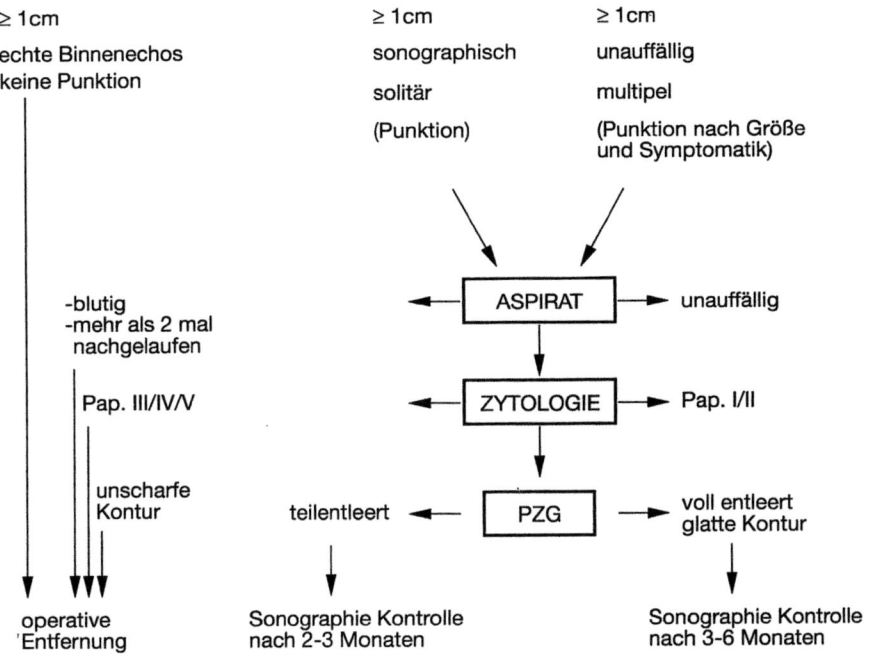

Abb. 3.4. Diagnostisches bzw. therapeutisches Prozedere bei Mammazysten

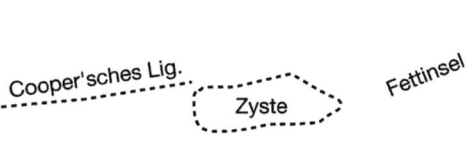

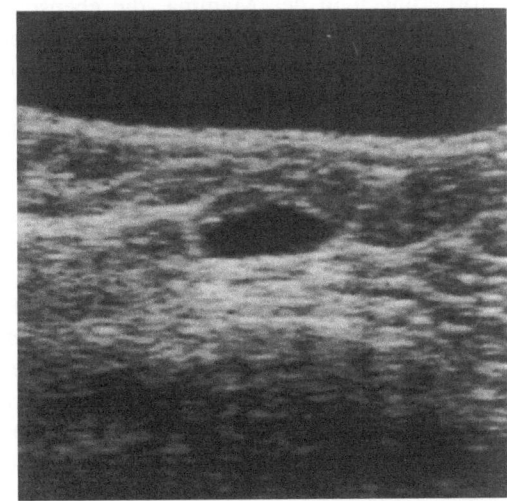

Abb. 3.5. Schlaffe Mammazyste in einer Involutionsmamma

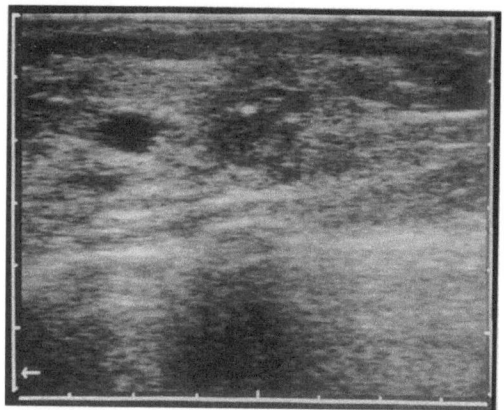

3.6

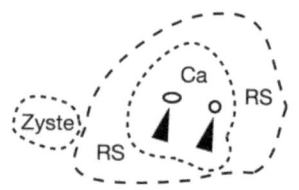

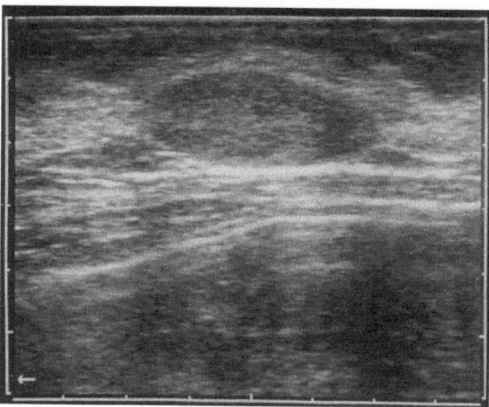

3.7

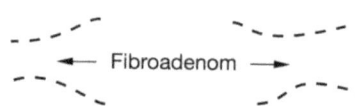

Zu den iatrogen bedingten liquiden Raumforderungen in der Mamma, die ebensogut sonographisch zu beurteilen sind wie andere zystische Strukturen, gehören natürlich auch die Implantate. Dabei kann sowohl das Implantat als auch das verbliebene Rest- oder Mantelgewebe sonographisch problemlos erfaßt werden.

3.3.2 Solide Raumforderungen

Die Betreuung von Patientinnen mit Mammazysten erstreckt sich nicht nur auf die Zystendiagnostik allein, da diese Frauen auch ein erhöhtes Risiko für die Entwicklung anderer Brusterkrankungen haben (Abb. 3.6). Daher kann die Sonographie in diesen Fällen auch nicht das Intervall zwischen 2 Mammographien strecken! Fällt neben einer Zyste oder auch sonst ein solider Herdbefund auf, muß er auf jeden Fall weiter abgeklärt werden. Solide

Abb. 3.6. Bei einer 52jährigen „Zystenpatientin" direkt neben einer kleinen Zyste aufgetretenes invasives Karzinom mit massiv gruppiertem Mikrokalk, der z. T. auch sonographische Korrelate zeigt (▶). (*Ca* Tumorkern, *RS* echodichter Randsaum)

Abb. 3.7. Das umgebende Gewebe verdrängendes Fibroadenom mit horizontaler Hauptachse

Befunde lassen sich mit der Mammasonographie etwa ab einer Größe von 1 cm nachweisen, mit modernen Geräten in vielen Fällen auch schon zwischen 0,5 und 1 cm. Neben den bereits erwähnten Beurteilungskriterien kommt es bei der weiteren Differenzierung eines soliden Tumors auch darauf an, seine Lage im umgebenden Gewebe mitzubeurteilen. Benigne Tumoren wie Fibroadenome oder Lipome sind häufig horizontal ausgerichtet und verdrängen bzw. komprimieren das sie umgebende Gewebe (Abb. 3.7). Nicht selten sind

Zysten und andere liquide Formationen

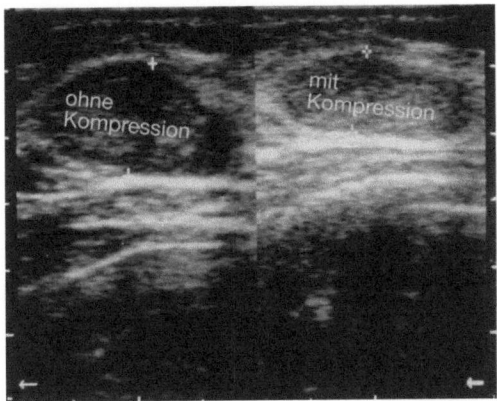

Abb. 3.8. Um 0,5 cm komprimierbares Fibroadenom

auch sie selbst komprimierbar (Abb. 3.8). Ebenso lassen sie sich meist gut unter Ultraschallsicht (Sonopalpation) in ihrer Umgebung verschieben. Bösartige Befunde dagegen treten als Strukturunterbrechung mit meist vertikaler Ausrichtung auf (Abb. 3.9). In ihrer Umgebung brechen die originären Gewebsstrukturen ab. Das spezifischste Erkennungsmerkmal maligner Befunde ist der besenreiserartige „echodichte Randsaum" (Abb. 3.6, 3.9 und 3.10b). Er wird auch als „Korona" bezeichnet und ist zu trennen vom „Verdrängungsrandsaum" oder „Halo" der benig-

nen Tumore. Das Tumorzentrum der Karzinome ist meist echoarm, es kommen aber auch inhomogen-irreguläre und z.T. sogar kalkdichte Echoformationen vor (Abb. 3.6). Diese in Herdbefunden nachweisbaren sonographischen Korrelate von Verkalkungen lassen aber auf gar keinen Fall eine sonographische Mikrokalkdiagnostik zu, die mit der mammographischen auch nur entfernt vergleichbar wäre!

Der „echodichte Randsaum", der nach umfangreichen Untersuchungen von Teubner (1985) auch bei der Größenbestimmung eines Tumors zu beachten ist, hat durch die neuen Möglichkeiten der Farbdopplersonographie eine noch größere Bedeutung bekommen. War bis dahin vermutet worden, daß es sich bei diesem Randsaum um den eigentlich aktiven Wachstumsbezirk eines Malignoms handelt, kann dies jetzt durch die Sichtbarmachung der peripheren Gefäßversorgung in diesem Saum bestärkt werden (Abb. 3.10a und b). Auch die Abgrenzbarkeit dieses Randsaums, die bis dahin oft nur durch Bewegungsphänomene möglich war, ist mit der Darstellung des Gefäßsaums sicherer geworden. Die Aussage darüber, von wo aus die Blutversorgung eines Tumors erfolgt, ist für die Suche nach befallenen Lymphknoten und auch für das operative Prozedere wichtig, gerade bei brusterhaltenden Vorgehensweisen (Abb. 3.11 und 3.12). Die farbdopplersonographische Darstellung der Gefäßversorgung eines Tumors kann aber auch bei benignen

Abb. 3.9. Invasives Mammakarzinom mit relativ kleinem Tumorkern (*Ca*) mit vertikaler Hauptachse, aber breitem echodichtem Randsaum (*RS*)

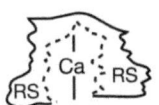 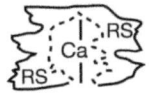

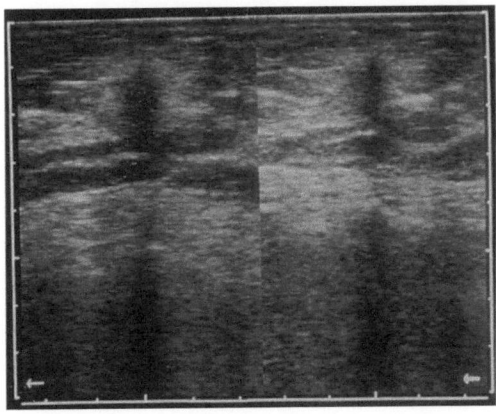

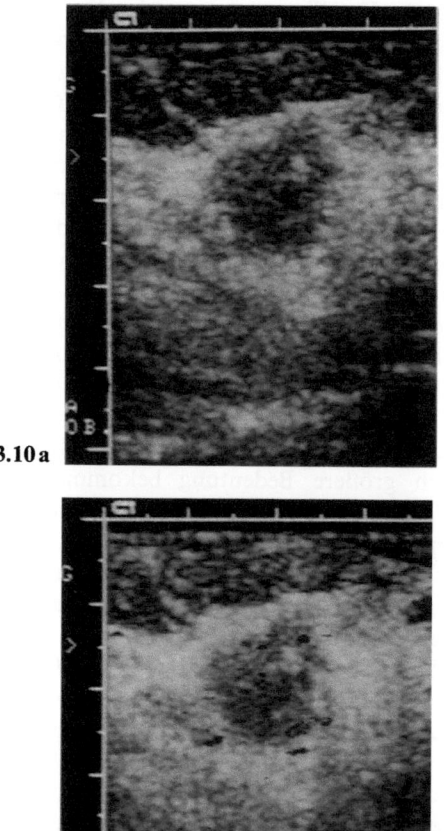
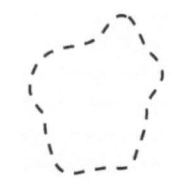
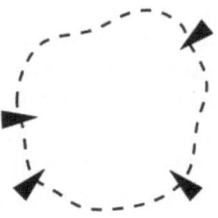

Abb. 3.10. a Großes invasives Mammakarzinom, bei dem sich primär nur der Tumorkern abgrenzen läßt. **b** Nach Injektion von SH U 508 (Schering AG, Berlin) multiple Gefäßanschnitte im echodichten Randsaum

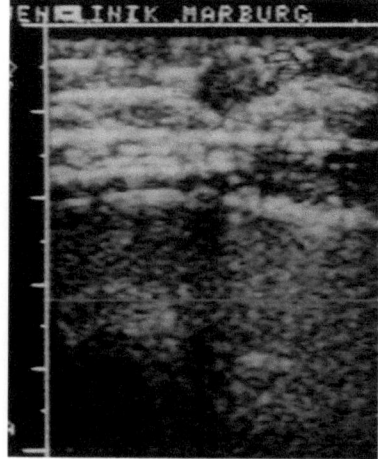
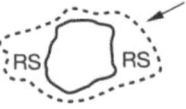

Abb. 3.11. 7 mm großes invasives Karzinom rechts oben innen mit breitem echodichtem Randsaum (RS) und Blutversorgung von medial (◄—) (axilläre Lymphknoten frei, ca. 1/2 Jahr nach Primäroperation und Radiatio multiple Fernmetastasen)

Solide Raumforderungen

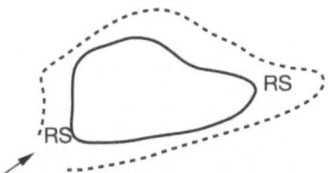

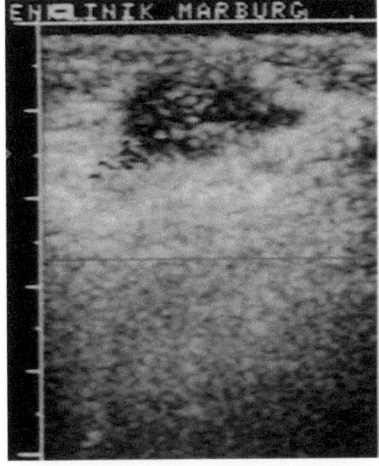

Abb. 3.12. Großes invasives Mammakarzinom, multizentrisch, hier ein Teil mit schmalem echodichtem Randsaum (RS), einem Gefäßstiel (—▶) und anarchischen Gefäßsignalen zentral

3.12

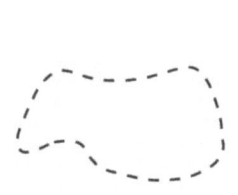

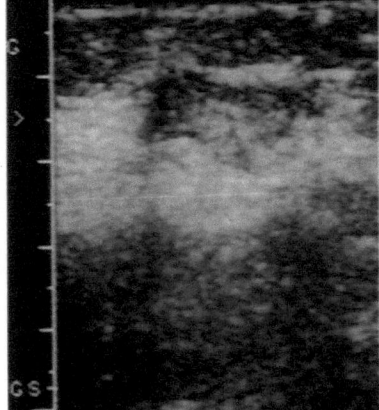

3.13a

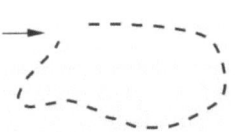

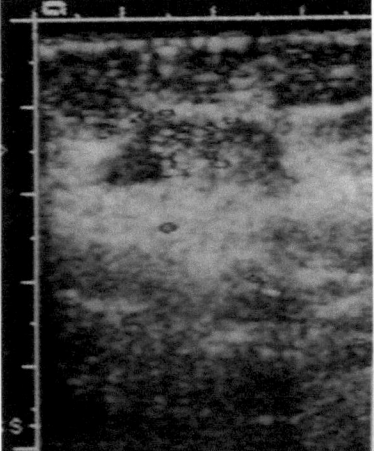

3.13b

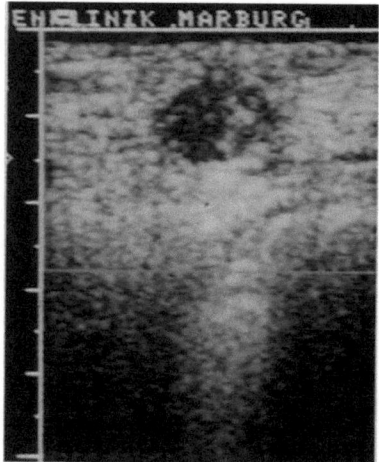
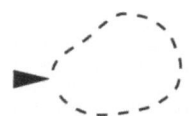

3.14a

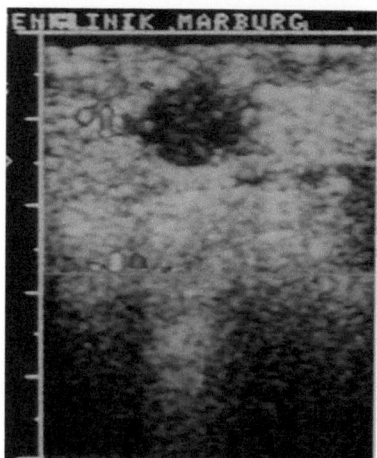
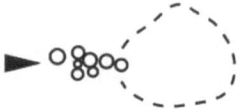

3.14b

Veränderungen durchaus richtungsweisende Informationen liefern. Da es sich hier um eine relativ junge Methode handelt, lassen sich noch keine statistischen Aussagen machen: Zwei Fallbeispiele können aber die Problematiken und Einsatzmöglichkeiten verdeutlichen:

Abb. 3.14a, b. Mastitis non puerperalis. **a** Relativ unscharf begrenzter hyporeflektiver Herd mit gerade noch erkennbarem Gefäßanschnitt (▸). **b** Nach Echokontrastmittelinjektion massiv verstärktes Gefäßsignal

– Bei einer 67jährigen Patientin war es zu einer massiven blutigen Sekretion aus der rechten Mamille gekommen. Im oberen inneren Quadranten der rechten Mamma war bei 2 Uhr/2–3 cm eine 2,5 × 2 cm große derbe, mäßig mobile Resistenz zu tasten, die auf Druck zu noch mehr blutigem Sekretabgang führte. Im Nativfarbdopplersonogramm war keine Gefäßversorgung darstellbar. Nach intravenöser Injektion eines die Lungenpassage überdauernden Echokontrastmittels (SH U 508 A, Fa. Schering Berlin) zeigte sich dann allerdings die Gefäßversorgung dieses Tumors über nur ein Gefäß mit einer auffällig starken intratumoralen Gefäßzeichnung. Sonomorphologisch hatte der Tumor zwar eine unscharfe Begrenzung, aber keinen echodichten Randsaum im eigentlichen Sinn erkennen lassen. Galaktographisch fand sich eine bereits erwartete Verbindung des blutig sezernierenden Milchgangs mit dem Tumor, der auch mammographisch nicht überall glatt abgrenzbar war. Pathohistologisch erwies sich dieses Gebilde als 1,8 cm großes benignes Milchgangspapillom (Abb. 3.13)!

– Eine 68jährige Patientin hatte 1 Jahr nach Durchführung regelmäßig eingehaltener Mammographien mit jeweils unauffälligem Ergebnis in der rechten Mamma oben außen selbst einen derben Tumor getastet. Bei Durchführung der Diagnostik zeigte sich dieser Tumor als relativ dicht subkutan, derb, nicht verschieblich und nicht druckdolent. Er hatte palpatorisch eine Größe von 1,5 × 1 cm und zeigte ein positives Jackson-Phänomen (Hauteinziehung über dem Tumor bei Druck von lateral). Mammographisch und sonographisch erwies er sich als überwiegend unscharf begrenzt. Im Nativfarbdopplersonogramm war an einer Stelle dicht am hyporeflektiven Tumorkern ein Signal mit bidirektionalem Flow zu sehen. Nach Injektion von SH U 508 A (Fa. Schering Berlin) kam es zu einer massiven Verstärkung dieses Signals. Darüber hinaus zeigte sich, daß das aufgezeichnete Gefäß nur noch über eine ganz kurze Distanz in den Tumor hinein zu verfolgen war, daneben aber weder im Tumor selbst noch in seiner Umgebung irgendein Signal aufzuzeichnen war. Ein echodichter Randsaum hatte sich auch hier nicht nachweisen lassen. Pathohistologisch ergab sich der überraschende Befund einer relativ umschriebenen Mastitis non puerperalis (Abb. 3.14)!

Die exakte Beurteilung der direkten Umgebung eines hyporeflektiven Herdbefunds eröffnet tatsächlich mehr Einblicke in die jeweilige Tumorbiologie als eine noch so dezidierte Beschreibung seiner Binnenstrukturen. Das noch vor einiger Zeit als relativ charakteristisch für einen malignen Befund im Sonogramm eingeschätzte retrotumorale „shadowing" (= Schallschatten, Schallauslöschphänomen) hat sich als weniger spezifisch und auch sehr geräte- bzw. frequenzabhängig erwiesen. Im Vergleich zu den hyporeflektiven Herdbefunden im Mammasonogramm machen die hyperreflektiven Befunde nur einen geringen Prozentsatz aus. Kleine hyperreflektive, ganz dicht subkutan gelegene Herdbefunde, die palpatorisch einem gut abgrenzbaren, gut mobilen und eher weichen Tumor zuzuordnen sind, entsprechen typischerweise Lipomen. Größere Lipome zeigen dagegen eher ein buntes, oft kaum vom restlichen Drüsenkörper abgrenzbares Bild. Sie verraten sich in ähnlicher Weise wie die Fibrolipoadenome nur durch ihre zarte kapselartige Begrenzung und können oft erstaunliche Größen von 5–10 cm erreichen. Unscharfe echodichte Befunde finden sich gelegentlich bei in Organisation befindlichen Hämatomen, aber auch immer wieder als Zeichen einer Tumorinfiltration zwischen Tumorkern und Kutis. Ist die Kutis selbst infiltriert oder durch eine Lymphangiosis carcinomatosa cutis verdickt, zeigt sich eine typische Doppelkonturierung („double line of skin thickening"). Diese Auffälligkeit läßt sich aber auch nach brusterhaltender Karzinomoperation mit axillärer Lymphknotenausräumung als Zeichen eines postoperativen Lymphstaus passager nachweisen. Lokalrezidive intramammär, aber auch im Mastektomiegebiet, unterscheiden sich sonographisch nicht von Primärtumoren und sind meist als hyporeflektive Herde mit unscharfer Begrenzung oder echodichtem Randsaum zu sehen. Lymphknotenmetastasen haben typischerweise eine stark hyporeflektive flaue Binnenstruktur und einen weich gezeichneten, weder glatten noch eigentlich unscharfen Rand.

Anhang B

1 Richtlinien über den Inhalt der Weiterbildung in Gebieten, Teilgebieten und Bereichen [1]

Der Vorstand der Bundesärztekammer hat am 15.04.1988 die nachfolgend abgedruckten (ausschnittsweise) Richtlinien über den Inhalt der Weiterbildung in Gebieten, Teilgebieten und Bereichen beschlossen.

6. Frauenheilkunde und Geburtshilfe

Inhalt der Weiterbildung

A. Frauenheilkunde

1. Vermittlung, Erwerb und Nachweis eingehender Kenntnisse und Erfahrungen

   1.1 in der Ätiologie, Pathogenese, Pathophysiologie, Symptomatologie, **Diagnostik und Differentialdiagnostik** gynäkologischer Erkrankungen unter Einbeziehung instrumenteller, apparativer und invasiver Untersuchungsmethoden sowie der Laboratoriumsdiagnostik des Gebietes
   1.2 in der Indikationsstellung und Durchführung der konservativen und operativen Behandlung gynäkologischer Erkrankungen einschließlich der stadiengerechten Therapie onkologischer Erkrankungen unter Einbeziehung medikamentöser Behandlungsformen.
   Dazu gehört die selbständige Durchführung der im Operationsverzeichnis aufgeführten Eingriffe, außerdem die Mitwirkung bei Eingriffen höherer Schwierigkeitsgrade sowie die Behandlung prä- und postoperativ auftretender Komplikationen
   1.3 in der gynäkologischen Früherkennungsuntersuchung von Krebserkrankungen
   1.4 in der Kolposkopie
   1.5 in der Entnahme und Herstellungstechnik zytologischer Präparate der weiblichen Genitalorgane und der Mamma, sowie der Verwertung und Umsetzung zytologischer Befundberichte in der Therapieplanung
   1.6 in der Physiologie, Pathophysiologie, Diagnostik und Differentialdiagnostik der gynäkologischen Endokrinologie unter Einbeziehung der Behandlung gynäkologisch-endokriner Störungen
   1.7 in der Reproduktionsbiologie einschließlich der gesellschaftsspezifischen Entwicklung der Frau und deren Störungen, in der Sterilitätsdiagnostik, -beratung und -behandlung sowie in der Familienplanung und Geburtenregelung
   1.8 in der Diagnostik, Beratung und Behandlung der gynäkologischen Erkrankungen des Kindes- und Adoleszenzalters
   1.9 in der gebietsbezogenen Diagnostik und Behandlung bei psychosozialen Problemen, psychosomatischen Störungen und Sexualstörungen
   1.10 in der Beratung und Indikationsstellung zum Schwangerschaftsabbruch unter Berücksichtigung der Risiken
   1.11 in der Nachsorge und Rehabilitation gynäkologisch behandelter Patientinnen, insbesondere in der Betreuung gynäkologischer Tumorpatientinnen
   1.12 in der Durchführung und Überwachung von Infusionen und Bluttransfusionen
   1.13 in den Lokalanästhesien und regionalen Leitungsanästhesien
   1.14 in der Röntgendiagnostik des Gebietes einschließlich des Strahlenschutzes, ständig begleitend während der gesamten Weiterbildungszeit mit regelmäßiger Teilnahme an Röntgendemonstrationen
   1.15 in der Sonographie der Beckenorgane während der gesamten Weiterbildungszeit (mindestens 200 Patientinnen)
   1.16 Pharmakologie der im Gebiet gebräuchlichen Pharmaka und Kontrastmittel (Pharmakokinetik, Wechsel- und Nebenwirkungen) einschließlich ihres therapeutischen Nutzens (auch Kosten/Nutzenrelation), Risiken des Arzneimittelmißbrauchs, gesetzliche Auflagen bei der Arzneimittelverschreibung und Arzneimittelprüfung sowie die hierbei zu beachtenden ethischen Grundsätze

---
[1] Erschienen in: Der Frauenarzt 6, 1988:657–658.

1.17 in der Dokumentation von Befunden, im ärztlichen Berichtswesen, in den einschlägigen Bestimmungen der Sozialgesetzgebung (RVO, Krankenkassenverträge, Rentenversicherung, Unfallversicherung, Mutterschutzgesetz, Jugend- und Arbeitsschutzgesetz u. a.) und in den für die Arzt-Patientenbeziehung wichtigen Rechtsnormen

2. Vermittlung und Erwerb von Kenntnissen

2.1 in den gebräuchlichen Anästhesieverfahren, der Schockbehandlung und Wiederbelebung
2.2 in der Behandlung von Gerinnungsstörungen und in der Thromboseprophylaxe
2.3 in der gynäkologischen Urologie
2.4 in der gynäkologischen Strahlenbehandlung
2.5 in den plastisch-operativen und rekonstruktiven Eingriffen im Genitalbereich und an der Mamma

B. Geburtshilfe

1. Vermittlung, Erwerb und Nachweis eingehender Kenntnisse und Erfahrungen

1.1 in Physiologie, Pathophysiologie und der Feststellung der Schwangerschaft, in der **Diagnostik und Differentialdiagnostik** schwangerschaftsbedingter Erkrankungen einschließlich der Erkennung von Risikoschwangerschaften
1.2 in der Schwangerenbetreuung (Mutterschaftsvorsorge), in den Möglichkeiten der Pränatalen Diagnostik, in der Prophylaxe und Behandlung von Schwangerschaftserkrankungen und -komplikationen sowie der gesundheitlichen und psychologischen Führung während der Schwangerschaft
1.3 in der Beherrschung der geburtshilflichen Diagnostik, einschließlich der Ultraschalldiagnostik bei mindestens 400 Patientinnen, sowie aller Methoden der ante- und intrapartalen Überwachung von Mutter und Kind während der gesamten Weiterbildungszeit
1.4 in der Leitung der normalen und regelwidrigen Geburt, einschließlich der Diagnostik und Behandlung von geburtshilflichen Notfallsituationen, insbesondere von Blutungs- und Gerinnungsstörungen. Dazu gehört die Leitung von mindestens 350 Geburten, sowie die Mitwirkung bei weiteren 150 Geburten
1.5 in der psychischen Führung der Gebärenden, der medikamentösen Schmerzlinderung unter der Geburt und der Lokalanästhesie und regionalen Leitungsanästhesie
1.6 in der Indikationsstellung und selbständigen Durchführung der im Operationsverzeichnis aufgeführten geburtshilflichen Operationen, außerdem der Mitwirkung bei Eingriffen höherer Schwierigkeitsgrade
1.7 in der Durchführung der Neugeborenenerstuntersuchung und der erforderlichen Sofortmaßnahmen bei der Wiederbelebung des Neugeborenen, einschließlich der Intubation und Infusionsbehandlung
1.8 in der Erkennung von Anpassungsstörungen, Fehlbildungen und Erkrankungen, auch der Blutgruppenverträglichkeit
1.9 in der Betreuung des gesunden Neugeborenen für die Dauer des Wochenbettes gemeinsam mit dem Kinderarzt
1.10 in der Betreuung der Wöchnerinnen, einschließlich der Erkennung und Behandlung von Erkrankungen im Wochenbett

2. Vermittlung und Erwerb von Kenntnissen in den Grundlagen der Humangenetik

Operationsverzeichnis

(Art und Mindestzahl der nachzuweisenden, selbständig durchgeführten operativen Eingriffe, außerdem Mitwirkung bei Operationen höherer Schwierigkeitsgrade)

A. Gynäkologie

270 Operationen, davon
   40 abdominale bzw. vaginale Hysterektomien
   25 abdominale Operationen am inneren Genitale bei Belassung des Uterus (auch im Rahmen der Laparoskopie)
   15 Descensus-Operationen mit oder ohne gleichzeitige Hysterektomie
   50 kleinere gynäkologische Operationen am äußeren Genitale, an Vagina und Uterus sowie an der weiblichen Brust
   75 Kürettagen
   50 Endoskopien (Zystoskopie, Rektoskopie, Hysteroskopie, Laparoskopie)
   15 größere operative Eingriffe an der weiblichen Brust einschließlich der Durchführung von 5 Mammaamputationen

B. Geburtshilfe

120 Operationen, davon
   20 Schnittentbindungen, von denen mindestens 3 Re-Sectio-Entbindungen sein sollten
   15 operative vaginale Entbindungen (Vakuumextraktionen, Forzeps, Beckenendlagenentwicklung)

75 Versorgungen von Episiotomien, Dammrissen und anderen Verletzungen unter der Geburt

10 manuelle Lösungen der Plazenta oder Nachtastungen nach Geburt der Plazenta

Anmerkungen:

1. Wer während der Gebietsweiterbildung in der Frauenheilkunde und Geburtshilfe die Auswertung der Exfoliativzytologie an mindestens 6000 Präparaten nachweisen kann, erhält eine gesonderte Bescheinigung über eingehende Kenntnisse und Erfahrungen.

Wer während der Gebietsweiterbildung in der Frauenheilkunde und Geburtshilfe darüber hinaus zusätzlich die Auswertung von Aspirations- und Punktatzytologie an mindestens 600 Präparaten nachweisen kann, erhält eine gesonderte Bescheinigung über eingehende Kenntnisse und Erfahrungen

2. Wer während der Gebietsweiterbildung in Frauenheilkunde und Geburtshilfe zusätzlich die Sonographie und Thermographie der Mamma an jeweils mindestens 200 Patientinnen nachweisen kann, erhält darüber eine gesonderte Bescheinigung über eingehende Kenntnisse und Erfahrungen

Anhang B

2 Mindestanforderungen an Ultraschall-Vorsorgeuntersuchungen im I., II. und III. Trimenon[1]

I. Trimenon

Intrauteriner Sitz:	ja/nein
Embryo darstellbar:	ja/nein
Mehrlingsschwangerschaft:	ja/nein
Vitalität:	ja/nein
Biometrie I (ein Maß):	
Scheitelsteißlänge (SSL)	
oder biparietaler Durchmesser (BPD)	
Zeitgerechte Entwicklung:	ja/nein
Auffälligkeiten:	ja/nein

II. Trimenon

Mehrlingsschwangerschaft:	ja/nein
Vitalität:	ja/nein
Biometrie II (5 Maße):	
Biparietaler Durchmesser (BPD)	
Fronto-occipitaler Durchmesser (FOD)	
oder Kopfumfang (KU)	
Abdomen-Querdurchmesser (AQ)	
Abdomen-a.-p.-Durchmesser (AAP)	
oder Abdomenumfang (AU)	
Femurlänge (FL)	
Zeitgerechte Entwicklung:	ja/nein
Hinweiszeichen für Entwicklungsstörungen:	
Fruchtwassermenge:	normal
	vermindert
	vermehrt
Anomale Formen im Körperumrißbild:	ja/nein
Strukturanomalien im Feten:	ja/nein
Disproportionen:	ja/nein
Arrhythmien:	ja/nein
Plazentalokalisation:	
Plazentastruktur:	
Weiterführende Untersuchung veranlaßt:	ja/nein

III. Trimenon

Mehrlingsschwangerschaft::	ja/nein
Vitalität:	ja/nein
Kindslage:	
Biometrie III (5 Maße):	
Biparietaler Durchmesser (BPD)	
Fronto-occipitaler Durchmesser (FOD)	
oder Kopfumfang (KU)	
Abdomen-Querdurchmesser (AQ)	
Abdomen-a.-p.-Durchmesser (AAP)	
oder Abdomenumfang (AU)	
Femurlänge (FL)	
Zeitgerechte Entwicklung:	ja/nein
Hinweiszeichen für Entwicklungsstörungen:	
Fruchtwassermenge:	normal
	vermindert
	vermehrt
Anomale Formen im Körperumrißbild:	ja/nein
Strukturanomalien im Feten:	ja/nein
Disproportionen:	ja/nein
Arrhythmien:	ja/nein
Plazentalokalisation:	
Plazentastruktur:	
Weiterführende Untersuchung veranlaßt:	ja/nein

---

[1] Erschienen in: Der Frauenarzt, 34, 7/1993: 740–743.

Anhang B

3 Qualifikationsvoraussetzungen der kassenärztlichen Bundesvereinigung gemäß § 135 Abs. 2 SGB V zur Durchführung von Untersuchungen in der Ultraschalldiagnostik (Ultraschall-Vereinbarung) [auszugsweise]

vom 10. Februar 1993 [1]

A
Allgemeine Bestimmungen

§ 1
Inhalt

Diese Vereinbarung regelt die Voraussetzungen für die Ausführung und Abrechnung von Leistungen der Ultraschalldiagnostik. Für die Anwendung dieser Vereinbarung sind die Begriffsbestimmungen der Anlage II zu Grunde zu legen.

§ 2
Genehmigungspflicht

Die Ausführung und Abrechnung von Leistungen der Ultraschalldiagnostik im Rahmen der vertragsärztlichen Versorgung durch die an der vertragsärztlichen Versorgung teilnehmenden Ärzte ist erst nach Erteilung der Genehmigung durch die Kassenärztliche Vereinigung zulässig. Die Genehmigung ist zu erteilen, wenn der Arzt die nachstehenden Voraussetzungen der fachlichen Befähigung (Abschnitt B) und der apparativen Ausstattung (Abschnitt C und Anlage I) erfüllt.

§ 3
Genehmigungsvoraussetzung

Die Erfüllung der Voraussetzung zur fachlichen Befähigung und zur apparativen Ausstattung ist gegenüber der Kassenärztlichen Vereinigung nachzuweisen. Das Verfahren richtet sich nach Abschnitt D dieser Vereinbarung. Das Nähere zur Durchführung des Genehmigungsverfahrens (z. B. Inhalte der Kolloquien, Zusammensetzung der Komissionen) regelt die Kassenärztliche Bundesvereinigung in Richtlinien nach § 75 Abs. 7 und § 135 Abs. 3 SGB V.

---

[1] Erschienen in: Dt Ärztebl 90/8, 1993: B 390–B 409.

B
Anforderungen an die fachliche Befähigung

§ 4
Erwerb der fachlichen Befähigung nach der Weiterbildungsordnung

Soweit die Weiterbildungsordnung in einem Fachgebiet für eine Weiterbildung in der Ultraschalldiagnostik den Erwerb eingehender Kenntnisse, Erfahrungen und Fertigkeiten vorschreibt, gilt die fachliche Befähigung durch die Vorlage ausreichender Zeugnisse gemäß § 11 Abs. 1 als nachgewiesen.

§ 5
Erwerb der fachlichen Befähigung in einer ständigen oder begleitenden Tätigkeit

(1) Soweit eine fachliche Qualifikation nicht nach § 4 nachgewiesen wird, kann die fachliche Befähigung in der Ultraschalldiagnostik durch eine ständige oder begleitende Tätigkeit erworben werden. Dabei sind folgende Voraussetzungen zu erfüllen und durch die Vorlage ausreichender Zeugnisse gemäß § 11 Abs. 1 nachzuweisen:

a) Für jeden der in Abs. 2 genannten Anwendungsbereiche eine mindestens 4monatige ständige oder mindestens 24monatige begleitende Tätigkeit in der Ultraschalldiagnostik unter Anleitung

b) Die Anleitung hat bei einem zur Weiterbildung nach der Weiterbildungsordnung entsprechend ermächtigten Arzt oder bei einem gemäß § 7 in der Ultraschalldiagnostik qualifizierten Arzt stattzufinden

c) Erbringung der in Abs. 2 genannten Anforderungen und gegebenenfalls Zusatzanforderungen für den jeweiligen Anwendungsbereich

Die Tätigkeitszeiten in der Ultraschalldiagnostik, soweit sie entsprechend den Anforderungen gemäß a–c durchgeführt werden, können während der in den Zusatzanforderungen genannten Zeiten klinischer oder praktischer Tätigkeit abgeleistet werden. Die in den Zusatzanforderungen genannten Zeiten klinischer oder praktischer Tätigkeit können hierdurch entsprechend verkürzt werden.
d) Erfolgreiche Teilnahme an einem Kolloquium gemäß § 11 Abs. 4 nach Erfüllung der genannten Voraussetzungen

(2) In den jeweiligen Anwendungsbereichen sind folgende Anforderungen zu erfüllen:

....
....
....

8 Brustdrüse
(B-Mode-Verfahren)
– Facharzt für Chirurgie, Frauenheilkunde und Geburtshilfe, Radiologische Diagnostik
200 Patientinnen
Zusatzanforderung:
Nachweis einer mindestens 6monatigen ständigen klinischen oder vergleichbaren ständigen praktischen Tätigkeit in der gesamten Mammadiagnostik (Palpation, Mammographie, Punktion) im Fachgebiet Chirurgie oder Frauenheilkunde und Geburtshilfe oder Radiologische Diagnostik
Zusatzforderungen für nicht genannte Ärzte:
Nachweis einer mindestens 18monatigen ständigen klinischen oder vergleichbaren ständigen praktischen Tätigkeit in der gesamten Mammadiagnostik (Palpation, Mammographie, Punktion) im Fachgebiet Chirurgie oder Frauenheilkunde und Geburtshilfe oder Radiologische Diagnostik

....
....
....

10.2 Weibliche Genitalorgane
(B-Mode-Verfahren)
– Facharzt für Frauenheilkunde und Geburtshilfe
300 Patientinnen
Zusatzanforderung für nicht genannte Ärzte:
Nachweis einer mindestens 18monatigen ständigen klinischen oder vergleichbaren ständigen praktischen Tätigkeit im Fachgebiet Frauenheilkunde und Geburtshilfe
Bei Nachweis der Qualifikation im B-Mode-Verfahren eines anderen Anwendungsbereiches:
200 Patienten in einer 3monatigen ständigen oder 18monatigen begleitenden Tätigkeit in der Ultraschalldiagnostik

11 Schwangerschaftsdiagnostik
(gemäß den Mutterschafts-Richtlinien des Bundesausschusses der Ärzte und Krankenkassen)

11.1 Geburtshilfliche Basisdiagnostik
(B-Mode-Verfahren)
– Facharzt für Frauenheilkunde und Geburtshilfe
300 Patientinnen
Zusatzanforderung für nicht genannte Ärzte:
Nachweis einer mindestens 18monatigen ständigen klinischen oder vergleichbaren ständigen praktischen Tätigkeit im Fachgebiet Frauenheilkunde und Geburtshilfe

11.2 Weiterführende differentialdiagnostische sonographische Untersuchung bei Verdacht auf Entwicklungsstörungen oder Verdacht auf fetale Erkrankungen oder erhöhtem Risiko
(B-Mode-Verfahren)

Ausbildung in der speziellen sonographischen Mißbildungsdiagnostik
– Facharzt für Frauenheilkunde und Geburtshilfe
200 Patientinnen, davon 30 Fehlbildungen
Zusatzanforderung:
Erfüllung der Voraussetzungen nach Nr. 11.1 (Geburtshilfliche Basisdiagnostik)
Weitere Zusatzanforderung für nicht genannte Ärzte:
Nachweis einer mindestens 18monatigen ständigen klinischen oder vergleichbaren ständigen praktischen Tätigkeit im Fachgebiet Frauenheilkunde und Geburtshilfe

....
....
....

14 Gefäßdiagnostik

....
....

14.3.4 Gefäße des weiblichen Genitalsystems
(Duplex-Verfahren)
– Facharzt für Frauenheilkunde und Geburtshilfe
200 Patientinnen
Zusatzanforderung:
Erfüllung der Voraussetzungen nach Nr. 10.2 (Weibliche Genitalorgane)
Weitere Zusatzanforderung für nicht genannte Ärzte:
Nachweis einer mindestens 18monatigen ständigen klinischen oder vergleichbaren ständigen praktischen Tätigkeit im Fachgebiet Frauenheilkunde und Geburtshilfe
Bei Nachweis der Qualifikation im Duplex-Verfahren eines anderen Anwendungsbereiches:
100 Patientinnen in einer 2monatigen ständigen oder 12monatigen begleitenden Tätigkeit in der Ultraschalldiagnostik

14.3.5 Fetale Echokardiographie
(Duplex-Verfahren)

– Facharzt für Frauenheilkunde und Geburtshilfe
100 Patienten
Zusatzanforderung:
Erfüllung der Voraussetzungen nach Nr. 11.2 (Weiterführende differentialdiagnostische sonographische Untersuchungen des Fetus)
Weitere Zusatzanforderung für nicht genannte Ärzte:
Nachweis einer mindestens 18monatigen ständigen klinischen oder vergleichbaren ständigen praktischen Tätigkeit im Fachgebiet Frauenheilkunde und Geburtshilfe

§ 6
Erwerb der fachlichen Befähigung durch Ultraschallkurse

(1) Soweit eine Weiterbildung nach §§ 4 oder 5 nicht nachgewiesen wird, kann die fachliche Befähigung in der Ultraschalldiagnostik durch Ultraschallkurse erworben werden. Dabei sind folgende Voraussetzungen zu erfüllen und nachzuweisen:
a) Erbringung der in § 5 genannten Untersuchungszahlen unter der Anleitung
   – eines gemäß § 7 qualifizierten Arztes
oder
   – eines Arztes, der die Berechtigung für die Ausführung und Abrechnung von Leistungen in der vertragsärztlichen Versorgung des jeweils in § 5 genannten Anwendungsbereiches besitzt oder
   – bei einem zur Weiterbildung nach der Weiterbildungsordnung entsprechend ermächtigten Arztes
b) Erbringung der in § 5 ausgeführten Zusatzanforderungen im jeweiligen Anwendungsbereich
c) Erfolgreiche Teilnahme an folgenden Kursen, die unter der Anleitung eines gemäß § 7 a–d (Qualifikation der Ausbilder) in der Ultraschalldiagnostik qualifizierten Arztes stattfinden:
1. **Grundkurs** über Indikationsbereich und physikalisch-technische Basiskenntnisse unter Einschluß praktischer Übungen.
Das vom Kursleiter auszustellende Zertifikat über die Teilnahme am Grundkurs muß Angaben über den Anwendungsbereich und den Kursinhalt enthalten.
2. **Aufbaukurs** zur Korrektur und Verbesserung der Untersuchungstechnik unter Einschluß praktischer Übungen.
Der Aufbaukurs kann durch eine Hospitation, die eine mindestens 4wöchige ständige Tätigkeit umfaßt, ersetzt werden, die unter Anleitung eines gemäß § 7 (Qualifikation der Ausbilder) in der Ultraschalldiagnostik qualifizierten Arztes durchgeführt wird.
Das vom Kursleiter auszustellende Zertifikat über die Teilnahme am Aufbaukurs muß insbesondere folgende Angaben enthalten:
   – Anwendungsbereich und Kursinhalt
   – Bestätigung, daß höchsten 10 Kursteilnehmer in einer Ausbildungsgruppe gleichzeitig unterwiesen wurden
In dem Zertifikat über die Teilnahme am Aufbaukurs kann bereits die Anzahl der vom Kursteilnehmer vorgelegten Dokumentationen – bis zu einem Drittel der jeweils in § 5 genannten Zahlen – bestätigt werden, wenn die schriftliche und apparatetypische Dokumentation den fachlichen Anforderungen genügen.
3. **Abschlußkurs** zur Vervollständigung der Kenntnisse und Fähigkeiten. Vorangehend ist die nach § 5 jeweils erforderliche Anzahl von durchgeführten Ultraschalluntersuchungen in Form von schriftlichen und apparatetypischen sowie den fachlichen Anforderungen genügenden Dokumentationen nachzuweisen, soweit sie nicht bereits im Aufbaukurs (Nr. 2) anerkannt wurde.
Das vom Kursleiter auszustellende Zertifikat über die Teilnahme am Abschlußkurs muß insbesondere folgende Angaben enthalten:
   – Anwendungsbereich und Kursinhalt
   – Bestätigung, daß höchstens 10 Kursteilnehmer gleichzeitig in einer Ausbildungsgruppe unterwiesen wurden
   – Anzahl der vorgelegten Dokumentationen, wenn die schriftliche und apparatetypische Dokumentation den fachlichen Anforderungen genügen
   – Bestätigung der erfolgreichen Abschlußprüfung
   – Beurteilung der Befähigung des Antragstellers zur selbständigen Durchführung von ultraschalldiagnostischen Untersuchungen des jeweiligen Anwendungsbereiches
d) Erfolgreiche Teilnahme an einem Kolloquium gemäß § 11 Abs. 4 nach Erfüllung der vorgenannten Voraussetzungen
(2) Für die Durchführung der in Abs. 3 durchgeführten Kurse gelten folgende allgemeine Anforderungen:
a) Zwischen Grund- und Aufbaukurs muß ein Zeitraum von mindestens 9 Monaten liegen.
b) Für die in Abs. 3 Nrn. 1 bis 11 genannten Anwendungsbereiche außer Nr. 5 (Herz) kann der Grundkursus interdisziplinär

durchgeführt werden. Der Aufbau- und Abschlußkursus muß sich jedoch auf die spezifischen Anwendungsbereiche beziehen.
c) In der gesamten Gefäßdiagnostik (Abs. 3 Nr. 12) muß der Grundkursus interdisziplinär durchgeführt werden.
d) Die Kurse für die extrakraniellen hirnversorgenden Gefäße (Abs. 3 Nr. 12.4.1.) und extremitätenversorgenden Gefäße (Abs. 3 Nr. 12.4.2.) mit dem Duplex-Verfahren (einschl. Farbkodierung) können in Kombination mit dem CW-Doppler-Verfahren durchgeführt werden.

(3) Für die Durchführung der Kurse in den jeweiligen Anwendungsbereichen gelten folgende spezielle Anforderungen: **(Tabelle s. nächste Seite)**

§ 7
Qualifikation der Ausbilder

(1) Qualifizierte Ausbilder im Sinne dieser Vereinbarung sind entweder im entsprechenden Fachgebiet nach der Weiterbildungsordnung ermächtigte Ärzte oder Ärzte, die andere Ärzte in der Ultraschalldiagnostik anleiten und ausbilden. Letztere können nur in denjenigen Methoden anleiten und ausbilden, in denen sie persönlich tätig sind. Folgende Voraussetzungen sind dabei zu erfüllen und nachzuweisen:
a) Die Erfüllung der fachlichen und apparativen Voraussetzungen gemäß dieser Vereinbarung für den in § 5 genannten Anwendungsbereich, in der die Ausbildung stattfindet
b) Eine mindestens 36monatige eigenverantwortliche Tätigkeit im Bereich der Ultraschalldiagnostik
c) Die zehnfache Zahl der in § 5 spezifisch geforderten Untersuchungszahlen
d) Eine abgeschlossene fachärztliche Weiterbildung

C
Anforderung an die apparative Ausstattung

§ 8
Apparative Ausstattung

(1) Die Ausstattung und Anforderungen an die Untersuchungsgeräte zur Ultraschalldiagnostik müssen Mindestanforderungen an die Gerätesicherheit, biologische Sicherheit und technische Leistungsfähigkeit erfüllen und richten sich nach Anwendungsklassen. Für die einzelnen Anwendungsklassen gelten die in der Anlage aufgeführten Mindestanforderungen. Die Mindestanforderungen gelten für jeden Arbeitsplatz.

(2) Geräte nach dem Dopplerprinzip zum alleinigen qualitativen Nachweis der Blutströmung und/oder der darauf aufbauenden Druckmessungen sind nicht Gegenstand dieser Vereinbarung.

D
Verfahren

§ 9
Genehmigungsverfahren

(1) Anträge auf Genehmigung zur Ausführung und Abrechnung von Leistungen der Ultraschalldiagnostik sind an die zuständige Kassenärztliche Vereinigung zu stellen. Über die Anträge und über den Widerruf oder die Rücknahme einer erteilten Genehmigung entscheiden die zuständigen Stellen der Kassenärztlichen Vereinigung. Vor Erteilung der Genehmigung zur Ausführung und Abrechnung von Leistungen der Ultraschalldiagnostik sind die vorgelegten Zeugnisse, Zertifikate und Bescheinigungen von der Kassenärztlichen Vereinigung zu überprüfen.

(2) Dem Antrag auf Genehmigung zur Ausführung und Abrechnung von Leistungen der Ultraschalldiagnostik sind insbesondere beizufügen:
1. Zeugnisse gemäß § 11 Abs. 1 oder Zertifikate gemäß § 6 Abs. 1c (Ultraschallkurse) für den Nachweis der fachlichen Befähigung.
2. Nachweis der Erfüllung der Anforderungen an die apparative Ausstattung gemäß § 8 und der Anlage I. Der Nachweis kann durch die Gewährleistung des Herstellers, daß das verwendete Gerät diesen Anforderungen entspricht, geführt werden.
3. Bei Erwerb der fachlichen Befähigung nach § 5 (ständige/begleitende Tätigkeit):
   Soweit die Anleitung nicht von einem zur Weiterbildung nach der Weiterbildungsordnung entsprechend ermächtigten Arzt durchgeführt wurde, der Nachweis, daß die Anleitung des Antragsstellers bei einem gemäß § 7 (Qualifikation der Ausbilder) qualifizierten Arzt stattgefunden hat. Auf diesen Nachweis kann verzichtet werden, wenn der zuständigen Kassenärztlichen Vereinigung die fachliche Qualifikation gemäß § 7 dieses Ausbilders bereits nachgewiesen ist.
4. Bei Erwerb der fachlichen Befähigung nach § 6 (Ultraschallkurse):
   a) Die Nachweise, daß die Kurse bei einem gemäß § 7 a – d (Qualifikation der Ausbil-

Anwendungsbereiche	Grundkurs Stunden	an mind. aufeinanderfolgenden Tagen	Aufbaukurs Stunden	an mind. aufeinanderfolgenden Tagen	Abschlußkurs Stunden	an mind. aufeinanderfolgenden Tagen
Für die in den Nrn. 1 bis 11 genannten Anwendungsbereiche außer Nr. 5 (Herz) kann der Grundkurs gemäß Abs. 2b interdisziplinär durchgeführt werden.			Aufbau- und Abschlußkursus sind auf den jeweiligen Anwendungsbereich zu beziehen			
....	...	...	...	...	...	...
....	...	...	...	...	...	...
....	...	...	...	...	...	...
7 Brustdrüse	16	2	16	2	12	2
8 Uro-Genitalorgane						
8.2 Weibliche Genitalorgane	24	3	24	3	16	2
9 Schwangerschaftsdiagnostik						
9.1 Geburtshilfliche Basisdiagnostik	24	3	24	3	16	2
9.2 Weiterführende Differentialdiagnostik des Feten	24	3	24	3	16	2
In der gesamten Gefäßdiagnostik (Nr. 12) muß der Grundkurs gemäß Abs. 2c interdisziplinär durchgeführt werden.	24	3	Aufbau- und Abschlußkursus sind auf den jeweiligen Anwendungsbereich zu beziehen			
12 Gefäßdiagnostik						
....	...	...	...	...	...	...
....	...	...	...	...	...	...
....	...	...	...	...	...	...
12.3 Duplex-Verfahren (einschl. Farbkodierung)						
12.3.2 Gefäße des weiblichen Genitalsystems	–	–	16	2	12	2
12.3.3 Fetale Echokardiographie	–	–	20	3	16	2
....	...	...	...	...	...	...
....	...	...	...	...	...	...
....	...	...	...	...	...	...

der) qualifizierten Kursleiter und die Anleitung des Antragstellers bei einem gemäß § 6 Abs. 1a qualifizierten Arzt stattgefunden haben. Auf diese Nachweise kann verzichtet werden, wenn der zuständigen Kassenärztlichen Vereinigung die fachliche Qualifikation des Kursleiters und des anleitenden Arztes bereits nachgewiesen ist.

b) Bestätigung des gemäß § 6 Abs. 1a anleitenden Arztes, daß die geforderten Untersuchungszahlen unter seiner Anleitung erbracht wurden.

c) Für jeden der in § 5 genannten Anwendungsbereiche sind 40 Dokumentationen von Patientenuntersuchungen vorzulegen. Dabei müssen mindestens die Hälfte der Dokumentationen pathologische Befunde und die Untersuchungen aus allen Organen beziehungsweise Untersuchungsgebieten der beantragten Anwendungsbereiche repräsentativ enthalten sein.

(3) Der Arzt hat jede Veränderung an der zugelassenen ultraschalldiagnostischen Einrichtung unverzüglich der Kassenärztlichen Vereinigung mitzuteilen.

(4) Die Kassenärztlichen Vereinigungen können die Sonographie-Kommissionen beauftragen, die in Betrieb befindlichen Ultraschalldiagnostikgeräte daraufhin zu überprüfen, ob sie den Bestimmungen gemäß der Anlage I dieser Vereinbarung entsprechen. Die Genehmigung für die Ausführung und Abrechnung von Leistungen der Ultraschalldiagnostik wird nur erteilt, wenn der Arzt in seinem Antrag sein Einverständnis zur Durchführung einer solchen Überprüfung erklärt.

§ 10
Anpassung an geänderte Anforderungen an die apparative Ausstattung

Der Arzt ist verpflichtet, die apparative Ausstattung den Änderungen dieser Vereinbarung im Rahmen der vorgesehenen Übergangsfristen gemäß der Anlage I anzupassen und die Anpassung der Kassenärztlichen Vereinigung anzuzeigen. Wird die Anpassung nicht fristgerecht vorgenommen, endet die Genehmigung für die Ausführung und Abrechnung von Leistungen der Ultraschalldiagnostik mit Ablauf der Übergangsfrist.

§ 11
Zeugnisse und Kolloquien

(1) Die über eine ultraschalldiagnostische Tätigkeit nach §§ 4 oder 5 vorzulegenden Zeugnisse müssen von dem zur Weiterbildung ermächtigten Arzt oder von dem gemäß § 7 qualifizierten Arzt unterzeichnet sein und insbesondere folgende Angaben enthalten:
- Überblick über die Zusammensetzung des Krankheitsgutes der Abteilung, in der die Weiterbildung stattfand
- Beschreibung der durchgeführten Untersuchungen und angewandten Techniken
- Zahl der vom Antragsteller unter Anleitung erbrachten sowie Zahl der selbständig durchgeführten Untersuchungen und diagnostischen Beurteilungen. Zahl der pathologischen Befunde
- Beurteilung der Befähigung des Antragstellers zur selbständigen Durchführung von ultraschalldiagnostischen Untersuchungen

(2) Soll eine fachliche Befähigung für ultraschalldiagnostische Untersuchungen an Kindern nachgewiesen werden, muß aus dem Zeugnis hervorgehen, daß die Untersuchungen bei Kindern durchgeführt wurden.

(3) Bestehen trotz der vorgelegten Zeugnisse, Zertifikate und Dokumentationen begründete Zweifel, daß die in Abschnitt B dieser Vereinbarung festgelegten Anforderungen an die fachliche Befähigung erfüllt sind, so kann die Kassenärztliche Vereinigung die Erteilung der Genehmigung für die Ausführung und Abrechnung der beantragten Leistungen von der erfolgreichen Teilnahme an einem Kolloquium abhängig machen. Das gleiche gilt, wenn der antragstellende Arzt im Vergleich zu dieser Vereinbarung eine abweichende, aber gleichwertige Befähigung nachweist.

(4) Wird die fachliche Befähigung nach
a) § 5 in einer ständigen oder begleitenden Tätigkeit oder
b) § 6 in Ultraschallkursen erworben, darf die Genehmigung zur Ausführung und Abrechnung von Leistungen in der Ultraschalldiagnostik nur nach erfolgreicher Teilnahme an einem Kolloquium erfolgen.

E
Inkrafttreten und Übergangsregelungen

§ 12
Inkrafttreten

Diese Vereinbarung tritt am 1. April 1993 in Kraft. Sie ersetzt die Richtlinien der Kassenärztlichen Bundesvereinigung für Ultraschalluntersuchungen vom 7. Dezember 1985 in der Fassung vom 1. Juli 1987.

§ 13
Übergangsregelungen

(1) Die vor Inkrafttreten dieser Vereinbarung von den Kassenärztlichen Vereinigungen erteilten Genehmigungen bleiben unberührt.

(2) Anträge auf Genehmigung zur Ausführung und Abrechnung von Leistungen der Ultraschalldiagnostik, die ein Arzt vor Inkrafttreten dieser Vereinbarung gestellt hat, sind auf Grund der zum Zeitpunkt der Antragstellung geltenden Bestimmungen zu entscheiden. Ärzte, die nach Inkrafttreten dieser Vereinbarung einen Antrag stellen und den Erwerb ihrer fachlichen Befähigung in einer ständigen oder begleitenden Tätigkeit nach § 4 der Ultraschall-Richtlinien der Kassenärztlichen Bundesvereinigung in der Fassung vom 11. Juli 1987 begonnen haben und nachweisen, daß sie bis zum Inkrafttreten dieser Vereinbarung mindestens die Hälfte der geforderten Tätigkeitszeiten und Untersuchungszahlen gemäß den Bestimmungen der oben genannten Richtlinien erbracht haben, können den Erwerb ihrer fachlichen Befähigung nach den Ultraschall-Richtlinien der Kassenärztlichen Bundesvereinigung in der Fassung vom 11. Juli 1987 abschließen.

(3) Tätigkeitszeiten und Untersuchungszahlen, die bis zum 31. März 1993 gemäß den Ultraschall-Richtlinien der Kassenärztlichen Bundesvereinigung in der Fassung vom 11. Juli

1987 abgeleistet worden sind, können auf die in dieser Vereinbarung geforderten Tätigkeitszeiten und Untersuchungszahlen angerechnet werden.

(4) Ultraschallkurse in Form von Grund-, Aufbau- und Abschlußkursen, die bis zum 31. März 1994 auf der Grundlage der Ultraschall-Richtlinien der Kassenärztlichen Bundesvereinigung in der Fassung vom 11. Juli 1987 abgeschlossen wurden, können bis 31. März 1996 anerkannt werden.

(5) Ärzte, die beim Inkrafttreten dieser Vereinbarung ein Ultraschalldiagnostikgerät aufgrund einer gemäß der Ultraschall-Richtlinie der Kassenärztlichen Bundesvereinigung erteilten Genehmigung durch eine Kassenärztliche Vereinigung betreiben, das den Anforderungen an die apparative Ausstattung dieser Vereinbarung nicht entspricht, dürfen dieses bis zum 31. März 1998 weiterverwenden, soweit nicht in nachstehenden Fällen abweichende Fristen aufgeführt werden:

a) Ärzte, die ein CW-Doppler- oder PW-Doppler-Ultraschallgerät betreiben, bei dem nach Nr. 4.4.3 der Anlage dieser Vereinbarung keine Nullinie durchgehend erkennbar ist, können dieses Gerät weiterbetreiben.

b) Ärzte, die ein Ultraschalldiagnostikgerät der Anwendungsklasse X (Säuglingshüften) betreiben, das nicht über einen Linearscanner verfügt, können dieses bis zum 31. März 1994 weiterverwenden.

c) Ultraschalldiagnostikgeräte, die bis zum Inkrafttreten dieser Vereinbarung betrieben werden oder mit denen bis zum 30. September 1993 ein Antrag auf Genehmigung für die Ausführung und Abrechnung von Leistungen der Ultraschalldiagnostik gestellt wird und welche die Anforderungen dieser Vereinbarung erfüllen, können weiterverwendet werden, selbst wenn sie den Anforderungen der IEC-Norm 1157 nicht entsprechen.

d) Ärzte, die nach dem 30. September 1993 einen Antrag auf Genehmigung für die Ausführung und Abrechnung von Leistungen der Ultraschalldiagnostik stellen und nicht nachweisen können, daß das Ultraschalldiagnostikgerät den Anforderungen der IEC-Norm 1157 entspricht, können dieses dann weiterverwenden, wenn der entsprechende Nachweis der Kassenärztlichen Vereinigung bis zum 31. März 1995 vorgelegt wird.

Anlage I: Apparative Ausstattung

1. Gerätesicherheit

Neben den in dieser Vereinbarung festgelegten Anforderungen an die apparative Ausstattung von Ultraschallgeräten sind die einschlägigen gesetzlichen Bestimmungen, wie die Medizingeräteverordnung, das Gerätesicherheitsgesetz, das Hochfrequenzgesetz sowie die entsprechenden nationalen Normen zu beachten.

Es dürfen in der vertragsärztlichen Versorgung nur Ultraschalldiagnostikgeräte verwendet werden, die der IEC-Norm 1157 entsprechen.

2. Technische Leistungsfähigkeit

Die Ausstattung und die Anforderungen an Einrichtungen zur Ultraschalldiagnostik richten sich nach Anwendungsklassen. Bei allen Geräten ist eine interne oder externe anschließbare Prüfmöglichkeit ihrer wesentlichen Systemeigenschaften zu gewährleisten. Für die Beschallung des Patienten sind die für den jeweiligen Untersuchungszweck geeigneten Schallköpfe und Nennfrequenzen zu verwenden, wenn in den einzelnen Anwendungsklassen nichts anderes bestimmt ist. Ein konvexer Curved-Array mit einem Radius ≤ 20 mm gilt als Sektorscanner.

3. Allgemeine Gerätemerkmale

Die in den Anwendungsklassen genannten Gerätemerkmale müssen in allen Fällen jeweils den nachfolgend genannten Mindestanforderungen genügen. Alle Angaben, die schallgeschwindigkeitsabhängig sind (Meßabstände etc.), sind auf eine Schallgeschwindigkeit von 1540 m/s bezogen. Wird eine andere Schallgeschwindigkeit zugrunde gelegt, ist diese anzugeben.

3.1 A-Mode-Gerät mit Amplituden Zeitdarstellung

3.1.1 Elektronischer Laufzeit- beziehungsweise Entfernungsmaßstab

3.1.2 Der Meßfehler darf 3% des Objektabstandes beziehungsweise der Laufzeit nicht überschreiten. Für Meßstrecken < 17 mm ist ein absoluter Meßfehler von 0,5 mm oder 0,65 μs zulässig. Zur Überprüfung des Meßfehlers ist ein geeignetes Testobjekt mit bekannter Schallgeschwindigkeit beziehungsweise Echolaufzeit zu verwenden.

3.1.3 Einstellbare kalibrierte Sendeleistung und/oder Empfangsverstärkung

3.1.4 Systemübliche Bilddokumentation mit Maßstabsinformation

3.2 B-Mode-Gerät zur Schnittbilddarstellung mit automatischer Abtastung

3.2.1 B-Bild-Darstellung mit Hilfe eines Bildspeichers und mit mindestens 16 Graustufen, sowie der Möglichkeit, mittels elektronischer Marker Distanzen im Standbild auf dem Bildschirm direkt anzuzeigen.

3.2.2 Der Meßfehler des angezeigten Markerabstandes darf 3% des Objektabstandes nicht überschreiten. Für Meßstrecken < 33 mm ist ein absoluter Meßfehler von 1,0 mm zulässig.

3.2.3 Einstellbare kalibrierte Sendeleistung und/oder Empfangsverstärkung sowie einstellbarer Tiefenausgleich.

3.2.4 Systemübliche Bilddokumentation mit Maßstabsinformation, Anzeige der Nennfrequenz, von Meßwerten und von besonderen Signalverarbeitungsmethoden.

3.3 Gerät zur Time-Motion-Darstellung (M-Mode)

3.3.1 M-Bild-Darstellung mit zeitlich fortlaufender Registrierung mit Hilfe eines Bildspeichers und mit mindestens 16 Graustufen, sowie der Möglichkeit, mittels elektronischer Marker Distanzen im Standbild auf dem Bildschirm direkt anzuzeigen.

3.3.2 Der Meßfehler des angezeigten Markerabstandes darf 3 % des Objektabstandes nicht überschreiten. Für Meßstrecken < 17 mm ist ein absoluter Meßfehler von 0,5 mm zulässig. Eine zeitliche Auflösung der M-Mode-Darstellung von mindestens 5 ms (PRF = 200 Hz) muß möglich sein.

3.3.3 Einstellbare kalibrierte Sendeleistung und/oder Empfangsverstärkung sowie einstellbarer Tiefenausgleich.

3.3.4 Systemübliche Bilddokumentation mit Maßstabsinformation, Anzeige von Meßwerten und Anzeige von besonderen Signalverarbeitungsmethoden.

3.4 CW-Doppler und PW-Doppler mit Erfassung der Strömungsrichtung

3.4.1 Gerät zur Wiedergabe der Dopplerinformation entlang einer vorgegebenen Strahlrichtung. Bei PW-Dopplern über die Untersuchungstiefe verschiebbares Meßvolumen wählbarer Länge.

3.4.2 Zweikanalige flußrichtungsorientierte akustische Wiedergabe der Dopplersignale.

3.4.3 Soweit keine Spektralanalyse durchgeführt wird: direktionelle simultane Darstellung und fortlaufende Registriermöglichkeit einer der Dopplershift proportionalen Größe mit durchgehend erkennbarer Nullinie und Zeitmaßstab. Möglichkeit zur Invertierung der Flußrichtungsanzeigen. Eine vierstufige Frequenztreppe mit Festfrequenzen (zum Beispiel Abweichung von $f_0 \pm 0,025\%$ und $\pm 0,05\%$) ist ausreichend.

3.4.4 Übersprechdämpfung zwischen beiden Richtungskanälen > 30 dB, Meßfehler für Zeit < 3 % des Soll-Wertes, Meßfehler für Frequenz < 0,01 % der Sendefrequenz F_0. Untere Grenzfrequenz < 200 Hz. Zuschaltbares Hochpaßfilter zur Eliminierung niederfrequenter Störanteile. Bei CW-Dopplern muß bei einem Einstrahlwinkel von 0° Grad mindestens eine Geschwindigkeit von 6 m/s noch meßbar sein.

3.4.5 Einstellbare kalibrierte Sendeleistung und/oder Empfangsverstärkung.

3.4.6 Systemübliche Kurvendokumentation mit Strömungs- und Zeitinformation sowie Anzeige von besonderen Signalverarbeitungsmethoden.

3.5 Duplexscan mit einer Schallkopfeinheit zur B-Bild- und Dopplerdarstellung

Zusätzlich zu den Anforderungen nach 3.2 (B-Mode-Gerät)

3.5.1 Anzeige der Dopplerschallrichtung im B-Bild und Möglichkeit, die Dopplerschallrichtung über wenigstens 2/3 des B-Bild-Darstellungsbereiches zu verschieben.

3.5.2 Darstellung der Lage und Größe des Doppler-Meßvolumens und Möglichkeit, das Meßvolumen über dem dargestellten Tiefenbereich zu verschieben.

3.5.3 Einblendung eines Cursors zur automatischen Bestimmung des Winkels zwischen Gefäß und Dopplerstrahlrichtung. Der Deckungsfehler zwischen dem tatsächlichen Ort des Meßvolumens und dem angezeigten Ort im B-Bild darf 3 % der größten B-Bild-Abmessung nicht überschreiten.

3.5.4 Anzeige der Dopplersendefrequenz, der Frequenz des Wandfilters und der Pulsrepetitionsfrequenz (PRF) und der auswertbaren Dopplershift.

3.6 Spektralanalyse zur Aufzeichnung der zeitlich veränderlichen spektralen Zusammensetzung des Dopplersignals

3.6.1 Fortlaufende direktionelle Darstellung des Dopplerspektrums mit Hilfe eines Bildspeichers mit Zeit- und Frequenzmaßstab. Zeitmaßstab in mind. 3 Stufen umschaltbar, wobei die niedrigste Geschwindigkeit einen Zeitraum von mind. 8 Sekunden umfassen muß.

3.6.2 Die Frequenzachse muß in wenigstens ± 32 nicht interpolierten Stufen auflösbar sein. Einstellbare Dehnung der Frequenzachse in mindestens 3 Stufen.

3.6.3 Der Meßfehler der Zeit-. und Frequenzachse darf 3 % nicht überschreiten.

3.6.4 Die Amplitudendarstellung der einzelnen spektralen Anteile muß in mindestens 8 Helligkeits- oder Farbstufen auflösbar sein.

3.6.5 Möglichkeit der Darstellung des gespeicherten Spektrums (Freeze-Mode) und frei positionierbarer elektronischer Cursor zur direkten Messung am Bildschirm für Frequenz und Zeit.

3.6.6 Systemübliche Bilddokumentation mit Frequenz- oder Geschwindigkeitsinformation sowie Anzeige von besonderen Signalverarbeitungsmethoden.

3.7 Farbkodierte Darstellung der Strömungsinformation im B-Bild

3.7.1 Codierung der Strömungsrichtungen durch unterschiedliche Grundfarben; Darstellung der Strömungsgeschwindigkeit in mindestens 7 Helligkeitsstufen der jeweiligen Grundfarbe. 3 umschaltbare Tiefenbereiche mit angepaßter PRF; Abbildung der farbig codierten Strömungsinformation im B-Bild beziehungsweise im M-Mode.

3.7.2 Anzeige des auswertbaren Geschwindigkeitsbereiches oder des auswertbaren Dopplershifts.

3.7.3 Systemübliche Bilddokumentation mit Frequenz- oder Geschwindigkeitsinformation sowie Anzeige von besonderen Signalverarbeitungsmethoden.

Für die einzelnen Anwendungsklassen gelten folgende zusätzliche Mindestanforderungen:

Anwendungsklassen	Mindestausstattung	Mindesanforderungen and die Ausstattung der Untersuchungsgeräte
....	....	....
....	....	....
....	....	....
VI. Uro-Genitalorgane		
6.1 Transcutane Diagnostik	B-Mode-Gerät	Nennfrequenz: 3–5 MHz
6.2 Endodiagnostik	B-Mode-Gerät	Nennfrequenz: mind. 5 MHz Fokusbereich: 1–4 cm
VII. Schwangerschaftsdiagnostik		
7.1 Transcutane Diagnostik	B-Mode-Gerät	Nennfrequenz: mind. 3 MHz Abbildungsbreite des Abtastsystems mind. 9,5 cm in 6 cm Tiefe
7.2 Endodiagnostik	B-Mode-Gerät	Nennfrequenz: 5–7,5 MHz
VIII. Gefäßdiagnostik[1])		
....	....	....
....	....	....
....	....	....
8.3 Duplex-Verfahren		
....	....	....
....	....	....
....	....	....
8.3.3 Gefäßdiagnostik des weiblichen Genitalsystems und fetale Echokardiographie	Duplex-Scan	B-Bild Anforderung wie Klasse VII (Schwangerschaftsdiagnostik) PW- oder CW-Doppler mit einer der Lage und Größe des Gefäßes angepaßter Sendefrequenz
IX. Brustdrüse	B-Mode-Gerät	Scanmodus: Linearscan oder Curved-Array mit integrierter Vorlaufstrecke oder Sektorscan mit integrierter Vorlaufstrecke Nennfrequenz: 5,0–7,5 MHz Arbeitsbereich: 0,5–4,0 cm; bei Linear- und Curved-Array umschaltbarer Sendefokus mit Fokuslagen in 0,5–1,7 cm,

[1] Geräte nach dem Dopplerprinzip zum alleinigen qualitativen Nachweis der Blutströmung und/oder der darauf aufbauenden Druckmessungen sind nicht Gegenstand dieser Vereinbarung.

Anwendungsklassen	Mindestausstattung	Mindesanforderungen and die Ausstattung der Untersuchungsgeräte
		1,5–3,5 cm und 3,0–5,0 cm Tiefe; Linear-Arrays sind bei abweichender Fokuslage mit einer adaptierbaren Vorlaufstrecke zu versehen; Curved-Array und Sektorscanner müssen mit einer integrierten Vorlaufstrecke mit linearer Ankopplungsfläche betrieben werden; bei Sektorscannern mit Einfachfokussierung muß der Fokuspunkt in 1,0–2,0 cm Tiefe liegen Zoomdarstellung: Zeitliche axiale Auflösung der Bildschirmdarstellung $\leq 0{,}2$ µs beziehungsweise $\leq 0{,}15$ mm Bildfeldbreite: mind. 5 cm in 1,5 cm Tiefe und maximal 8 cm ab Hautoberfläche; bei Curved-Arrays und Sektorscannern ist hierbei ein maximaler Scanwinkel bis zu ± 20 Grad zulässig Bildfeldtiefe: mind. 5 cm Bildrate: mind. 15 Bilder/s bei Einfachfokus
....	....	....
....	....	....
....	....	....

Anlage II: Erläuterungen der verwendeten technischen Begriffe

A-Mode-Gerät: Ultraschallgerät zur Amplitudendarstellung der Ultraschallechos als Funktion der Laufzeit des Echos bzw. des Abstandes der echogebenden Struktur vom Schallkopf.

Amplitudendarstellung bei Dopplergeräten: Siehe Spektralanalyse.

Arbeitsbereich: Der Bildtiefenbereich, in dem die maximale Schallintensität des Fokuspunktes auf der Schallfeld-Achse um bis -6 dB abgefallen ist (synonym: „Fokusschlauchlänge").

Auswertbarer Geschwindigkeitsbereich: Bedingt durch Aliasing (Nyquistgrenze) ist der Eindeutigkeitsbereich (auswertbarer Geschwindigkeitsbereich) aller PW-Dopplersysteme eingeschränkt. Geschwindigkeiten (Dopplerverschiebungen) außerhalb des Eindeutigkeitsbereichs können nicht mehr eindeutig einer Geschwindigkeit (Dopplerverschiebung) zugewiesen werden.

Bildrate, Bildfolge: Bildwiederholfrequenz.

Bildspeicher: Digitaler Speicher (RAM), in dem die digitalen Daten eines Bildes abgelegt werden.

B-Mode, B-Mode Bild, B-Mode Darstellung: 2-dimensionales Grauwert-Ultraschallbild (*Brightness* Mode). Die Helligkeiten der einzelnen Bildpunkte im Schnittbild entsprechen den Echosignalhöhen (Echoamplituden) an diesem Ort.

Curved-Array Schallkopf: Schallkopf mit einer gekrümmten Anordnung nebeneinander liegender Piezoelemente. Das Bildfeld kann grob als Trapez-förmig bezeichnet werden.

CW-Doppler: Verfahren zur Bestimmung der Frequenz- (Phasen-) Verschiebungen bzw. Wellenlängenänderungen einer kontinuierlich emittierten und empfangenen Schallwelle (*Continuous Wave*) auf Grund des Dopplereffekts. Das Verfahren besitzt keine Axialauflösung betreffend den Ort, aus dem ein Dopplersignal gewonnen wird. CW-Dopplerverfahren besitzen keine physikalische Obergrenze (Nyquistfrequenz) bezüglich der Eindeutigkeit der Bestimmung der Dopplerverschiebung.

Dopplereffekt, Dopplerverschiebung, Dopplershift: Frequenz- (Phasen-) Verschiebungen bzw. Wellenlängenänderungen eines Signals bedingt durch die Relativbewegung von Sender (Streuer, Reflektor) und Beobachter (Schallkopf) zueinander.

Dopplerinformation: Akustisch und graphisch ausgegebene oder über die Spektralanalyse angezeigte Angabe der ermittelten Dopplerverschiebungen des Ultraschallsignals.

Dopplerschallrichtung: Richtung der Schallausbreitung.

Dopplersignale: Die dopplerverschobenen Anteile der Echosignale.

Dopplerspektrum: Zeitlich fortlaufende Darstellung nach Frequenz (Geschwindigkeit) und Amplitude der Ergebnisse der Spektralanlyse der Dopplersignale.

Duplexscan: Ultraschallverfahren, bei dem mit einer Schallkopfeinheit sowohl ein B-Bild als auch ein Dopplerspektrum gewonnen werden kann.

Dynamik des Sichtgeräts: Das Verhältnis des größten, am Sichtgerät noch darstellbaren Echosignals ohne Erreichen der Sättigung, zum kleinsten, noch sichtbaren Echosignal, in Dezibel.

Einstrahlwinkel: Der Winkel, unter dem die Ultraschallsignale auf eine interessierende Struktur (i.a. das strömende Blut) trifft. Der Doppler-Cursor ist stets zwischen 0° und 90° einstellbar. Bei 0° ist der Fluß parallel zur Schallausbreitungsrichtung gerichtet. Bei 90° ist der Fluß senkrecht zur Schallausbreitungsrichtung gerichtet.

Empfangsverstärkung: Elektronische Verstärkung der empfangenen Echosignale nach der Umwandlung der empfangenen Schallechos in elektrische Signale im Schallkopf.

Fokusbereich: Der Bildtiefenbereich, in dem der Sende- und Empfangsfokus liegt.

Fokuslage: Lage des Fokuspunkts auf der Schallfeld-Achse.

Freeze-Mode: Bilddarstellung, bei dem alle Echtzeitfunktionen gestoppt sind.

Frequenz: Anzahl der Ereignisse (Schwingungen) pro Zeiteinheit. Die Maßeinheit ist Hertz, Hz = 1/s.

Gesamtdynamik: Summe aus Dynamik des Sichtgeräts und Variationsbreite von Sendeleistung und/oder Empfängerverstärkung, in Dezibel. Die Gesamtdynamik wird für hohe Echoamplituden durch die Übersteuerungsgrenze, für niedrige Echoamplituden durch Rauschen begrenzt.

Gesamtempfindlichkeit: Nachweisempfindlichkeit eines Ultraschallsystems (Summe aus der Sende-, Empfangs-, Sichtgerät- und Schallkopf-Empfindlichkeit) für das Echo eines Standardreflektors.

– A-Mode- und Laufzeitmeßgeräte:
= diejenige (nominelle) kleinstmögliche Verstärkereinstellung in (dB), die ein 10 mm hohes Echo am Sichtgerät erzeugt von der Oberfläche eines ebenen, auf maximale Antwort justierten Standardreflektors, welcher sich in einem definierten Abstand vom Schallkopf (abhängig vom Anwendungsgebiet des Ultraschalldiagnostik-Geräts; für die Augenheilkunde: 30 µs) befindet.

– B-, M-Mode-Geräte:
= diejenige (nominelle) kleinstmögliche Verstärkereinstellung in (dB), die eine soeben feststellbare Erhöhung der Leuchtdichte am Sichtgerät erzeugt als Echo der Oberfläche eines ebenen, auf maximale Antwort justierten Standardreflektors, welcher sich in einem definierten Abstand vom Schallkopf (abhängig vom Anwendungsgebiet des Ultraschalldiagnostik-Geräts; für die Augenheilkunde: 30 µs) befindet.

Grauwerte, Graustufen: Die analogen Echoamplituden werden in digitale Werte übersetzt (A/D-Wandlung). Diese digitalen Werte sind proportional den Helligkeitswerten des auf dem Monitor dargestellten Bildes.

Hochpaßfilter, Wandfilter: Frequenzfilter zur Eliminierung niederfrequenter Signalanteile zum Beispiel Wandgeräusche im Dopplersignal.

IEC 1157: Requirements for the declaration of the acoustic output of medical diagnostic ultrasonic equipment (Genf, 1992). Diese internationale Norm der IEC (International Electrotechnical Commission) spezifiziert die Anforderungen für die Hersteller-Deklaration der akustischen Ausgangsgrößen von medizinisch-diagnostischen Ultraschallgeräten.

IEC 854: Methods of measuring the performance of ultrasonic pulse-echo diagnostic equipment (Genf, 1986). IEC = International Electrotechnical Commission.

Intensität: Die Schallintensität entspricht der Energie (Energiefluß der Schallstrahlung), die senkrecht durch eine Einheitsfläche hindurchfließt. Eine gebräuchliche Einheit ist Milliwatt pro Quadratzentimeter mW/cm^2.

Kavitation: Die Bildung von Gasbläschen durch die Einwirkung von Ultraschall.

Linear-Array Schallkopf: Schallkopf mit einer geraden Anordnung nebeneinanderliegender Piezoelemente. Das Bildfeld ist rechteckig.

Marker, Cursor: Ein Zeichen (Meßkreuz) im Bild, das für Meßzwecke oder als Zeiger verwandt werden kann.

Maximale Gesamtempfindlichkeit: Die jenseits der Einstellung „Gesamtempfindlichkeit für Standardreflektorecho" an den betreffenden Einstellreglern noch maximal verbleibende Reserve für eine Steigerung der Sendeleistung und/oder Empfängerverstärkung, in (dB). Dieser Wert wird zusammen mit dem verwendeten Standardreflektor als Bezugspegel angegeben.

Meßvolumen: Bei PW-Dopplern werden nur Echos, die aus einem vom Anwender festgesetzten Bereich kommen, der Dopplerauswertung unterzogen.

M-Mode, M-Mode Bild, M-Mode Darstellung, TM-Mode, TM-Mode Bild: Ein Grauwert-Ultraschallabbildungsverfahren (*Time Motion Mode*), bei dem das zeitliche Verhalten von Gewebsstrukturen längs einer ausgewählten Ultraschallinie als Funktion der Zeit dargestellt wird. Die Helligkeiten der einzelnen Bildpunkte im Bild entspechen den Echosignalhöhen an diesem Ort zu einem bestimmten Zeitpunkt. Die Auftragung erfolgt längs der Abszisse als Zeitachse. Die Ordinate ist die Skala für die Bildtiefe.

Nennfrequenz: Dies ist die vom Hersteller und Vertreiber angegebene Frequenz des Schallkopfs. Schallköpfe besitzen zwangsläufig Fertigungstoleranzen und emittieren Schallwellen mit einer bestimmten (Mitten-) Frequenz, die in der Nähe der Nennfrequenz liegt. Zur Vereinfachung wird zum Beispiel ein Schallkopf mit einer wahren Mittenfrequenz von 3,4 MHz mit der Nennfrequenz 3,5 MHz bezeichnet.

Nullinie bei Dopplerdarstellung: Die Linie, die dem unverschobenen Signal entspricht. Diese Linie wird i. a. als Zeitachse verwandt.

Pulsrepetitionsfrequenz (PRF): Die Frequenz, mit der einzelne Ultraschallpulse vom Schallkopf ausgesandt werden. Der Kehrwert der PRF ist der zeitliche Sendepulsabstand.

PW-Doppler, Puls-Dopplerverfahren: Frequenz- (Phasen-) Verschiebungen bzw. Wellenlängenänderungen eines Schallpulses (Puls Wave) auf Grund des Dopplereffekts. Da zeitlich kurze Schallpulse vom Schallkopf ausgesandt werden, kann mit diesem Verfahren ein Dopplersignal aus einem definierten Ort gewonnen werden. Puls-Dopplerverfahren besitzen eine Obergrenze (Nyquistfrequenz) bezüglich der Eindeutigkeit der Bestimmung der Dopplerverschiebung.

Richtungskanäle: Die Dopplersignale werden getrennt gemäß der Blutflußrichtung vom Schallkopf weg oder zum Schallkopf hin über zwei unterschiedliche Signalwege ausgewertet und zur Darstellung gebracht.

Scanwinkel: Max. Öffnungswinkel der sektorförmigen Abtastung mit einem Sektorscanner.

Schallgeschwindigkeit: Die Ausbreitungsgeschwindigkeit des Schalls ist materialabhängig und differiert je nach Gewebeart und von Mensch zu Mensch innerhalb eines Geschwindigkeitsbereichs von ca. ± 10 Prozent um den Wert von 1540 m/s. Bei Ultraschallgeräten wird i. a. von einer konstanten Schallausbreitungsgeschwindigkeit von 1540 m/s ausgegangen. In der Ophthalmologie gelten andere Werte.

Schallkopf: Der Teil eines Ultraschallsystems, von dem aus der Schall emittiert und von dem die Echos empfangen werden. An dem Piezoelement im Schallkopf erfolgt eine Umwandlung der elektrischen Signale in akustische (Schall-) Signale und umgekehrt.

Sektorscan: Sektorförmige Bilddarstellung mit einem Sektorscanner.

Sektorscanner, Sektorschallkopf: Ein elektronischer oder mechanischer Schallkopf, dessen Bildfeld einem Kreissektor (Kreisausschnitt) entspricht.

Sendefrequenz, Dopplersendefrequenz: Die Mittenfrequenz des ausgesandten Ultraschallsignals.

Sendeleistung, Schallsendeleistung: Wert der vom Schallkopf ausgehenden Schallintensität.

Signalverarbeitung: Die mit Hilfe des Ultraschalls gewonnenen Bilder sind abhängig von der Art der Datenerfassung und der Bildverarbeitung. Die gesamte Kette vom Empfang der Schallechos bis zur Darstellung auf dem Monitor ist eine Aneinanderreihung von Signalveränderungen. Zu den bekanntesten Signalveränderungen (Signalverarbeitungsschritten) gehören zum Beispiel die Echoflanken (Enhancement) und der Tiefenausgleich.

Spektralanalyse der Dopplersignale: Zerlegung in ihre einzelnen Frequenzkomponenten mit den zugehörigen Amplituden der Komponenten (analog dem Prisma bei der Spektralzerlegung des Lichts).

Spektrale Anteile: Die einzelnen Frequenzen mit ihren Amplituden bei der Spektralanalyse.

Standardreflektor W 38: Ebener Schallreflektor mit gewebsähnlichen Eigenschaften aus HEMA (working standard plane interface nach IEC 854). Reflektivität bezogen auf den idealen Reflektor (Reflektionskoeffizient = 1; angenähert Grenzfläche Wasser-Luft) — 16,6 ± 0,7 dB.

Strömungsrichtung: Dopplersysteme messen nur die Geschwindigkeitskomponente der Blutströmung parallel zur Ausbreitungsrichtung des Schalls. Somit sind Flüsse senkrecht zur Ausbreitungsrichtung des Schalls nicht detektierbar.

Temperaturerhöhung: Die unvermeidliche Absorption von Schallenergie im Gewebe kann dort zu einer Temperaturerhöhung führen.

Tiefenauflösung: Axiale Ortsauflösung.

Teifenausgleich, TGC, DGC: Bildtiefenabhängige elektronische Verstärkung der empfangenen Echosignale nach der Umwandlung der empfangenen Schallechos in elektrische Signale im Schallkopf.

Übersprechdämpfung: Trennung der beiden Richtungskanäle so, daß von dem Signal in einem Kanal möglichst wenig im anderen Kanal wahrgenommen werden kann. Ähnlich der Kanaltrennung beim Stereoradio.

Untere Grenzfrequenz des Dopplersignals: Die niedrigste Frequenz, die noch vom Gerät angezeigt oder ausgegeben wird.

Zweikanalige flußorientierte akustische Wiedergabe: Die Dopplersignale werden getrennt gemäß der Blutflußrichtung vom Schallkopf weg oder zum Schallkopf hin über zwei unterschiedliche Lautsprecher in Stereo wiedergegeben.

Anlage III: Begriffsbestimmungen

Wird zur Zeit noch bearbeitet

Anhang B

4 Gebührenrecht für Frauenärztinnen und Frauenärzte[1] mit den Streichungen und Änderungen vom 31.3.–1.4.1992[2]

GEBURTSHILFE

108 Ultraschallüberwachung einer Schwangerschaft, einschl. der erforderlichen sonographischen Untersuchungen bei Risikoschwangerschaft, einschl. Bilddokumentation, ggf. einschl. Biometrie und Beurteilung der Organentwicklung, je Behandlungsfall .... **33,75 DM**

Die sonographische Mißbildungsdiagnostik nach Nr. 391 schließt die Nr. 108 bei derselben Inanspruchnahme ein. Vorsicht bei der Abrechnung! Wer die Nr. 391 abrechnet, dokumentiert damit, daß er den Standard, wie er sowohl apparativ als auch von der diagnostischen Sicherheit her von einem Spezialisten angeboten wird, einhalten kann. Im Haftungsfall muß er sich dann an diesem Standard messen lassen. Die Nrn. 108 und 391 können bei Mehrlingen grundsätzlich pro Mehrling zum Ansatz kommen. Generelle Voraussetzung für die Abrechenbarkeit der Nr. 108 ist die Erfüllung der Anforderungen der Ultraschall-Richtlinien.

109 Planung der Geburtsleitung durch den betreuenden Arzt der Entbindungsklinik, einschl. geburtshilflicher Untersuchung sowie Besprechung mit der Schwangeren, ggf. einschl. sonographischer Untersuchung .. **39,40 DM**

Neben Nr. 109 sind weitere Leistungen nicht berechnungsfähig.

Die Leistung nach Nr. 109 ist nicht durch den Arzt berechnungsfähig, der die Schwangere während der Schwangerschaft betreut.

110 Fruchtwasserentnahme durch Amniozentese unter Ultraschallsicht vor der 21. Schwangerschaftswoche .... **550 Pkt.**

Neben Nr. 110 keine Nr. 108, Ultraschall ist Bestandteil der Leistung.

111 Zuschlag zur Leistung nach Nr. 110 für die erforderliche Vor- und Nachsorge, einschl. der Bereitstellung von Operationseinrichtungen, bei ambulanter Durchführung .... **650 Pkt.**

Nur in der Praxis, wenn Belegarzt ambulant in Klinik Zuschlag Nr. 86.

112 Fruchtwasserentnahme durch Amniozentese unter Ultraschallsicht ab der 21. Schwangerschaftswoche .... **400 Pkt.**

110 und 112 nicht neben 1013 „transabdominale Blutentnahme aus der Nabelschnur".

113 Zuschlag zur Leistung nach Nr. 112 für die erforderliche Vor- und Nachsorge, einschl. der Bereitstellung von Operationseinrichtungen, bei ambulanter Durchführung .... **300 Pkt.**

114 Quantitative Bestimmung von Alpha-1-Feto-Protein (AFP) im Fruchtwasser oder im Serum .. **500 Pkt.**

GYNÄKOLOGIE

Präambel

Als Organe im Sinne der nachfolgend beschriebenen Leistungen gelten neben den anatomisch definierten Organen auch der Darm, Gelenke als

---

[1] Erschienen in: Der Frauenarzt 31, Sonderheft Dezember 1990.
[2] Kassenärztliche Bundesvereinigung, Beschlüsse und Feststellungen der Arbeitsgemeinschaft Ärzte/Ersatzkassen aus der 172. Sitzung vom 31.3.–1.4.1992. Erschienen in: Deutsches Ärzteblatt 89/22: 47–48.

Funktionseinheiten sowie Muskelgruppen, Lymphknoten und/oder Gefäße einer Körperregion, mit Ausnahme von hirnversorgenden und Extremitätengefäßen, deren sonographische Untersuchung nach Nr. 685 berechnungsfähig ist.

Die sonographische Untersuchung eines Organs erfordert die Differenzierung der Organstrukturen in mindestens zwei Ebenen und schließt ggf. die Untersuchung unterschiedlicher Funktionszustände ein. Die mit gezielter Organdiagnostik verbundene Darstellung von Nachbarorganen ist keine berechnungsfähige Leistung.

Nach operativer Entfernung oder bei fehlender Anlage eines Organs gilt die Untersuchung des Organs als durchgeführt, wenn die entsprechende Region untersucht worden ist. Kann die Leistung nach den Nrn. 380, 382 oder 383 wegen unzureichender Darstellbarkeit eines Organs nicht vollständig erbracht werden, können für die vollständig untersuchten Organe die Leistungen nach den Nrn. 385 und 386 berechnet werden.

Die Bilddokumentation der untersuchten Organe, ggf. als Darstellung mehrerer Organe in einem Bild, ist – mit Ausnahme nicht gestauter Gallenwege und der leeren Harnblase bei Restharnbestimmung – obligater Bestandteil der Leistungen.

Bei den Leistungen nach den Nrn. 384, 385 und 386 sind die untersuchten Organe anzugeben.

Die Leistungen nach den Nrn. 380, 382, 383, 385, 387, 393 und 394 sind nicht nebeneinander berechnungsfähig.

Ultraschall-Richtlinien sind zu beachten. KV-Genehmigung ist Voraussetzung zur Abrechnung.

Komplexuntersuchungen

383 Sonographie des weiblichen Beckens mit Untersuchung des Uterus, des zervikalen Abschnittes der Vagina und der Adnexe beider Seiten sowie ggf. der Harnblase und der Gefäße der Region, einmal im Behandlungsfall .... 44,75 DM

384 Zuschlag zu den Leistungen nach den Nrn. 380, 382 oder 383 bei sonographischer Untersuchung weiterer Organe, insgesamt einmal im Behandlungsfall .... 7,45 DM

Die Untersuchung der nach „gegebenenfalls" aufgeführten Organe ist für die Abrechnung der Komplexuntersuchungen nicht erforderlich. Die vor „gegebenenfalls" genannten Organe müssen jedoch vollständig untersucht und in gebotenem Umfange dargestellt werden können, ansonsten kann die Komplexziffer nicht abgerechnet werden; der Arzt muß dann auf die Nrn. 385, 386 für die Einzeluntersuchungen zurückgreifen.

Die Nummer 384 ist auch bei mehr als einem zusätzlich untersuchten Organ *nur einmal* berechnungsfähig. Sie kann nur im Zusammenhang mit einer Komplexuntersuchung berechnet werden, und zwar auch dann, wenn das oder die Organe bereits zuvor im Behandlungsfall außerhalb einer Komplexleistung untersucht wurden.

Beide Nummern sind nicht neben den Sonographie-Leistungen in der Mutterschaftsvorsorge (108) abrechnungsfähig. Sind im Rahmen der Mutterschaftsvorsorge sonographische Untersuchungen anderer Organe erforderlich, kommen die Nrn. 385 ff. zur Anwendung.

„Weiteres Organ" im Sinne von Nr. 384 als Zuschlag zu Nr. 383 könnte z. B. die Mamma sein, wobei zwar sowohl die Mamma rechts als auch die Mamma links als jeweils ein Organ gelten, der Zuschlag nach Nr. 384 jedoch nur einmal erteilt wird (s.o.), die eingentliche Mamma-Ziffer 394 ist nicht neben Nr. 383 ansatzfähig.

Einzeluntersuchungen

385 Sonographische Untersuchung eines Organs .... 19,15 DM

386 Sonographische Untersuchung von bis zu drei weiteren Organen, zusätzlich zur Leistung nach Nr. 385, 393 oder 394, je Organ .... 7,45 DM

Die Leistungen nach den Nrn. 385 oder 386 sind je Organ nur einmal im Behandlungsfall berechnungsfähig. Sie sind nicht berechnungsfähig für Organe, die in demselben Behandlungsfall nach den Nrn. 380 bis 384 untersucht worden sind.

Kontrolluntersuchungen

387 Sonographische Untersuchung eines Organs zur Kontrolle der von demselben Arzt im selben Behandlungsfall erhobenen Befunde .... 14,40 DM

388 Sonographische Untersuchung von bis zu drei weiteren Organen zur Kontrolle der von demselben Arzt im selben Behandlungsfall erhobenen Befunde, zusätzlich zur Leistung nach Nr. 387 oder ggf. zu den Leistungen nach den Nrn. 385, 393 oder 394, je Organ .... 5,85 DM

Spezialuntersuchungen

390 Zuschlag zu den sonographischen Leistungen nach den Nrn. 108, 382, 383, 384, 385 oder 387 bei transkavitärer Untersuchung .... 19,15 DM

391 Weiterführende differentialdiagnostische sonographische Untersuchung eines Feten nach vorangegangener Ultraschalluntersuchung mit Verdacht auf Schädigung durch Mißbildung oder Erkrankung, ggf. einschl. der Leistung nach Nr. 108 .... 101,20 DM

Nr. 385 ← Die allgemeinen Bestimmungen zur Nr. 385 und Nr. 386 sind einschränkend (positiv)

Nr. 386 ← dahin auszulegen, daß diejenigen Organe, die in den Komplexziffern nach „gegebenenfalls" genannt sind, auch dann nach den Nrn. 385 bzw. 386 berechnet werden können, wenn sie zuvor im gleichen Quartal als fakultativer Bestandteil einer Komplexuntersuchung beschallt wurden. Begründung: Derjenige, der umfassend untersucht (also mehr, als zum Mindestumfang und damit zur Abrechenbarkeit der Komplexziffer gehört), soll gegenüber demjenigen, der z. B. die Harnblase bei der Nr. 383 nicht mituntersucht, nicht benachteiligt werden.

Neben der Nr. 385 können sowohl die Nr. 386 als auch die Nr. 388 jeweils bis zu dreimal berechnet werden.

Nr. 387 ← Werden neben Einzeluntersuchungen auch Kontrolluntersuchungen durchgeführt, so ist neben der Nr. 385 die Nr. 387 nicht berechnungsfähig.

Nr. 391 ← Die Nr. 391 ist die *gezielte* Mißbildungsdiagnostik, die über die Anforderungen der Nr. 108 hinausgeht. Sie stellt hohe Anforderungen an die Qualifikation des Untersuchers und die Qualität des verwendeten Geräts. Bitte die entsprechenden Ausführungen bei der Mutterschaftsvorsorge beachten – *hohes forensisches Risiko!*

Beispiel: Beide Mammae beim selben Arzt-/Patientinnen-Kontakt 394, 386, **nicht** 394 (2 ×). Erfolgen Kontrolluntersuchungen beider Mammae, sind diese nach 387, 388 Mammae rechts und links abzurechnen. Aber: 1. Arzt-/Patientinnenkontakt im Quartal Sonographie Mamma links Nr. 394; später im selben Quartal erneuter Arzt-/Patientinnenkontakt. Sonographie Mamma rechts, wieder 394 (in beiden Fällen aber Seiten vermerken).

392 Sonographische Untersuchung des kindlichen Schädels (durch die Fontanelle oder transparietal) .... 30,90 DM

393 Sonographische Untersuchung der Hüftgelenke bei einem Säugling .... 28,75 DM

394 Sonographische Untersuchung der Schilddrüse oder einer Brustdrüse, ggf. einschließl. der regionalen Lymphknoten ..... 22,35 DM

Thermographische Untersuchungen

395 Plattenthermographische Untersuchung an der Brustdrüse zur Differentialdiagnose eines abklärungsbedürftigen mammographischen Befundes, einschl. Bilddokumentation .... 140 Pkt.

396 Telethermographische Untersuchung mittels elektronischer Infrarotmessung, einschl. Bilddokumentation, je Sitzung .... 330 Pkt.

Optische Führungshilfen

398 Optische Führungshilfe oder Lagekontrolle mittels Ultraschall oder Durchleuchtung bei Punktionen, Sondierungen, Katheterisierungen, Biopsien oder endoskopischen Untersuchungen .... 130 Pkt.

Die Leistung nach Nr. 398 ist nicht neben Leistungen berechnungsfähig, die eine optische Führungshilfe als Leistungsbestandteil enthalten.

Also nicht neben 110, 112, 1012, 1013.

Abrechnung von Ultraschall-Untersuchungen bei Privatpatientinnen im Rahmen der Schwangerschafts-Vorsorgeuntersuchungen

1. Zunächst ist es hilfreich, einen Blick in die Mutterschafts-Richtlinien in der Neufassung vom 31. August 1990 zu werfen. Grundsätzlich gelten diese Mutterschafts-Richtlinien zwar nicht für den GOÄ-Bereich; es ist jedoch allgemein anerkannt, daß sie zur Auslegung entsprechender Gebührenprobleme herangezogen werden. Die beiden Routine-Ultraschall-Untersuchungen gemäß lit. A.5. der Mutterschafts-Richtlinien (in der 16. bis 20. und 32. bis 36. Schwangerschaftswoche) sind zweifelsohne nach Nr. 405 GOÄ abzurechnen.

2. Das gleiche gilt jedoch auch für die Sonographie bei Risikoschwangerschaften gemäß lit. B.4. i.V.m. Anlage 1 zu den Mutterschafts-Richtlinien. Auch hier handelt es sich um Ultraschall-Untersuchungen im Rahmen der Mutterschafts-Vorsorge, die gemäß der Anmerkung nach Nr. 407 GOÄ nur nach Nr. 405 berechnungsfähig sind.

3. Hiervon ist die gezielte Mißbildungsdiagnostik, wie sie in Nr. 391 der neuen Gebührenordnungen BMÄ/E-GO '87 definiert ist, zu unterscheiden. Dabei handelt es sich um alles andere als um eine Routineuntersuchung. Sie ist vielmehr eine Spezialuntersuchung, die nur von besonders erfahrenen Ärzten mit entsprechend auflösungsstarken Geräten erbracht werden können. Bezieht sich diese gezielte Mißbildungsdiagnostik nicht auf den Feten als Ganzes, sondern gezielt auf zwei Organe und mehr, können in der Tat die Nrn. 406 und 407 GOÄ zum Ansatz kommen. Die Ausschlußbestimmung nach Nr. 407 GOÄ gilt für diese Untersuchungen nicht, da sie nicht mehr Bestandteil der Mutterschafts-Vorsorge sind.

4. Ansonsten ist ein vermehrter Aufwand bei den Routineuntersuchungen im Rahmen der Mutterschafts-Vorsorge (s.o. Ziff. 1 und 2) bei der Nr. 405 GOÄ nur über einen höheren Steigerungssatz abzugelten.

Dies gilt auch für vaginalsonographische Untersuchungen (s.o. bei § 5). Die Untersuchung in der MuVo nach Nr. 405 ist bei Mehrlingen pro Mehrling anzusetzen, da die Leistung vollständig entsprechend mehrfach erbracht wird.

	Sonographie – Leistung	Punktzahl	Gebühr in DM (Einfachsatz)	(45%)
405	Ultraschalluntersuchung eines Organs mit Sichtgerät im Schnittbildverfahren in mehreren Ebenen mit Aufnahme(n)	260	28,60	12,96
406	Ultraschalluntersuchung von zwei Organen im Schnittbildverfahren in mehreren Ebenen mit Aufnahme(n)	500	55,00	24,75
407	Ultraschalluntersuchung von drei und mehr Organen mit Sichtgerät im Schnittbildverfahren in mehreren Ebenen mit Aufnahme(n) *Die Ultraschalluntersuchung im Rahmen der Mutterschaftsvorsorge ist nur nach Nummer 405 berechnungsfähig.*	600	66,00	29,70

Anhang B

5 Berufsverband der Frauenärzte e.V.

Pauschalierung der Sonographie in der Mutterschaftvorsorge

Ergänzungslieferung im *Kölner Kommentar zur Nummer 108:*

108 Ultraschallüberwachung einer Schwangerschaft, einschl. der erforderlichen sonographischen Untersuchungen bei Risikoschwangerschaft, einschl. Bilddokumentation, ggf. einschl. Biometrie und Beurteilung der Organentwicklung, je Behandlungsfall .... 300 Pkt.

1. ... Ultraschallüberwachung einer Schwangerschaft ...

Aus dem Begriff „Ultraschall-Überwachung" ist die Zielsetzung dieser Leistung als Früherkennungsuntersuchung im Rahmen des Mutterschaftsvorsorgeprogramms zu entnehmen. Es handelt sich demnach um sonographische Untersuchungen, mit denen der ungestörte Schwangerschaftsverlauf und die normale Entwicklung des Feten kontrolliert sowie der voraussichtliche Geburtstermin möglichst genau vorherbstimmt werden sollen. Somit dient die Ultraschallüberwachung der frühestmöglichen Erkennung von Hinweiszeichen auf Störungen oder pathologische Veränderungen der Schwangerschaft. Da bei standardisierten Früherkennungsuntersuchungen im Rahmen der kassen-/vertragsärztlichen Versorgung der jeweilige Leistungsumfang definiert sowie Zeipunkte und Abstände der Untersuchungen im einzelnen bestimmt sind, werden die Früherkennungsuntersuchungen, auch wenn sie einen Komplex unterschiedlicher diagnostischer Elemente enthalten, pauschaliert vergütet. Werden im vorgegebenen Rahmen von Früherkennungsuntersuchungen Befunde erhoben oder Hinweiszeichen gefunden, deren weitere Abklärung im gesundheitlichen Interesse der Untersuchten liegt, z.B. wegen möglicher therapeutischer Konsequenzen, sind die dazu notwendigen Maßnahmen nicht mehr Gegenstand des Früherkennungsprogramms, sondern dem kurativen Versorgungsbereich zuzuordnen.

Alle Ultraschalluntersuchungen nach Nr. 108 setzen zunächst den Nachweis einer intakten intrauterinen Schwangerschaft voraus. Daraus ergibt sich, daß Ultraschalluntersuchungen zum Nachweis einer solchen Schwangerschaft nicht bereits Bestandteil der „Ultraschallüberwachung" dieser Schwangerschaft sein können. Ein ultraschalldiagnostischer Nachweis einer intrauterinen Schwangerschaft ist, wenn die anderen Hinweiszeichen für das Vorliegen einer Schwangerschaft nicht eindeutig sind, insoweit als differentialdiagnostische Untersuchung bei Amenorrhoe aufzufassen. Somit ist eine solche Untersuchung im Bereich der kurativen Versorgung nach Nr. 385 – ggf. auch zusätzlich Nr. 386 – abzurechnen. Dasselbe gilt z. B. bei Verdacht auf Vorliegen einer Extrauterinschwangerschaft, weil eine solche nicht Gegenstand einer vorsorglichen Ultraschallüberwachung sein kann, sondern bei Bestätigung der Diagnose zu unmittelbaren therapeutischen Konsequenzen führt.

2. ... erforderlichen sonographischen Untersuchungen ...

Bei der quartalsbezogenen Vergütung der Ultraschallüberwachung ergibt sich die Anzahl der sonographischen Untersuchungen aus den besonderen Umständen des Einzelfalles. Es liegt im medizinischen Ermessen des betreuenden Arztes, wieviele Ultraschalluntersuchungen er zur Überwachung der Schwangerschaft als notwendig erachtet. Dabei sind allerdings die nach den Mutterschafts-Richtlinien festgelegten Untersuchungstermine in der 16. bis 20. Schwangerschaftswoche und in der 32. bis 36. Schwangerschaftswoche einzuhalten. Da die Leistung nach Nr. 108 die Ultraschalluntersuchungen betrifft, die der Biometrie und der Entwicklungskontrolle eines einzelnen Feten dienen, kann bei **Mehrlingsschwangerschaften** die Nr. 108 entsprechend der Zahl der Feten mehr als einmal abgerechnet werden.

3. ... bei Risikoschwangerschaft ...

Die sonographischen Untersuchungen bei einer Risikoschwangerschaft sind ausdrücklich in den Leistungsumfang der Ultraschallüberwachung nach Nr. 108 einbezogen. Als Risikoschwanger-

Berufsverband der Frauenärzte e. V.

schaften, die der Ultraschallüberwachung unterliegen, müssen diejenigen angesehen werden, bei denen die in der Anlage 1 zu den Mutterschafts-Richtlinien aufgeführten Verdachtsmomente oder Krankheitszustände gegeben sind. Wird mittels sonographischer Untersuchungen ein Risikotatbestand erfaßt, der einer weiteren ultraschalldiagnostischen Klärung bedarf, um ggf. notwendige therapeutische Konsequenzen ziehen zu können, sind diese Untersuchungen nicht mehr Bestandteil des Mutterschaftsvorsorgeprogramms. Ihre Vergütung richtet sich nach den Leistungspositionen im Gebührenordnungsteil für die kurative Versorgung. Handelt es sich aber lediglich um „Kontrolluntersuchungen", die dem Ziel dienen, die weitere Entwicklung des Risikos abzuschätzen, so gehören diese wiederum zur Ultraschall- „Überwachung" und sind mit der Vergütung nach Nr. 108 abgegolten.

4. ... einschl. Biometrie ...

Mit der Biometrie des Feten sind die im Mutterpaß geforderten und in das *Somatogramm* einzutragenden Meßdaten zu ermitteln. Diese Daten dienen der Objektivierung des errechneten Geburtstermins und insbesondere der frühzeitigen Erkennung des besonders bedrohlichen Risikos einer *Frühgeburt*. Um diese Daten verläßlich und vergleichbar ermitteln zu können, sind in den Mutterschafts-Richtlinien die *Zeiten* für die biometrische Untersuchung verbindlich festgelegt. Die Leistung nach Nr. 108 ist nur berechnungsfähig, wenn diese Zeiträume eingehalten werden.

5. ... Beurteilung der Organentwicklung ...

Die sonographische Untersuchung nach Nr. 108 dient nicht der Mißbildungsdiagnostik nach Nr. 391. Letztere kann erst dann notwendig werden, wenn im Rahmen der Vorsorgeuntersuchung nach Nr. 108 der konkrete *Verdacht auf Mißbildung* entstanden ist. Dieser Verdacht kann sich ergeben z. B. aus einer auffälligen Motilitätsstörung des Feten, einer anomalen Fruchtwassermenge, dem nicht möglichen Nachweis von Nieren oder Blase, einer fraglich fehlenden Schädelkalotte oder einer auffälligen Plazentaentwicklung. Ergeben sich aus der sonographischen Vorsorgeuntersuchung nach Nr. 108 derartige Anhaltspunkte für eine Mißbildung des Feten, fällt die weiterführende Diganostik nicht mehr in den Bereich der Mutterschaftsvorsorge. Sie sollte dem dazu besonders qualifizierten Arzt vorbehalten bleiben (s. Nr. 391).

6. ... je Behandlungsfall ...

Mit der Vergütung für die Leistung nach Nr. 108 sind alle innerhalb eines Quartals erbrachten Ultraschalluntersuchungen abgegolten, die der Überwachung einer Schwangerschaft dienen, auch wenn es sich dabei nach Maßgabe der Mutterschaftsvorsorge-Richtlinien um eine Risikoschwangerschaft handelt. Lediglich „weiterführende" Untersuchungen des Feten sind nach Nr. 391 berechnungsfähig (s. Nr. 391/1.). Das gleiche gilt für Ultraschalluntersuchungen zur Vorbereitung therapeutischer Entscheidungen (s. Nr. 108/3.).

Der Zuschlag für die transkavitäre Untersuchung (*Vaginalsonographie*) nach Nr. 390 ist zwar neben der Mutterschaftsvorsorgeleistung nach Nr. 108 berechnungsfähig, die Berechnung neben der Nr. 108 muß aber dadurch begründet sein, daß nur mit der Vaginalsonographie der Verdacht auf einen krankhaften Befund im Rahmen der Risikodiagnostik nach Anlage 1 zu den Mutterschafts-Richtlinien – insbesondere zum Ausschluß einer Extrauteringravidität – hinreichend sicher geklärt werden kann. Die Abrechnung der Nr. 390 neben der Nr. 108 sollte deshalb begründet werden.

4 Quellennachweis

Bartels I, Gatz G, Hentemann M et al. (1992) Fetale Chromosomenanomalien bei auffälligem Ultraschallbefund. Frauenarzt 33,1:61–64

Bernaschek G, Deutinger J (1990) Vaginosonographie 1990: Ergebnisse einer weltweiten Umfrage. Ultraschall Klin Prax 5/3:151

Bhan V, Champbell S (1986) Ultraschall als Screening-Verfahren zur Entdeckung von Ovarialtumoren. Gynäkologe 19:135–141

Burkart W, Dame WR, Ruppin E, Schneider HPG (1984) Die Bedeutung von Hormonen im Fruchtwasser. Geburtshilfe Frauenheilkd 44:781–786

Campbell S, Goessens L, Goswamy R, Whitehead M (1982) Real-time ultrasonography for determination of ovarian morphology and volume. A possible early screening test for ovarian cancer. Lancet I:425–426

Deichert U, Duda V, Schlief R (1993) Funktionelle Sonographie in Gynäkologie und Reproduktionsmedizin. Springer, Berlin Heidelberg New York Tokyo

Diedrich K, Lehmann F, Krebs D (1981) Enzymatische Lecithinbestimmung im Fruchtwasser. Schleswig-Holstein Ärztebl 9:425–428

Distler W (1990) Spontanabortrisiko und reproduktionsmedizinische Anamnese. Dtsch Med Wochenschr 115/41:1574

Duda V, Hackelöer BJ, Lauth G (1988) Mammadiagnostik. In: Braun B, Günther R, Schwerk W (Hrsg) Ultraschalldiagnostik (Loseblatt, 7. Erg.) ecomed, Landsberg

Duda V, Juhnke I, Kaevel K, Rode G (1992) Inter- und Intraobservergenauigkeit der vaginalsonographischen Endometriumbiometrie. Ultraschall Klin Prax 7/3:104–106

Gerhard I, Runnebaum B (1988) Endokrinologie der normalen und gestörten Frühschwangerschaft. Gynäkologe 21, 3:199–209

Göcke H, Schwanitz G, Muradow I, Zerres K (1985) Pathomorphologie und Genetik in der Frühschwangerschaft. Pathologe 6:249–259

Gonser M, Bender S, Heideher IS, Dietl J (1991) Dopplersonographie der Nabelarterien – Beurteilung der diagnostischen Wertigkeit. Arch Gynecol Obstet 250, 1–4:635–636

Grannum P, Berkowitz RI, Hobbins JC (1979) The ultrasonic changes in the maturing placenta and their relation to the fetal pulmonic maturity. Am J Obstet Gynecol 133:915–922

Hackelöer BJ, Duda V, Lauth G (1986) Ultraschall-Mammographie. Spinger, Berlin Heidelberg New York

Hackelöer BJ (1977) Die Ultraschalldiagnostik in der Gynäkologie und Geburtshilfe. Klinikarzt 6:369–385

Hadlock FP, Harrist RB, Sharman RS (1985) Estimation of fetal birth weight by ultrasound. Am J Obstet Gynecol 151:333–337

Hansmann M, Schuhmacher H, Voigt U (1978) Multiparametric nonlinear weight estimation by ultrasound with correction for gestational age: 29–41 weeks. In: Kratochwil A, Reinold E (Hrsg) Ultraschalldiagnostik. Thieme, Stuttgart

Hansmann M, Hackelöer BJ, Staudach A (1985) Ultraschalldiagnostik in Geburtshilfe und Gynäkologie. Springer, Berlin Heidelberg New York

Higgins RV, Nagell JR van, Woods CH, Thompson EA, Kryscio RJ (1990) Interobserver variation in ovarian measurements using transvaginal sonography. Gynaecol Oncol 39:69–71

Holländer HJ (1972) Die Ultraschalldiagnostik in der Schwangerschaft. Urban & Schwarzenberg, München

Holzgreve W (1990) Verbesserte Kriterien zur pränatalen Beurteilung der Nierenfunktion bei fetalen Harnwegsobstruktionen. Gynäkol Geburtshilfe 4:30–32

Johnson ML, Pretorius D, Clewell W et al. (1983) Fetal hydrocephalus: diagnosis and management. Semin Perinatol 7:83–89

Merz E (1991) Standardisierung der fetalen Biometrie. Gynäkol Geburtsh 1:29–35

Meyenburg M, Schulze-Hagen K, Schaller G (1983) Uterusrückbildung nach vaginaler und abdominaler Entbindung. Z Geburtshilfe Perinatol 187:200–202

Nagell JR van, DePriest PD, Puls LE et al. (1991) Ovarian cancer screening in asymptomatic postmenopausal women by transvaginal sonography. Cancer 68:458–462

Nolte S (1991) Schätzung der fetalen Nierenfunktionsbelastung durch Bestimmung von Mikroproteinkonzentrationen (α_1- und β_2-Mikroglobulin) in kindlichem Blut. Z. Geburtshilfe Perinatol 195:153–158

Queenan JT, Thompson W, Whitfield CR, Shah S (1972) Amniotic fluid volumes in normal pregnancies. Am J Obstet Gynecol 114:34–38

Rempen A (1991) Biometrie in der Frühgravidität (I. Trimenon). Gynäkol Geburtsh 1:23–28

Rezai K, Holzgreve W, Schloo R, Tercanli S, Horst J, Miny P (1991) Pränatale Chromosomenbefunde bei sonographisch auffälligen Feten. Geburtshilfe Frauenheilkd 51:211–216

Schaffer H, Laßmann R, Staudach A, Steiner H (1989) Aussagewert qualitativer Doppler-Untersuchungen in der Schwangerschaft. Ultraschall Klin Prax 4/1:8–15

Teubner J (1985) Der echodichte Randsaum: Ein wichtiges Tumorkriterium mit hoher diagnostischer Wertigkeit bei der Mammographie. In: Judmaier et al. (Hrsg.) Ultraschalldiagnostik 84. Thieme, Stuttgart, S 367

Sachverzeichnis

A. axillaris 158
A. carotis interna 129
A. cerebri media 129
A. iliaca interna 3
A. ovarica 3, 14
A. umbilicalis 128
A. uterina 129
A/B-Ratio 128
abdominale gynäkologische Sonographie
– Indikationen 5
– Nachteile 5
– Voraussetzungen 5
– Vorteile 5
Abort, verhaltener (missed abortion) 69
Abortdiagnostik 69
Abortrate 69
Abortzeichen, sichere 70
ACHE (Acetylcholinesterase) 139
Adenexvarikose 23
Adenokarzinom, Uterus 19, 43
Adnexabgänge 3, 13
Adnexe 7
Adnexitis 50
– akute 25
Adnextumor
– Abgrenzbarkeit 39
– Beschreibung 39
– Binnenstruktur 39
– in graviditate 74
– Größe 39
– Komprimierbarkeit 39
– Lokalisation 39
– Seitenzuordnung 39
– Verschieblichkeit 39
AFP (Alpha-Fetoprotein) 78, 138
AFP-Konzentrationen
– Fruchtwasser 139
– Serum 139
Alpha-Fetoprotein s. AFP
Amelien 103
Amnionmembran 64, 69, 70
Amniozentese, frühe 141
Anenzephalus 80
Ankopplungsdruck 6, 158
Aorta, fetale 129
Appendizitis 25
Aszites 97

Ausbilder, Qualifikation 175
Auslenkphänomen 87, 88
Ausschlußdiagnostik 16
Ausstattung, apparative, Anforderung 175
Axilla 157

banana sign 89
Bartholin-Abszeß 26
Beckenniere 41
Beckenvenenthrombose 31
Beckenwandmuskulatur 3, 8
Befunddokumentation 77
Begriffe, sonographische 181
Bewegungsmuster, fetale 133
Bilddokumentation 4, 76
Bildorientierung 4
Bilirubin 139
– Fraktionen 140
Biometrie, fetale, Standardisierung 106
Blasenfüllung
– durchschnittliche 2
– maximale 2
– retrograde 2
Blasenmole 72
Blasenwand 4
blighted ovum 69
Bluttransfusion, intrauterine 140
Blutungen, uterine, Abklärung 42
Blutungsursache 42
Bridenileus 41
Bruchpforte 95
Bruchsack, Inhalt 95
Bundesvereinigung, kassenärztliche, Qualifikationsvoraussetzungen 172

Chorionhöhle, Durchmesser 63, 107
Chorionkarzinom 72
Chorionzottenbiopsie 141
Chromosomenanalyse 140
Compliance 1, 51
Corpus luteum 13, 15, 63
– in graviditate 73
CRL (crown rump length) 64, 107

CRL-Messung 65
Cumulus oophorus 12

Dandy-Walker-Syndrom 89
Darm 4
Darmmalrotationen 97
Darmschlingen 33, 38, 97
Dekompensation, kardiale 94
Dermoid 37, 38, 40, 57
Deszensus 45, 47, 48
Dolichozephalie 130
Doppler-Sonographie, geburtshilfliche, Voraussetzungen 128
Dottersack 64
double line of skin thickening 167
Double-bubble-Phänomen 96
Douglas-Raum 3, 14
Duktektasien 159
Duodenalatresie 95, 133
Duodenalstenose 96
Durchmesser, biparietaler 107
Dysmelien 103

E/ap · 100-Index, cut-off level 20
Echokontrastmittel 166
Ectopia cordis 89
Einbecker Empfehlung 147
– revidierte Fassung 153
– Stellungnahme 149
Einblutung 49
Eindringtiefe 8
Elongatio colli 12
Embryopathie, diabetische 130
Endometrien, postmenopausale, cut-off level 19
Endometriosezysten 39
Endometriosis externa 22, 36
Endometriosis interna 22
Endometrium 12, 20
– Dezidualisierung 69
– Sonobiometrie 18
Endometriumhöhe, cut-off level 20
Endomyometritis 21
Entlastungspunktionen, Hydramnion 131
Entwicklungsstörungen, fetale 78

Enzephalozele 80
Erkrankungen, fetale 78
- Verhaltensmaßregeln 142
Erschütterungsprovokation 87
extended legs 80
Extrasystolen 93
Extrauteringravidität
 (EUG) 68
Extremitäten
- Haltung 102
- Motilität 102

Falx cerebri 86
Farbstoffinstillation
 (Indigokarmin) 133
Faßthorax 89, 90
Fehlbildungsdiagnostik,
 embryonale 66
Fehldiagnosen 66
Femur 110
- Vermessung 106
Fetopathie, diabetische 130,
 133
Fibroadenom 162
Fibrolipoadenome 167
Flowverlust, enddiastolischer 93
Flüssigkeit, freie 24, 41
Follikel 15, 34
Frequenz 8
Fruchtblase 63
Fruchtwassermenge 100, 132
- Bestimmung 131
Fruchtwasserpunktion,
 Durchführung 138

Gallenblase, fetale 97
Gallertkarzinom 159
Gastrointestinaltrakt 133
- Atresien 95
- Stenosen 95
Gastroschisis 94
Gebührenrecht 184
Geschlecht, fetales 100
Gestationsalter 62
Gewichtsdifferenz, Gemini 130
Gewichtsschätzungen, Vorhersagegenauigkeit 111
Gibbus 80
Glockenthorax 89, 90
GnRH-Analoga 51
Grannum-Schema 136

Haarschopf 83
Halszyste 82
Hämangiome 31, 136
Hämatokolpos 27
Hämatome 167
Hämatometra 44
Hämatosalpinx 32

Harnblase 14, 97, 132
- Divertikel 35
- Füllung 2
- gefüllte 1
Harnblasen-Urethral-
 Diagnostik 48
Hautmanteldicke 130
Hb-Wert, fetaler 140
hCG (humanes Choriongonadotropin) 62, 63
Herzaktion 64
- embryonale 64
- rhythmische 93
Hiatushernie 90
Hirnmantel 87, 88
Hirnventrikel, gemeinsamer 86
Hoden 100
Hydramnion 90, 130, 133
- Ursache 133
Hydranenzephalie 88
Hydrocephalus internus 86
Hydronephrose 99
Hydrops fetalis 90, 133
Hydrozelen 90
Hydrozephalus 88, 133
- embryonaler 66
Hygroma colli 82
Hysterektomie 55
Hysterokontrastsonographie 46, 54

Ileus 96
Indikation 1, 4
Infektionen, präpartale
 (TORCH) 133, 141
Inkontinenz 2, 48
Insulin 141
Inter-Observer-Genauigkeit 19, 20
Interruptio 73
Intrauterinpessar 51
Introitusscan 11
IUP
- disloziertes 52
- Risiken 73
- teratogene Wirkung 73

Jet-Phänomen 14

Karyotyp 140
Karzinome, intrazystische 159
Kavumdeviation 54
Kavumecho 11
Kernikterus 140
Klitoris 100
Kolloquien 177
Komprimierbarkeit 106
Kondom 5
Konisation 74
Konturstörungen 78

Kopf-Abdomen-Diskrepanz 130
Korpuspolypen 19, 42, 43, 44
Krötengesicht 79
Kystome 40

Lasix 133
lemon sign 89
Lezithin 141
LGA-Entwicklung 130
Lig. rotundum 15
Linksherz, hypoplastisches 93
Lipome 167
Lippen-Kiefer-Gaumen-
 Spalten 85, 133
Lippes-Loop 53
Lochialstau 144, 145
Lokalrezidive 167
lost IUD 51
Lungenhypoplasie 100
Lungenmalformationen,
 zystische 90
Lungenreife, fetale 141
Luteinzysten 72
Lymphangiosis carcinomatosa
 cutis 167
Lymphknotenmetastasen 167
Lymphödem, Nacken 80
Lymphstau 167
Lymphzysten 58

Magenblase 97, 132
Makrosomie 130
- diabetische 131
Mamma
- Areole 158
- Blutgefäße 158
- Cooper-Ligamente 158
- Drüsenkörper 158
- Kutis 158
- Mamille 158
- Milchgänge 158
- Rippenanschnitte 158
Mammasonographie
- Empfehlungen zum
  Einsatz 156
- Herdbefunde 158
- - Lokalisierung 158
- - solide 162
- Indikationen 155
- Primärkriterien 159
- Sekundärkriterien 159
- Tertiärkriterien 159
- Untersuchungsgang 157
Mammazysten, Prozedere 161
Mastitis 159, 166
Megaureter 32
Megazystis 99
Mehrlingsgravidität 63, 67
Meningoenzephalozelen 80

Sachverzeichnis

Meningozelen 66
Menstruation, retrograde 27
Mesenterialzysten 101
Mikroglobuline 142
Mikrokalk 162
Mikrozephalus 85
Milchgangspapillom 165
Mindestanforderungen, geburtshilfliche Ultraschalluntersuchungen 171
Mohr-Syndrom 89
Mukoviszidose 96
Muttermund, innerer, Trichterbildung 137
Mutterpaß, Ultraschalldiagnostik 76
Mutterschafts-Richtlinien 59
Mutterschaftvorsorge, Sonographie 188
Myohyperplasie 21
Myom 21, 29, 74
- Erweichungen 30
- in graviditate 74
- submuköses 44
- Verkalkungen 30
- Verlaufskontrolle 30
- Wachstumskontrolle 75
Myometrium 11

Nabelbruch, physiologischer 66
Nabelschnur 83, 93
Nabelschnurarterie, solitäre 94
Nabelschnurpunktion 140
Nabelschnurzysten 94
Nackenödem 66
Nackenzysten 66, 133
Nebennieren 97
Nieren 97
- Markpyramiden 97
- Zysten 97
Nierenbeckenkelchsystem, Aufstau 45
Nierendysplasie 99
Nierenfunktion 100, 132, 142
Normalbefund, Dokumentation 4
Normogramm 105
notch 129
Nullfluß, enddiastolischer 129, 130

Oligohydramnion 132
- Flüssigkeitsinstillation 133
Ölzysten 159
Omphalozele 66, 94
Organzugehörigkeit 33
Orientierungshilfen 7
Ösophagusatresie 95, 133
Osteogenesis imperfecta 103

Ovar 20
Ovarialkarzinom 18, 40
Ovarialtumor
- funktioneller 49
- Größenvorhersage 16
Ovarialtumorsonogramme, Echomorphologie 17
Ovarialvolumen, cut-off level 16
Ovarialzyste 35
- eingeblutete 36
- Stieldrehung 101
Ovarien 3, 7, 14
- Größe 15
Ovulation 15

Papillome, intrazystische 159
Parametrien 13
Parovarialzyste 23, 34
Partialmole 71
PCO-Syndrom 33, 34
Pelvic-congestion-Syndrom 23
Penis 100
Perikarderguß 90
Peristaltik 32
peritoneale Einschlußzysten 41
Placenta
- accreta 135
- increta 135
- percreta 135
- praevia totalis 134
Plazenta 133
- Karyotyp 136
- Sonomorphologie 136
Plazentareste 72, 144
Plazentasitz 133
Plazentazysten 135
Plazentitis 135
Pleuraerguß/Chylothorax 89
Plexus chorioideus 87
- Zyste 88
Polysyndaktylie 103
Postmenopausenblutung 44
Potter-Syndrom 90
Pourcelot-Index 127
Profil, fetales 85
Prune-belly-Syndrom 100, 133
Pseudogestationssack 63, 67, 69
Pseudohydrozephalus 87
Puls, mütterlicher 65
Pulsationsindex 128
Pyosalpinx 23, 32

Qualifikation, Ausbilder 175

Randsaum, echodichter 163
Reküretage 55
Reproduzierbarkeit 78
Resistenzindex 127, 128

Restharnbestimmung 45, 48
Retentionszysten, zervikale 27
reverse flow 129
Rhesusunverträglichkeit 139
Rhythmusstörungen 93
Rückbildungsstörungen 144
Rückenlage 3, 5
Ruptur 49

Safety 60
- pulsed Doppler 60
Saktosalpinx 31, 32, 33
Sauerstoffsparschaltung 129
Schallausbreitungsrichtung 1
Scheidenstumpf 55
Scheidenstumpfrezidiv 56
Schneegestöberbild 72
Schokoladenzysten 23
Schwangerschaftsalter 62
Sekretion, blutige 166
SGA-Entwicklung (small for gestational age) 71
Short-rib-Syndrom 89
Sichtschutzvorkehrungen 10
Sitzhöhe 65
Skrotum 100
Sondenlänge 51, 54
Sonobiometrie 104
Sonopalpation 163
Spiegelartefakt 160
Spiegelung 37
Spina bifida 133
Standardisierung, methodenbezogene 9
steady state, fetaler 128
Steißbeinteratome 80
Stieldrehung 25, 32, 49
Streuechos 6
Strukturstörungen 78
Symphysenspalt 145, 146

Tamoxifen 56
Tampon 26
Tastbefund 16
Toxoplasmose 87, 135
Transfusionssyndrom, fetofetales 130, 131
Transposition der großen Gefäße 91
Trinkmenge 2
Tripeldiagnostik 78, 139
Triploidie 71, 127, 135
Trisomie 21 82
Tubargravidität 67
Tuben 15
Tubenwinkel 14
Tuboovarialabszeß 23
Turner-Syndrom 82

Überstimulation 49
Ultraschall-Vereinbarung 172
Ultraschallgel, Allergien 5
Ultraschallkurse 174
Ultraschalluntersuchungen,
 Schädlichkeit 60
Uretereinmündungen 14
Ureteren 14
Urethra 14
Urethralklappe 100
Urin, fetaler, Natrium-
 konzentration 142
uterine Blutungen,
 Abklärung 42
Uterotomiebereich 145
Uterus 3, 7, 10
– arcuatus 13
– bicornis 13
– Größe 11
– myomatosus 22
– post partum 143
– präpubertärer 11

V. axillaris 158
V. iliaca interna 3

V. ovarica 3, 14
Vagina 3, 10
Vaginalatresie 27
vaginale gynäkologische
 Sonographie
– Kontraindikationen 10
– Nachteile 10
– Voraussetzungen 10
– Vorteile 10
Vaginalsonogramm,
 Schalleinfall 9
Vaginalsonographie
– Detailauflösung 5
– Kontraindikationen 9
– Tiefenauflösung 5
– Vergewaltigung 10
Vaginalstumpf 57
Ventrikel-/Hemispheren-
 index 87, 88
Verdrängungsrandsaum 163
Via falsa 54
Vierkammerblick 92, 93
Vitalität 79
Vitalitätsnachweis 65

Weiterbildung
– Frauenheilkunde 168
– Geburtshilfe 169
– Mamma 170
– Richtlinien 168
Windei 69
Wirbelsäule 79
Wirbelsäulendefekte 83

Zervixkarzinom 28
Zervixlänge 136
Zervixmukus 12
Zervixverschlußinsuffizienz 137
Zeugnisse 177
Zusatzbefunde 78
Zwerchfelldefekt 90
Zyklusmitte 12
Zyklusmonitoring 48
Zykluszeitpunkt 30, 48
Zystadenofibrom 17
Zysten 159
– epidermale 159
– juvenile 159
– porenzephale 89
Zystenruptur 24

Springer-Verlag und Umwelt

Als internationaler wissenschaftlicher Verlag sind wir uns unserer besonderen Verpflichtung der Umwelt gegenüber bewußt und beziehen umweltorientierte Grundsätze in Unternehmensentscheidungen mit ein.

Von unseren Geschäftspartnern (Druckereien, Papierfabriken, Verpackungsherstellern usw.) verlangen wir, daß sie sowohl beim Herstellungsprozeß selbst als auch beim Einsatz der zur Verwendung kommenden Materialien ökologische Gesichtspunkte berücksichtigen.

Das für dieses Buch verwendete Papier ist aus chlorfrei bzw. chlorarm hergestelltem Zellstoff gefertigt und im pH-Wert neutral.

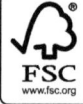

MIX
Papier aus verantwortungsvollen Quellen
Paper from responsible sources
FSC® C105338

If you have any concerns about our products,
you can contact us on
ProductSafety@springernature.com

In case Publisher is established outside the EU,
the EU authorized representative is:
**Springer Nature Customer Service Center GmbH
Europaplatz 3, 69115 Heidelberg, Germany**

Printed by Libri Plureos GmbH
in Hamburg, Germany